Vallendarer Schriften der Pflegewissenschaft

Band 10

Reihe herausgegeben von

Hermann Brandenburg, Lehrstuhl für Gerontologische Pflege,
Philosophisch-Theologische Hochschule Vallendar, Vallendar, Rheinland-Pfalz,
Deutschland

Sabine Ursula Nover, Methodologie und Qualitative Methoden in der Pflege- und
Gesundheitsforschung, Philosophisch-Theologische Hochschule Vallendar,
Vallendar, Deutschland

Fragen der Pflege sind immer auch Fragen danach, wie eine Gesellschaft mit Leben, Krankheit, Alter und Tod umgeht, wie aktuelle gesellschaftliche und politische Debatten zeigen. Pflegewissenschaft hat zum einen zur Aufgabe, die aus ihrer Perspektive bedeutsamen Themen in diese Diskurse einzubringen und auf der anderen Seite deren wissenschaftliche Bearbeitung durch Theorie- und Methodenentwicklung voranzutreiben. Die von ihr generierten wissenschaftlichen Ergebnisse sollen somit auch die (fach-)politischen und gesellschaftlichen Diskussionen befördern.

Die Pflegewissenschaft in Vallendar greift diese Herausforderungen auf und weist neben der Grundlagenforschung auch einen bedeutenden Anwendungsbezug aus; in allen Themenfeldern geht es daher immer auch um Fragen von Implementierung innovativer Konzepte, Dissemination neuer Erkenntnisse und nicht zuletzt auch kritischer Folgeabschätzung von Innovationen.

Diese Entwicklung wird durch die Reihe „Vallendarer Schriften der Pflegewissenschaft" der Pflegewissenschaftlichen Fakultät der Philosophisch-Theologischen Hochschule Vallendar (PTHV) abgebildet.

Kontakt:
Univ.-Prof. Dr. Hermann Brandenburg, hbboxter@t-online.de
Jun.-Prof. Dr. Sabine Ursula Nover, snover@pthv.de

Weitere Bände in der Reihe https://link.springer.com/bookseries/15988

Verena Breitbach ·
Hermann Brandenburg
(Hrsg.)

Corona und die Pflege

Denkanstöße – die Corona-Krise
und danach

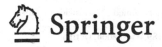 Springer

Hrsg.
Verena Breitbach
Kommunikation
Stiftung Humor Hilft Heilen
Bonn, Deutschland

Hermann Brandenburg
Lehrstuhl für Gerontologische Pflege
PTHV gGmbH
Vallendar, Deutschland

Vallendarer Schriften der Pflegewissenschaft
ISBN 978-3-658-34044-5   ISBN 978-3-658-34045-2 (eBook)
https://doi.org/10.1007/978-3-658-34045-2

Die Deutsche Nationalbibliothek verzeichnet diese Publikation in der Deutschen Nationalbibliografie; detaillierte bibliografische Daten sind im Internet über http://dnb.d-nb.de abrufbar.

Planung/Lektorat: Renate Scheddin
Springer ist ein Imprint der eingetragenen Gesellschaft Springer Fachmedien Wiesbaden GmbH und ist ein Teil von Springer Nature.
Die Anschrift der Gesellschaft ist: Abraham-Lincoln-Str. 46, 65189 Wiesbaden, Germany

„Wir werden durch Corona unsere gesamte Einstellung gegenüber dem Leben anpassen – im Sinne unserer Existenz als Lebewesen inmitten anderer Lebensformen."

Slavoj Žižek (März 2020)

Geleitwort: Die Corona-Pandemie – ein Jahr nach Beginn: drängende Fragen, wichtige Herausforderungen, mögliche Antworten

Während ich diese Zeilen schreibe – Mitte März 2021 – hält die Corona-Pandemie die Welt immer noch in Atem. Seit Anfang 2020 leben wir im Schatten dieser Pandemie. Und sie ist noch lange nicht vorbei. Täglich gibt es aktuelle Informationen zum Stand der Dinge und neue Einschätzungen der Lage. Man hat erste Impfstoffe entwickelt. Ein vorsichtiger Optimismus macht sich breit. Noch ist unklar, wie lange es dauern wird, bis ausreichend viele Menschen geimpft sind und wir den Krisenmodus ausschalten können. Es sterben immer noch viele Menschen. Unzählige andere werden lange, vielleicht ein ganzes Leben lang mit den Folgen einer Corona-Infektion leben müssen. Es wird dauern, bis wieder eine gewisse „Normalität" eintreten wird. Ohnedies wird man irgendwann nicht einfach zur Tagesordnung übergehen können – was auch immer dies genau bedeuten könnte.

Wissenschaftlerinnen und Wissenschaftler haben von Anfang an die Pandemie, die politischen Entscheidungen und auch die gesellschaftlichen Debatten begleitet. Es stellen sich in dieser ungewohnten Situation nach wie vor viele Fragen – Fragen, die teils immer schon gestellt wurden, Fragen, die sich nun verschärft und mit neuer Dringlichkeit stellen, und auch Fragen, die man lange verdrängt hat. Vieles ist zutiefst fraglich geworden. Und auf vieles gibt es nach wie vor keine Antwort.

So stellt sich etwa die Frage nach der Rolle der Gesundheit – auf der individuellen Ebene, aber auch auf der gesellschaftlichen und politischen Ebene. Was ist das eigentlich – Gesundheit? Wie kann man gesund werden oder bleiben? Wie sollte ein gutes und gerechtes Gesundheitssystem organisiert und finanziert sein? Was bedeutet es, über Gesundheit auch mit Blick auf andere Länder und Kontinente und die komplexen Verbindungen zwischen ihnen – Stichwort „Impfnationalismus" – nachzudenken? Und ist Gesundheit wirklich, wie man oft hört, das vielbeschworene „höchste" Gut? Würde das nicht dazu führen, dass

Menschen, die chronisch krank sind oder so schwer erkrankt, dass sie nicht mehr gesund werden, den Sinn ihres Lebens zumindest teilweise verloren haben? Zeigen sich in manchen Debatten nicht die Konturen einer neuen Gesundheitsreligion, die dazu führt, dass vieles, wenn nicht gar alles andere der Gesundheit untergeordnet und geopfert wird? Was aber bedeutet es dann, dass in manchen öffentlichen Debatten angesichts der wirtschaftlichen Nebenfolgen der Pandemie das Leben älterer Menschen weniger Bedeutung als das Leben der Jüngeren zu haben scheint? Haben wir wirklich, so werden wir uns bald einmal kritisch fragen müssen, in angemessener Weise alle besonders verwundbaren und gefährdeten Menschen berücksichtigt – gerade auch in der Impfstrategie?

Mit der Frage nach Gesundheit und ihrer Bedeutung eng verbunden stellt sich die Frage, worum es in unserem Leben eigentlich geht und worum es gehen sollte. Das ist nicht immer dasselbe – die Präferenzen unseres faktischen Lebens und die Präferenzen, wie sie sein sollten. Das Reale und das Ideale klaffen oft weit auseinander. Wie aber sollen wir – zusammen – leben? Diese Frage stellt sich, weil viele Menschen angesichts der Krise und ihrer Folgen und Nebenfolgen ins Nachdenken geraten sind und in und nach Krisen vieles in Bewegung gerät. Sie stellt sich aber auch, weil die Folgen der Krise sehr unterschiedlich verteilt sein werden. Es gibt „Krisengewinner", Menschen, denen es nach der Krise besser geht als zuvor. Andere Menschen berührt die Krise nur sehr oberflächlich. Daneben stehen viele andere, die über die Maßen hinaus die negativen Folgen der Krise tragen werden. Diese ungleiche Verteilung verschärft bereits bestehende Ungerechtigkeiten – in Deutschland, in Europa, in der Welt. Denn wer ärmer, kränker oder schlechter ausgebildet ist, wird mit hoher Wahrscheinlichkeit auch stärker unter der Corona-Krise leiden. Pandemien sind keine Gleichmacher, das erkennen wir zunehmend, sondern Differenzverschärfer. Angesichts der Pandemie und ihrer Folgen und Nebenfolgen stellt sich eine neue soziale Frage: In welcher Gesellschaft wollen wir in Zukunft leben und wie gestalten wir unser Zusammenleben in globaler Perspektive in gerechter Weise?

Auf viele dieser Fragen gibt es noch keine abschließenden Antworten. Sie werden uns in den nächsten Jahren weiterhin begleiten. Wir werden uns immer wieder neu mit ihnen beschäftigen und mit ihnen ringen müssen. Wir werden, wenn wir uns mit ihnen auseinandersetzen, neue Einsichten gewinnen und auf weitere Fragen und Herausforderungen stoßen. Wir werden manches in die Tat umsetzen, das uns hoffnungsfroh stimmt. Manchmal werden wir auch den Mut zum Fragen verlieren oder bestürzt das Scheitern unserer Pläne und Möglichkeiten trotz bester Absichten feststellen. Doch müssen wir fragen – um aufmerksam zu bleiben, um zu verstehen, um zu handeln. In all unserem Fragen und dem gebotenen Handeln sollten wir jedoch auch gelassen bleiben – nicht im Sinne einer passiven Gleichgültigkeit, sondern der Einsicht in die prinzipiellen Grenzen menschlichen Handelns. Die Pandemie lehrt uns nämlich erneut jene zutiefst menschliche Demut, die wir angesichts der Heilsversprechen in Wissenschaft, Technik oder Wirtschaft oft verlernt hatten.

Daher können wir Verena Breitbach und Hermann Brandenburg von der Philosophisch-Theologischen Hochschule Vallendar nur dankbar sein, dass sie es unternommen haben, die Fragen, die sich in dieser Stunde stellen, aufzugreifen und Versuche, sie aus Sicht verschiedener wissenschaftlicher Disziplinen zu beantworten, zu versammeln. Die Beiträge dieses Bandes zeigen, was heute frag-würdig geworden ist. Sie zeigen aber auch, welches Potenzial im menschlichen Nachdenken liegt. Daher wünsche ich diesem wichtigen Band viele Leserinnen und Leser.

Erfurt, im März 2021   Holger Zaborowski

Inhaltsverzeichnis

Herausgeber- und Autorenverzeichnis

Über die Herausgeber

Verena Breitbach (M.A.) ist seit September 2021 für Kommunikation der Stiftung Humor Hilft Heilen zuständig und ausgebildete Journalistin (Springer Science & Business Media). Sie studierte Bildungswissenschaften, Soziologie und Neuere deutsche Literatur an der Universität Bonn und der Sorbonne Paris IV. Zuvor hat sie seit 2013 die Pressestelle der Philosophisch-Theologischen Hochschule Vallendar (PTHV) auf- und ausgebaut. Als freie Journalistin arbeitete sie für verschiedene Medienhäuser im Inland und französischen Ausland.
  Kontakt: booklaunch.corona@web.de

Univ.-Prof. Dr. Hermann Brandenburg ist Professor für Gerontologische Pflege an der Philosophisch-Theologischen Hochschule Vallendar (PTHV) und ausgebildeter Altenpfleger. Er studierte Sozialwissenschaften an der Universität Bochum, Gerontologie an der Universität Heidelberg sowie Neuere Deutsche Literaturwissenschaft/Philosophie an der Fern-Universität Hagen. Er war 5 Jahre wissenschaftlicher Mitarbeiter am Institut für Gerontologie in Heidelberg, 13 Jahre Professor an der KH Freiburg und ist seit 2006 in Vallendar tätig.
  Kontakt: hbboxter@t-online.de

Autorenverzeichnis

Andreas Albert Wirtschaftswissenschaften, HWR Berlin, Berlin, Deutschland

Diana Auth Sozialwesen, FH Bielefeld, Bielefeld, Deutschland

Lena Christin Beuth Theologie, PTHV, Vallendar, Deutschland

Ingo Bode Institut für Sozialwesen, Universität Kassel, Kassel, Deutschland

Hermann Brandenburg Pflegewissenschaft, PTHV, Vallendar, Deutschland

Verena Breitbach Kommunikation, Stiftung Humor Hilft Heilen, Bonn, Deutschland

Viktoria Christov Ethnologie, independent scholar, Heidelberg, Deutschland

Franziskus v. Heereman Philosophie/Theologie, PTHV, Vallendar, Deutschland

Daniela Holle Department für Pflegewissenschaft, Hochschule für Gesundheit, Bochum, Deutschland

Carolin Hostert-Hack Theologie, PTHV, Vallendar, Deutschland

Till Jansen Organisationssoziologie, Universität Witten/Herdecke, Witten/Herdecke, Deutschland

Moritz Koster Pflegewissenschaft, PTHV, Vallendar, Deutschland

Cornelia Kricheldorff Gerontologie, Katholische Hochschule Freiburg (em.), Freiburg, Deutschland

Marie Florence Labonte Pflegewissenschaft, PTHV, Koblenz, Deutschland

Manuela von Lonski Pflegewissenschaft, PTHV, Vallendar, Deutschland

Markus Mai Landespflegekammer RLP, Mainz, Deutschland

Sabine Ursula Nover Pflegewissenschaft, PTHV, Vallendar, Deutschland

Sarina Parschick Institut für Sozialwesen, Universität Kassel, Kassel, Deutschland

Jennifer Reif Pflegewissenschaft, PTHV, Vallendar, Deutschland

Heinz Rothgang SOCIUM Forschungszentrum Ungleichheit und Sozialpolitik, Universität Bremen, Bremen, Deutschland;
Health Sciences Bremen, Bremen, Deutschland

Alban Rüttenauer Theologie, PTHV, Vallendar, Deutschland

Frank Schulz-Nieswandt Soziologie und Sozialpsychologie, Universität Köln, Köln, Deutschland

Mark Schweda Ethik in der Medizin, Universität Oldenburg, Oldenburg, Deutschland

Erika Sirsch Pflegewissenschaft, PTHV, Vallendar, Deutschland

Maik H.-J. Winter Institut für Gerontologische Versorgungs- und Pflegeforschung (IGVP), RWU Hochschule Ravensburg- Weingarten, Ravensburg- Weingarten, Deutschland

Karin Wolf-Ostermann Institut für Public Health und Pflegeforschung (IPP), Universität Bremen, Bremen, Deutschland;
Health Sciences Bremen, Bremen, Deutschland

Sarah Ziethen Pflegewissenschaft, PTHV, Vallendar, Deutschland

Einführung in die Thematik

„Nach dem ersten Hype" – die Notwendigkeit einer multi- und interdisziplinären Besinnung: Umdenken und weiterdenken. Vom „Making-of" dieses Buches

Verena Breitbach und Hermann Brandenburg

Unser erstes (positives) Gefühl verbunden mit dem Beginn des ersten Lockdowns in Deutschland im März 2020 war: Auch wenn die Corona-Krise[1] einige gravierende Einschränkungen mit sich gebracht hat, so bot sie auch Chancen über christliche Werte, Begriffe wie Solidarität, Nächstenliebe oder Dankbarkeit neu nachzudenken und hob die Wichtigkeit von guter Pflege nochmal auf eine neue systemrelevante Bedeutungsebene.

So reagierten wir – als Pressereferentin und Prodekan Pflegewissenschaft der Philosophisch-Theologischen Hochschule Vallendar (PTHV) – auf den Bedarf des „Um- und Weiterdenkens" von gesamtgesellschaftlichen Fragen sowie die Auseinandersetzung verschiedener Fachdisziplinen mit der Corona-Pandemie und

---

[1] Wir sind uns bewusst, dass die Bezeichnung „Corona-Pandemie" unscharf ist. Dennoch nutzen wir diesen mittlerweile alltagssprachlich etablierten Terminus. Das Virus heißt offiziell SARS-CoV-2 und die Krankheit COVID-19.

V. Breitbach (✉)
Kommunikation, Stiftung Humor Hilft Heilen, Bonn, Deutschland
E-Mail: booklaunch.corona@web.de

H. Brandenburg
Pflegewissenschaft, PTHV, Vallendar, Deutschland
E-Mail: hbboxter@t-online.de

veröffentlichten diverse „Corona-Impulse" und Interviews mit Wissenschaftle-rinnen und Wissenschaftlern der PTHV in den Medien und auf der PTHV-Homepage. Dabei wurde sich unter anderem mit den folgenden Fragen befasst: Was bedeutet die Corona-Krise gesamtgesellschaftlich? Wie können christliche Werte und Traditionen helfen, diese Krise zu überstehen? Was können wir aus frü-heren Pandemien für die aktuelle Situation lernen? Und: Was macht die Isolation mit den Menschen und gibt es Wege hinaus?

Mit diesen Impulsen lieferten wir geistige und wissenschaftlich fundierte Anregungen zu drängenden Fragen im Rahmen der Corona-Krise für Kirche, Gesellschaft, Pflege und Politik. Im Anschluss erwuchs daraus die Idee, die Bei-träge auch langfristig und nachhaltig einem größeren Publikum zugänglich zu machen und die Themen – gewissermaßen „nach dem ersten Hype" – aus multi-und interdisziplinären Perspektiven weiterzudenken. So entstand die Idee einen Band in der Reihe „Vallendarer Schriften" beim Springer Wissenschaftsverlag mit dem Thema „Corona und die Pflege. Denkanstöße – die Corona-Krise und danach" auf den Weg zu bringen.

Nur gesamtgesellschaftliche Lösung möglich
Die besonderen Herausforderungen seit Beginn der Pandemie im März 2020 haben deutlich gemacht, dass schnelles Handeln und eine Umstellung sämtlicher Routi-nen möglich sind. In der Corona-Krise hat die Politik gezeigt, dass sie schnelle und einschneidende Maßnahmen treffen kann. Wissenschaftler, insbesondere Viro-logen, waren und sind nach wie vor gefragte Ratgeber in der Corona-Pandemie. Zugleich standen und stehen sie in der Kritik, da sie ihre Meinungen im fort-laufenden Erkenntnisprozess ändern mussten und noch keine fertigen Lösungen präsentieren konnten. Die Corona-Krise zeigt, dass gründliche Wissenschaft für schnelle Erkenntnisse nicht geeignet ist, sondern Geduld und das Mitwirken vieler Disziplinen erfordert – so auch der Pflegewissenschaft. Denn eine „Lösung" kann letztlich nur gesellschaftlich verantwortet werden und kann nicht aus der Logik nur einer Disziplin, z. B. der Medizin, begründet werden.

Daher war die Idee und das Ziel dieser „Denkanstöße" die kritische Auseinan-dersetzung mit bestehenden Deutungen, Reaktionen und der Versorgungsagenda im Hinblick auf die Corona-Krise aus pflegewissenschaftlicher, aber auch aus Sicht angrenzender Wissenschaften wie etwa der Soziologie, der Ethnologie, der Philo-sophie und der Theologie in Gang zu setzen bzw. zu befruchten. Dazu haben wir namhafte Autorinnen und Autoren aus den eigenen Reihen der PTHV und anderer Forschungseinrichtungen, die mit uns fachlich verbunden sind sowie Studierende der PTHV angefragt, die Impulse mit ihren Sichtweisen zu komplettieren.

Nach der Krise ist vor der Krise
Dieser Band schließt eine Lücke zwischen Wissenschaft und Praxis, er ist breit aufgestellt, erhebt dabei aber nicht den Anspruch auf Vollständigkeit. Er fasst die Diskussion und die Erkenntnisse aus der Pflege- und Versorgungswissenschaft (in Verbindung mit anderen wissenschaftlichen Zugängen) zusammen, bewertet diese kritisch und verschafft Entscheidungsträgern (sowie Studierenden) einen Überblick über die derzeitigen Lösungsansätze, die ihnen eine kritische Positionierung zu diesen ermöglicht.

Das Buch unterteilt sich in vier Teilbereiche. Die Einführung in die Thematik macht einer der schon erwähnten „Corona-Impulse", den wir im ersten Kapitel um grundlegende Reflexionen ergänzen. Hier geht es um eine grundlegende Reflexion der Sichtweisen und damit verbunden die Erweiterung der Blickrichtung auf angrenzende Wissenschaften. Dabei wird eine Fokussierung der Pflege auf klinische Themen vermieden, diese wird vielmehr in ihrer Bedeutung als ein gesellschaftlich relevantes Feld ernst genommen. Daher kommen im ersten Teil Philosophen, Ethiker, Soziologen und Theologen zu Wort, jeweils mit Bezug zur Pflege. Den zweiten Teil bilden gesellschaftsbezogene Analysen, welche die Corona-Pandemie historisch und aktuell kontextualisieren. Der dritte Teil fokussiert auf pflege- und versorgungswissenschaftliche Studien, wobei das Spektrum von der Krankenhauslandschaft bis zu den Pflegeheimen und der ambulanten Versorgung reicht. Den Abschluss bilden „Gedankenimpulse" von Studierenden der beiden Fakultäten Theologie und Pflegewissenschaft der PTHV. Viele von ihnen haben selbst persönliche Erfahrungen mit der Corona-Krise gemacht, reflektieren aber diese Erfahrungen vor ihrem jeweiligen fachlich-wissenschaftlichen Hintergrund.

Grundlegende Reflexionen zur Corona-Krise
In dem in die Gesamtthematik einführenden Grundsatzpapier thematisiert *Hermann Brandenburg* eine Momentaufnahme der Anfangsphase des Lockdowns in Deutschland aus multidisziplinärer Sicht unter dem Titel „Theologie, Ethik und Pflege – Antworten auf die Corona-Krise". In seinem Statement stützt er sich auf die menschliche Vulnerabilität als anthropologische Konstante und zeigt vor dem Hintergrund dieser Verletzlichkeit menschlicher Existenz auf, dass Triage-Entscheidungen in jedem Fall verhindert werden müssen.

Aus philosophischer Sicht erläutert *Franziskus von Heereman* in seinem Beitrag „Philosophie in der Pandemie. Chancen und Gefahren für die Menschlichkeit in Zeiten von Corona", warum es aktuell viel zu früh sei, d. h. während der „zweiten Welle" (Stand März 2021), die Vogelperspektive einnehmen zu können und gesellschaftliche, wie politische Folgen absehen zu können. Vielmehr stecke man noch mitten im Prozess: Statt einer Prognose liefert er mit seinem Beitrag eine Analyse von Möglichkeiten und Grenzen der durch die Pandemie entstandenen Situation.

Unter dem Titel „Corona, Pflege und Gesellschaft: Soziologische Perspektiven auf zugespitzte Krisenzustände und den Umgang mit ihnen" beleuchtet das Autorenteam *Andreas Albert, Ingo Bode* und *Sarina Parschick* die organisierte Altenhilfe als eine der Fixpunkte der öffentlichen und auch wissenschaftlichen Debatte über die Corona-Krise. Ausgehend von einem kurzen Überblick über schon länger beobachtbare Regulierungstendenzen sowie die Studienlage in den ersten Monaten nach Krisenausbruch, präsentiert dieser Beitrag solche Reaktionen betreffende Befunde eigener explorativer Untersuchungen mit inhaltsanalytischer Ausrichtung. Aufgezeigt wird die Ambivalenz beobachtbarer Reaktionen, in deren Licht sich der Umgang mit der Pandemie als Zuspitzung vorher schon bestehender Krisentendenzen begreifen lässt.

Der Fokus in dem Text von *Mark Schweda* „Die Zeit läuft. Ethische Aspekte von Alter, Lebensverlauf und menschlicher Endlichkeit in der Corona-Krise" liegt auf den Auswirkungen, die die Corona-Pandemie im Leben älterer Menschen und ihrer medizinischen und pflegerischen Versorgung entfaltet. Dabei wird die hier besonders deutlich zu Tage tretende ethische Bedeutung von Zeit und Zeitlichkeit in der Corona-Krise herausgearbeitet. Zu diesem Zweck beleuchtete er drei Diskussionsstränge: das Verhältnis von gewonnener und verlorener Zeit in der Auseinandersetzung um den Schutz älterer Menschen vor einer Ansteckung mit SARS-CoV-2, der Stellenwert der bereits gelebten und noch bevorstehenden Zeit in der Debatte um die Priorisierung intensivmedizinischer Maßnahmen sowie das moralische Gewicht der ablaufenden Zeit in der Betrachtung von Sterben und Tod unter den Bedingungen der Corona-Krise.

Die biblische Sprache zeichnet sich durch eine Bildhaftigkeit aus, die den ganzen Menschen anspricht. In diesen Bildern begegnen wir Lebenszusammenhängen, die vielfach in Vergessenheit geraten sind und deren Vernachlässigung wir gerade während der Pandemie auf schmerzliche Weise zu spüren bekommen. Indem die Bibel menschliche Einrichtungen, die uns heute selbstverständlich sind, in ihrer ersten Entstehung zeigt, hilft sie auch, einen gesunden, kritischen Abstand zu ihnen zurückzugewinnen und unvoreingenommen einen Weg in die Zukunft zu planen. Dies zeigt der Theologe *Alban Rüttenauer* nachdrücklich in seinem Beitrag „Prophetische Bilder von Krankheit und Heilung" auf.

Gesellschaftsbezogene Analysen mit Blick auf die Pflege

Nach diesem grundlegenden Einstieg befasst sich unser Buch im zweiten Teil mit gesellschaftsbezogenen Analysen, die Bezug nehmen zur Pflege. Hier werden Fragen gestellt, etwa in welcher Art und Weise die Pflege mit sozialen und psychischen Herausforderungen konfrontiert wurde.

In seinem Beitrag „Lehren aus Corona-Krise: Sozialraumbildung als Menschenrecht statt ‚sauber, satt, sicher, still'" reflektiert *Frank Schulz-Nieswandt* aus sozial- und kulturwissenschaftlicher Sicht seine Beobachtung, wie eine apotropäische Haltung (Hygieneangst und Abwehrzauber), die bereits in Normalzeiten zu beobachten sei, unter Corona-Bedingungen überdeckt werde von einem allgemeinen Sicherheits-Dispositiv. Vor allem in den Pflegeheimen hat diese Situation, auch verbunden mit der intern und extern vorhandenen Angst vor Ansteckung, letztlich zu einer „Kasernierung" der alten Menschen geführt. Dem Thema der sozialen Praktiken in der stationären Altenpflege ist durch die Corona-Pandemie nochmals eine eskalierende Bedeutung zugekommen.

Auf die Frage: „Gibt es die Corona-Krise eigentlich?" versucht das Autorenteam *Till Jansen, Hermann Brandenburg* und *Sabine Ursula Nover* im gleichlautenden Beitrag soziologische Antworten zu finden. Dabei stellen sie heraus, dass die Pandemie mit höchst unterschiedlichen und zum Teil widersprüchlichen Anforderungen an Einzelne und an Gruppen verbunden ist. Entsprechend unterschiedlich sind die Erfahrungen, die gemacht werden und gemacht worden sind. Insofern kann also nicht von der einen Corona-Krise gesprochen werden, die alle gleichermaßen trifft.

In ihrem Text „Altenpflegearbeit in Zeiten des Virus" stellt *Diana Auth* die Sorgearbeit von pflegebedürftigen Menschen in den Vordergrund. Sie untersucht die informelle und die professionelle Pflegearbeit auf ihre gleichstellungspolitischen Auswirkungen hin infolge der Corona-Pandemie und stellt klar, dass die professionelle Pflegearbeit in ambulanten Diensten und Pflegeheimen seit Ausbruch der Pandemie durch besondere (Arbeits-)Bedingungen und -Belastungen gekennzeichnet ist.

Durch die Corona-Pandemie erhält die zwischenmenschliche Komplexität in Pflegeheimen neue Sichtbarkeit und Relevanz. Die Ethnologin *Viktoria Christov* fragt in ihrem Beitrag „Lockdown eines zwischenmenschlich komplexen Feldes": Welches Miteinander wurde hier eigentlich ‚abgeriegelt' und so nochmals verdichtet? Und auf welcher zwischenmenschlichen Basis baut eine Bewältigung der Krise auf? Dieser Ausgangssituation widmet sich ihr Beitrag, u. a. mittels Einblicken in ihre Teilnehmende Beobachtung unter Bewohnerinnen und Bewohnern sowie ihre Mitarbeit im Pflegeheim. Die Autorin fordert Interventionen und Methoden, die dem Pflegeheim ganzheitlich und langfristig zu zwischenmenschlicher Entlastung und Verbesserung verhelfen.

Auf der Basis nationaler und internationaler einschlägiger Studien und Veröffentlichungen und explizit aus der Perspektive der Sozialen Gerontologie zeigt *Cornelia Kricheldorff* in ihrem Beitrag „Gesundheitsversorgung und Pflege für ältere Menschen in der Zukunft – Erkenntnisse aus der Corona-Pandemie" schwerpunktmäßig auf, wie sich die aktuelle Situation in der Pflege in Deutschland in Zeiten des SARS-CoV-2-Virus fokussiert. Aus dieser Situationsanalyse werden mögliche Denkanstöße abgeleitet und es wird skizziert, wie eine Neuorientierung mit Blick in die Zukunft aussehen könnte und welcher mögliche Erkenntnisgewinn aus der Corona-Pandemie zu ziehen ist.

Pflegewissenschaftliche Perspektiven: Was soll die Pflege aus der Pandemie lernen?
Hieran schließen sich in einem dritten Kapitel die pflegewissenschaftlichen Perspektiven an – als berufs-, versorgungs- und forschungspolitische Sichtweise. Die Kernfrage lautet: Was soll die Pflege(-politik) eigentlich aus der Corona-Krise lernen?

Erika Sirsch und *Daniela Holle* zeigen in ihrem Beitrag „Eine pflegewissenschaftliche Perspektive auf die Covid-19-Pandemie im Fokus der Akutpflege" auf, inwieweit 2020, welches von der Weltgesundheitsorganisation (WHO) als „weltweites Jahr der Pflege" ausgerufen wurde, in doppelter Hinsicht tendenziell zu einer Deprofessionalisierung des Berufsfeldes geführt hat. Dies stellen sie anhand der besonderen Situation der akutpflegerischen Versorgung in der Corona-Pandemie, die Setting übergreifend im Krankenhaus, im ambulanten Bereich und in der stationären Altenhilfe erforderlich sein kann, dar.

Im Mittelpunkt der Überlegungen von *Maik H. J. Winter* „Corona und die Lebenswelt Pflegeheim" steht die stationäre Langzeitpflege, die in mehrfacher Hinsicht eine Sonderform des Lebens und der Pflege im hohen Alter darstellt. Die Corona-Pandemie trifft hier auf eine bereits zuvor hoch fragile Patientenschaft und offenbart gravierende strukturelle, finanzielle, instrumentelle sowie fachliche Schwächen mit weitreichenden, teils dramatischen Folgen für Bewohnerschaft, Angehörige und Mitarbeitende. Eine tragfähige Zukunft dieses Versorgungssektors ist somit eng verknüpft mit dem politischen Willen und Vermögen zu umfassenden, nachhaltigen Reformen.

In ihrem berufspraktischen Beitrag „Die Corona-Pandemie – Herausforderung und Chance für die Pflege" zeigen *Markus Mai* und *Ursula Erlen* die Engpässe, systematischen Schwachstellen und Belastungsgrenzen im Gesundheitswesen auf, die nach wie vor bestehen, obwohl Deutschland für den Krisenfall vorbereitet ist.

Die Autoren appellieren an die Politik die Ausgestaltung der Rahmenbedingungen der beruflichen Pflege und die Steuerung des Pflegesektors hinsichtlich ihrer
Systemrelevanz deutlicher zu machen. Um den Pflegeberuf als tragende Säule der
Gesellschaft zukunftsfähig zu machen, ist aus Sicht der Autoren dringendes Handeln
von allen Seiten gefragt.

  „Die erste Welle – Auswirkungen der COVID-19-Pandemie auf die Versor-
gung von Menschen mit Pflegebedarf in Deutschland" lautet der Beitrag von
Karin Wolf-Ostermann, Heinz Rothgang und *Studierendenteam.* Basierend auf
drei Querschnittsbefragungen aus Deutschland, die während der ersten Welle der
Pandemie durchgeführt wurden, werden hier exemplarisch die Infektions- und Ver-
sorgungssituation von Menschen mit Pflegebedarf in vollstationärer und ambulanter
(Langzeit-)Versorgung sowie die Situation versorgender Angehöriger in der ersten
Pandemiewelle analysiert, um hieraus versorgungs- und auch forschungspolitische
Konsequenzen abzuleiten. Die Ergebnisse zeigen, dass Pflegebedürftige und ihre
Angehörigen sowohl in häuslicher als auch in stationärer Versorgung stark von den
Folgen der Pandemie betroffen sind.

  In ihrem Beitrag „Pflege in Zeiten von Corona: Diskursanalyse zur gesellschaftlichen Anerkennung Pflegender" analysiert *Marie Florence Labonte* die
gesteigerte mediale Aufmerksamkeit während der Corona-Pandemie an Pflegefachkräften. In der Analyse dreier Talkshows, die stellvertretend für den Diskurs um
Pflegende in der Gesellschaft stehen, konnte die Autorin verschiedene Ansichten
und Zuschreibungen herausarbeiten. Mit Rückgriff auf die wissenssoziologische
Diskursanalyse von Reiner Keller wurden aus diesem beispielhaften Diskurs verschiedene Ergebnisse extrahiert. Aus diesen ergaben sich weitere Fragen um den
Kampf der Anerkennung von Pflegenden in der Gesellschaft, deren Grundlage von
Axel Honneth begründet wurde und zu einer Diskussion über die Wertschätzung
von Pflegefachpersonen in der aktuellen Situation führt.

Studentische „Gedankenimpulse"
Abschließend runden interdisziplinäre Beiträge von Studierenden der PTHV die
wissenschaftlichen Erkenntnisse ab. Damit schließt sich der Kreis, denn zentral für
den vorgelegten Band ist eine mehrperspektivische Reflexion der Gesamtthematik.
Und das mit etwas Abstand, nach dem „ersten Hype", denn wir werden uns noch
„einiges zu verzeihen haben" (Bundesgesundheitsminister Jens Spahn).

  In ihrem Beitrag „Trauer in Zeiten von Corona" reflektiert *Lena Christin Beuth*
Möglichkeiten und Grenzen von Trauer(-gemeinschaften) während der Corona-
Pandemie aus einer hoffnungsvoll-christlich-spirituellen Sicht.

„Die Kirche war zu leise" lautet der Beitrag von *Carolin Hostert-Hack*. Darin fragt sie nach der Bedeutung der Pandemie für die Gesellschaft und die zu beobachtenden kirchlichen Entwicklungen und skizziert dabei die zunehmende Spaltung der Gesellschaft.

Manuela von Lonski hat sich in ihrem Beitrag „Nachhaltige Systemrelevanz" der Frage gestellt: Was muss die Pflege selbst tun, um auch nach der Corona-Krise nachhaltig als „systemrelevant" wahrgenommen zu werden?

Jennifer Reif, Moritz Koster und *Sarah Ziethen* haben sich in ihrem Beitrag „Pandemie als Chance für die Pflege" auf Basis wissenschaftlich relevanter Literatur, persönlichen Erfahrungen und ihrer pflegewissenschaftlichen Erkenntnisse mit der Corona-Pandemie auseinandergesetzt und hoffen auf eine nachhaltige Systemrelevanz ihres Berufsfeldes.

Der Ausblick fasst die Erkenntnisse der Denkanstöße „Corona und die Pflege" zusammen nach dem Motto: Nach der Krise ist vor der Krise. An dieser Stelle werden das Vertrauen in die Wissenschaft im Allgemeinen und jenes in die Wissenschaftskommunikation im Speziellen untersucht im Hinblick auf künftige Verbesserungen.

Der hier vorliegende Band richtet sich sowohl an Wissenschaftlerinnen und Wissenschaftler sowie an Praktiker aus den Disziplinen Pflegewissenschaft, Theologie, Philosophie, Ethik, Soziologie und Ethnologie sowie an sämtliche Akteure im Gesundheitssektor und an jene Menschen, die sich mit dem komplexen Feld des deutschen Pflegesektors auseinandersetzen möchten. Es geht um die Frage, was Corona für die Pflege grundlegend bedeutet, welche „neuen" und alten Praktiken sich im Umgang mit der Krise gezeigt haben und welche Konsequenzen für den Berufsstand, die medizinisch-pflegerischen Versorgungssettings (Krankenhäuser, Pflegeheime, etc.) sowie die Forschung gezogen werden müssen.

Ein herzlicher Dank gilt allen Autorinnen und Autoren für ihre multidisziplinären Beiträge in diesem Gemeinschaftswerk als Zeitzeugnis einer besonderen und herausfordernden Zeit!

Vallendar im März 2021

Autorenkasten

Verena Breitbach (M.A.)
   Kommunikation
   Stiftung Humor Hilft Heilen
   Kontaktadresse: booklaunch.corona@web.de

Hermann Brandenburg
    Universitätsprofessor
    Philosophisch-Theologische Hochschule Vallendar
Aktuelle Veröffentlichungen:

- Brandenburg, H.; Loersch, L.; Bauer, J.; Ohnesorge, B.; Grebe, C. (2020). Organisationskultur und Quartiersöffnung. Neue Perspektiven für die stationäre Langzeitpflege. Heidelberg: Springer.

Arbeitsschwerpunkte: Gerontologische Pflege (konzeptionelle und wissenschaftstheoretische Fragen), Qualitätssicherung/Qualitätsentwicklung in Heimen, Lebensqualität und Interventionsformen bei Menschen mit Demenz
Kontaktaddresse: hbboxter@t-online.de

Grundlegende Perspektiven

Theologie, Ethik und Pflege – Antworten auf die Corona-Krise

Hermann Brandenburg

Zusammenfassung

Der Beitrag thematisiert zunächst eine anthropologische Konstante – nämlich die menschliche Vulnerabilität. Vor dem Hintergrund dieser Verletzlichkeit menschlicher Existenz wird die Menschenwürde adressiert und die Aussage getroffen, dass Triage-Entscheidungen in jedem Fall verhindert werden müssen. Einen substanziellen Beitrag hierzu kann die professionelle Pflege leisten, die nicht nur gewürdigt, sondern substanziell unterstützt und weiterentwickelt werden muss. Dabei ist insgesamt eine Ausrichtung des Gesundheitswesens am Gemeinwohl zu beachten.

Schlüsselwörter

Corona • Pflege • Endlichkeit • Vulnerabilität • Virologen

Einführung Seit Wochen und Monaten wird die Republik durch die Corona-Krise vor große Herausforderungen gestellt: Vor allem in Klinken, Pflegeheimen und der ambulanten Versorgung sind die Auswirkungen erkennbar. Der öffentliche Diskurs wird durch die Medizin bestimmt, vor allem die virologische Fachkompetenz. Diese Perspektive ist wichtig, gerade in der aktuellen Krise essenziell. Aber es kann wenig Zweifel dahin gehend geben, dass mit der Corona-Krise theologische,

---

Dieser Beitrag ist erstmals auf dem Internetportal www.katholisch.de erschienen.

H. Brandenburg (✉)
Pflegewissenschaft, PTHV, Vallendar, Deutschland
E-Mail: hbboxter@t-online.de

ethische sowie pflegefachliche Fragen verbunden sind, die weit über die aktuelle Situation hinausgehen.

Vulnerabilität und Endlichkeit gehören substanziell zur menschlichen Existenz

Dass Würde und Wert des Menschen in seiner Gottebenbildlichkeit begründet liegen, ist eine der zentralen Einsichten der christlichen Theologie. Vulnerabilität und Endlichkeit gehören substanziell zur menschlichen Existenz. Das wird uns nicht zuletzt auch in der aktuellen Krise vor Augen geführt. Aus christlicher Sicht ist es das Leben und Sterben Jesu von Nazareth, aus dem ein Lebensentwurf abgeleitet werden kann, der sich von Barmherzigkeit, Solidarität und konkretem Engagement für die Letzten und Verwundbarsten leiten lässt und der im Ernstfall sogar den Einsatz des eigenen Lebens nicht scheut. Für eine Gesellschaft im Ausnahmezustand ist es aus dieser Perspektive die Solidarität, über die zwingend nachzudenken ist. Nun ist die Corona-Krise kein Leiden, für das irgendjemand verantwortlich gemacht werden kann; bestenfalls Regierungen, die zu spät, halbherzig oder falsch gehandelt haben. Die Konsequenz im Sinne eines radikalen Christentums ist jedoch gleich: Sorge, Mitgefühl und praktische Hilfe für die Schwachen und die Ärmsten sind das Gebot dieser Stunde. Wir sind zur Solidarität (in Form von Schuldenerlassen, Unterstützung durch medizinische Geräte, Unterstützung durch Fachpersonal, etc.) aufgerufen. Dies war auch eine der klaren Aussagen in der Osterbotschaft von Papst Franziskus im Jahre 2020.

Die Menschenwürde im Zentrum der Überlegungen

Ethische Kriterien für eine klinische Entscheidung knüpfen an die grundlegenden Gedanken einer theologischen Anthropologie an und stellen die Menschenwürde ins Zentrum. Damit verbunden sind Hinweise dahin gehend, wie Willkür, Diskriminierung oder Instrumentalisierung von Menschen zu vermeiden sind (vgl. auch die aktuelle Stellungnahme des Ethikrats katholischer Träger von Gesundheits- und Sozialeinrichtungen im Bistum Trier). Als normative Richtschnur dienen die vier Prinzipien der biomedizinischen Ethik: Selbstbestimmung, Fürsorge, Nichtschaden und Gerechtigkeit. Es darf kein Unterschied im Zugang, der Behandlung und der Therapie gemacht werden, etwa im Hinblick auf Alter, Geschlecht, Religion, kulturellem Hintergrund, Sozialstatus etc. Einzig und allein medizinisch-pflegerische, fachliche und ethische Überlegungen sind ausschlaggebend. Auch in Fällen, bei denen nicht ausreichend Ressourcen vorhanden sind (z. B. zu wenig Beatmungsgeräte), ist eine Orientierung unzulässig, die mit Werturteilen über die Person des Patienten verbunden ist. Eine Selektion vulnerabler Personen ist aus ethischer Sicht inakzeptabel. Denn sie verstößt letztlich gegen die Menschenwürde. Und diese Praxis führt in der Konsequenz dazu, dass Stigmatisierung, Angst und Ausgrenzung bei älteren Menschen und Schwachen zunehmen.

Der Wandel der Pflegebranche und die neue Rolle der Pflege

Die grundlegende Orientierung seitens der christlichen Theologie (d. h. Solidarität) und die konkreten Empfehlungen für kritische Entscheidungssituationen aus ethischer Sicht (d. h. Diskriminierungsverbot) müssen vor einem z. T. substanziellen Wandel des Gesundheits- und Pflegesystems und neuen Anforderungen an die Pflege verortet werden. Zwar wird aktuell den „Helden des Alltags" applaudiert; die wichtigste Botschaft aus der Corona-Krise muss aber lauten, die Misere der Pflege politisch in den Blick zu nehmen und nachhaltig (und nicht nur symbolisch) Mängel in der Bedeutung der Pflege und ihrer professionellen Versorgungspraxis zu beseitigen. Bekannt ist die extreme Belastung des Pflegeberufs, seine geringe Bezahlung, seine ambivalente gesellschaftliche Anerkennung. Wenn wir wirklich Innovationen und Weiterentwicklungen wollen, dann brauchen wir einen Schub für die Hochschulen, die akademische Entwicklung und die Professionalisierung der Pflegenden. Nur so kann eine Anschlussfähigkeit an internationale Entwicklungen ermöglicht werden. Eine neue Vision für unser Gesundheitswesen kann nur multi- und interdisziplinär gedacht werden, und zwar mit neuem Selbstbewusstsein der Pflege – jenseits ihrer politischen Regulierung und der Unterordnung unter die ärztliche Profession. Dies gelingt nur, wenn wir nicht nur die Krise überstehen, sondern auch aus ihr lernen wollen. Die Zeit ist reif für die Renaissance der Gemeinwohlidee im Gesundheitswesen. Dazu brauchen wir öffentliche Foren der Verständigung, und zwar unter Beteiligung der Hochschulen – nicht nur als Talkshow-Inszenierungen. Versinken wir also nach der Krise nicht in einer neuen Geschäftigkeit und Besinnungslosigkeit, sondern tun wir das, was das Schwerste ist: Lernen!

Schlussfolgerung Die Corona-Krise wird letztlich nur durch eine erhebliche Stärkung der Pflegeprofession bewältigt werden können. Denn der Ausbau von Intensivpflegeplätzen in den Krankenhäusern bringt wenig, wenn nicht ausreichend Fachpersonal zur Begleitung der Erkrankten verfügbar ist. Das gilt auch für die Langzeitpflege, aus der die Hälfte der mit oder an Sars-Cov-2 verstorbenen Personen kommen. Gerade hier ist – im Unterschied zum öffentlichen Fokus – erheblicher Nachholbedarf für eine Weiterentwicklung der Pflege.

Reflexionskasten

- Die Verbindung einer Perspektive von theologischen, ethischen und pfle-
gebezogenen Perspektiven für eine gute Versorgung wurde thematisiert.
Was bedeutet diese Gemeinschaft für die Wissenschaftskommunikation
im Hinblick auf pflegewissenschaftliche Befunde in der Öffentlichkeit?

Autorenkasten

Univ.- Prof. Dr. Hermann Brandenburg
   Lehrstuhl für Gerontologische Pflege
   Pflegewissenschaftliche Fakultät, Philosophisch-Theologische Hoch-
   schule Vallendar
Aktuelle Veröffentlichungen:
- Brandenburg, H.; Lörsch, M.; Bauer, J.; Ohnesorge, B.; Grebe, C. (2021)
(Hrsg.). Organisationskultur und Quartiersöffnung in der stationären
Langzeitpflege. Heidelberg: Springer.

Arbeitsschwerpunkte: Gerontologische Pflege (konzeptionelle und wissenschaftstheoretische Fragen), Qualitätssicherung/Qualitätsentwicklung in Heimen, Lebensqualität und Interventionsformen bei Menschen mit Demenz
Kontaktadresse: hbboxter@t-online.de

Philosophie in der Pandemie. Chancen und Gefahren der Menschlichkeit in Zeiten von Corona

Franziskus v. Heereman

Zusammenfassung

Die Corona-Pandemie hat auch die Philosophie auf den Plan gerufen, als die „Wissenschaft von allem", die die mannigfaltigen theoretischen Aspekte und praktischen Herausforderungen, die von den Fachdisziplinen bedacht werden, miteinander ins Gespräch bringt. Dabei ist es zu früh, den großen Wurf zu üben, und diese Zeit in ihrem Woher, ihrem Was und ihrem Wohin auf den Begriff zu bringen. Wir stecken noch zu sehr inmitten der Corona-Krise, um die Vogelperspektive einnehmen zu können, und gesellschaftliche, wie politische Folgen geschehen nicht mechanisch, sondern ergeben sich vektoriell aus den freien Entscheiden aller Beteiligten. Statt einer Prognose liegt also eine Analyse von Chancen und Gefahren der durch die Pandemie entstandenen Situation an. Erstere gilt es zu nutzen, letztere zu meiden.

Schlüsselwörter

Corona • Pandemie • Philosophie • Ethik • Menschlichkeit

Einleitung Wer heute grundsätzlich über die Corona-Pandemie nachdenken will, sollte wissen, dass weder er noch sonst jemand bereits jetzt dieser Epoche gerecht werden kann. Was von jedem Witz, jedem Roman, jedem Musikstück und jedem Leben gilt, ist nicht weniger wahr in Bezug auf geschichtliche Ereignisse: Was etwas ist, weiß man erst, wenn es vorbei ist. Deshalb kennen paradoxerweise Zeitzeugen

F. Heereman (✉)
Philosophie/Theologie, PTHV, Vallendar, Deutschland
E-Mail: fvheereman@pthv.de

© Der/die Autor(en), exklusiv lizenziert durch Springer Fachmedien Wiesbaden GmbH, ein Teil von Springer Nature 2022
V. Breitbach und H. Brandenburg (Hrsg.), *Corona und die Pflege*, Vallendarer Schriften der Pflegewissenschaft 10,
https://doi.org/10.1007/978-3-658-34045-2_3

ihre Epoche schlechter als jene, die auf sie zurückschauen. Solange jener militä-
rische Konflikt währte, der 1618 durch den Ständeaufstand in Böhmen ausgelöst
wurde, konnte niemand wissen, dass dies der 30-jährige Krieg war, und, was evi-
denter Weise von seiner namengebenden Länge gilt, gilt gleichermaßen von seiner
geschichtlichen Bedeutung. Die Eule der Minverva fliegt eben am Abend, Vor-
denken ist immer tentativ, tastend, unsicher (deshalb der Massenfriedhof falscher
Prognosen), das Wesen steht erst dem Nachdenken offen (es ist eben erst, was es ist,
wenn es ge-wesen ist; erst im Perfekt ist es perfekt). Sehen, was es ist, gelingt also
erst im Rückblick; aber gestalten, was es einmal gewesen sein wird, ist die Aufgabe
der Zeitgenossen, und deshalb müssen sie ihrem mangelnden Abstand zum Trotz
durchaus bedenken, was ihnen begegnet. Denn dieses Bedenken ist dem Phänomen
nicht äußerlich, sondern geht mitgestaltend ein in das, was es ist. Deshalb hier nun
der Versuch, Perspektiven und Aspekte des Nachdenkens über die Pandemie ein
wenig zu ordnen und zu gewichten. Mehr als ein Nachdenken über die Pandemie,
also ein Nachdenken über das Nachdenken über die Pandemie; was aber, weil die
Perzeption der Pandemie zu dieser gehört, eben auch ein Nachdenken über die Pandemie ist, und insofern vielleicht den ein oder anderen Punkt setzt, der helfen kann,
dass wir diesem nicht-menschlichen[1] Phänomen menschlich begegnen. Das ist das
Erstaunliche am Menschen: jeder Destruktion lässt sich noch einmal konstruktiv
begegnen.

Die Rolle der Philosophie in der Pandemie
Selten hing die Welt so gebannt am Mund der Wissenschaft wie in der Corona-Krise.
Innerhalb weniger Wochen machte man sich mit Grundlagen der Epidemiologie und
Statistik bekannt. Und auch wissenschaftstheoretisch gab es sprunghafte Erkennt-
niszugewinne: Dass nämlich Wissenschaft, wie oft suggeriert, kein unfehlbarer
Schiedsspruch eines monolithischen Blocks von Experten ist („*Die* Wissenschaft
hat festgestellt…"), sondern a) eine Diskussionsgemeinschaft und b) eine Erkennt-
nisform, die durch die Aufdeckung von Irrtümern Zugewinne macht (Falsifikation).
Insofern ist gerade sie nicht der Gralshüter der Wahrheit, sondern nicht mehr, aber
eben auch nicht weniger als *our best bet*. Wer sich mit dem wissenschaftlichen
status quo von heute verheiratet, wird morgen verwitwet sein. Dennoch gibt es
keine Alternative dazu, sich gemäß dem jeweils wahrscheinlichsten Sachstand zu
verhalten. Nur wer das weiß, wundert sich nicht, dass im Juni nicht mehr gilt, was
im März noch Standard war, und sieht darin nicht Verschwörung, sondern eine
funktionierende Wissenschaft am Werk.
    Zugleich wurde offensichtlich, dass Wissenschaft immer eindimensional ist, ja,
dass sie, um zu sein, was sie ist, eindimensional sein muss. Eine Wissenschaft

---

[1] Unmenschlich kann kein Virus sein, das können nur Menschen.

definiert sich zum einen durch ihren Gegenstand, zum anderen durch die Perspektive, auf die sie ihr Forschen reduziert. Sie selbst kann nicht interdisziplinär sein, ohne damit aufzuhören, die Wissenschaft zu sein, die sie ist. Interdisziplinär kann nur der Mensch sein. Er kann alle Dimensionen einbeziehen und ihre Aus- und Ansagen gewichten.[2]

Weil das so ist, wurde nach einer ersten Panik klar, dass man den Befund der Virologen nicht als die allumfassende Perspektive auf die Pandemie sehen darf. Ginge die Welt darin auf, ein virologischer Zusammenhang zu sein, wäre es angemessen, der Virologie das letzte Wort zu geben (man müsste dann nur noch bestimmen, ob ein Virologen-Monarch, eine Virologen-Timokratie oder ein Virologen-Parlament die beste Regierungsform wäre). Nun ist sie das aber nicht, und es waren dankeswerterweise nicht zuletzt die Virologen selbst, die darauf hingewiesen haben.[3] Es kann also nach virologischen Gesichtspunkten alles zum Besten bestellt sein, aber in ökonomischer, onkologischer, pädiatrischer, pädagogischer oder psychiatrischer Hinsicht keineswegs. Wie soll man aber diese verschiedensten Hinsichten miteinander verrechnen und eine Güterabwägung treffen? Die Instanz, die das tut, nennt man Gewissen, und die Wissenschaft, die systematisch den Anspruch des Gewissens reflektiert, ist die Philosophie. Insofern schlug mit der Stunde des Virus auch die der Philosophie, die sich wie seit Jahrzehnten nicht mehr in den Medien zu Wort meldete.[4]

Dort geht es dann allerdings noch wesentlich uneiniger zu als in der Epidemiologie. Dies sollte freilich nicht verwundern. Denn die Philosophie ist Geschäft der verstehenden und gewichtenden Vernunft, welches Verstehen und Gewichten eben

---

[2] Diese Vermittlungsfunktion, die alleine der Mensch als Mensch einnehmen kann, wird bisweilen im hohen Lied der Interdisziplinarität übersehen. Jede Disziplin hat ihre eigene Sprache, in welcher Sprache findet das interdisziplinäre Gespräch statt? In der Sprache, die uns eint, insofern wir Menschen sind – also gerade nicht in der Wissenschaftssprache. Ergo, das interdisziplinäre Gespräch der Fachwissenschaften ist selbst nicht fachwissenschaftlich, sondern philosophisch (insofern Philosophie eben genau dies ist: das Denken des Menschen *als* Menschen [*genitivus subjectivus* wie *objectivus*], und insofern über jeder Disziplin, die, eben weil sie Disziplin ist, die Phänomene immer mit einem einschränkenden Als betrachtet – als chemisches, biologisches, ökonomisches, soziologisches, psychologisches etc. Phänomen).

[3] Z. B. H. Streeck: „Wenn wir nur auf die Virologen hören würden, dürften wir keine Partys mehr feiern, keinen Sex mehr haben und uns nicht mehr küssen, weil dabei ja eine erhöhte Chance diverser Virusübertragungen besteht." (https://www.saarbruecker-zeitung. de/nachrichten/politik/inland/virologe-hendrik-streeck-es-wurde-mir-zu-viel-gewarnt_aid-51517347).

[4] Dass lt. einer Allensbach-Umfrage vom Juni 2020 die Menschen zu über 50 % wichtige gesellschaftliche Impulse von den Naturwissenschaften, aber nur zu 14 % von der Philosophie erwarten, zeigt wie groß ihr Nachholbedarf ist (https://www.faz.net/aktuell/politik/inl and/allensbach-umfrage-was-deutschland-von-der-forschung-haelt-16819668.html).

frei geschieht – was nicht willkürlich bedeutet, aber andererseits eben auch nicht mechanisch, sondern im Licht von Gründen und Gegengründen, die nie ohne eine Stellungnahme des freien Denkens ausschlaggebend werden. Oder einfacher: Menschen sind unterschiedlich, und welche Philosophie man wählt, hängt nach einem Wort J. G. Fichtes davon ab, „was für ein Mensch man ist".[5] Deshalb geht es hier, wie ja schon in den disziplinär eingeschränkten Geisteswissenschaften, noch weniger einheitlich zu als in den Naturwissenschaften.[6] Das spricht nicht gegen die Philosophie, wenngleich es zeigt, dass ihre Rezeption nicht passiv, sondern nur durch Selbstdenken möglich ist.[7]

Die Frage Woher und die Frage Was

Der Mensch fragt sich, woher dasjenige kommt, das ihn so umfassend aus dem Tritt bringt, seine Pläne vereitelt, ihn ängstigt, ihn vielleicht krank macht oder gar tötet. Wenn er aber nach dem Woher fragt, verbindet sich das für ihn meist auch mit der Was-Frage. Woher eine Wirklichkeit kommt, sagt etwas darüber aus, was sie ist.

Nun könnte man nüchtern antworten: Es ist ein Virus, das allem Anschein nach von einem Wildtiermarkt in Wuhan kommt, sich sehr schnell weltweit verbreitet hat und bis heute zu unabsehbaren Todesopfern in Millionenhöhe geführt hat. Eine Zoonose, eine Krankheit also, die vom Tier zum Menschen überspringt, wie schon Aids, Rinderwahn, Ebola, Schweine- und Vogelgrippe, Sars,[8] wie schon die Pest und vermutlich die Pocken.

Aber derart nüchtern ist der Mensch selten. Er fragt nach einem tieferen Grund dafür, dass das Virus über uns gekommen ist. Dabei ist nun sehr deutlich zu sehen, dass er dazu neigt, die Frage nach dem Grund mit dem wirklichen oder vermeintlichen Missstand in Zusammenhang zu bringen, den er ohnehin für die Mutter aller Probleme hält. Dies zum einen, weil es leichter fällt, monokausal zu denken, zum anderen, weil es uns so gelingt, das bereits ausgemachte Böse weiter zu verbösen. Oder anders gesagt: Corona ist das perfekte Feuerholz, um das Süppchen, das wir ohnehin schon kochen, weiter anzuheizen. Und da wir sehr unterschiedliche Suppen zubereiten, fallen die Antworten nach seinem „eigentlichen" Woher entsprechend unterschiedlich, ja widersprüchlich aus.

---

[5] J. G. Fichte, S. 195.

[6] Einen Überblick über die philosophischen Beiträge in den ersten Wochen der Pandemie bietet Information Philosophie 2/20, 16–25.

[7] Und vielleicht ist es deshalb nicht bloß sie selbst schuld, dass sie so selten als Gesprächspartner in den Debatten auftritt.

[8] Mukerij und Mannino, S. 92.

Nehmen wir den Trumpismus: für ihn ist es das „Chinavirus", die „Kung Flu", und ein Grund mehr dafür, im Fremden die Bedrohung zu sehen, sich abzuschotten und das Eigene kompromisslos an die erste Stelle zu setzen.

Für andere ist es ein überdramatisierter Husten, hochgejazzed durch eine Elite, die ohnehin ständig versucht, den kleinen Mann zu gängeln und seiner Freiheit zu berauben. Die Herkunft des Virus, wenn man es nicht gleich ganz leugnet, bleibt dann der Tiermarkt, aber die Herkunft seiner Bedeutung ist eine andere, nämlich unsichtbare Manipulation durch eben jene Dunkelwirklichkeiten, die man ohnehin schon auf seiner Fahndungsliste hatte.

Eine weitere Beantwortung der Woher-Frage ist ökologischer Art: Der Klimawandel ist am Auftreten des Virus schuld. Wärme sei gut für Viren und durch den Schwund der natürlichen Habitate rückten Wildtiere näher an den Menschen. Auf diesen Schluss von ökologischer Krise auf Pandemie sei an dieser Stelle kurz eingegangen: Es mag durchaus Gründe geben, weshalb der Klimawandel eine Ausbreitung neuer Viren wahrscheinlicher macht, aber angesichts der geschichtlichen Stetigkeit, mit welcher der apokalyptische Reiter „Seuche" die Menschheit heimsucht, wirkt eine starke Verlinkung des Virus mit dem Klimawandel gewollt. Töricht wird die ökologistische Betrachtung der Pandemie, wenn aus ihrem Auftreten der Schluss gezogen wird, nun sei es endlich vorbei mit der Beherrschung der Natur; jetzt schlüge sie tödlich zurück und beweise damit die Tödlichkeit unserer Herrschaft. Gerade im Hinblick auf Viren versagt das in anderen Fällen durchaus passende Paradigma der ungerechten und letztlich selbstzerstörerischen Beherrschung der Natur durch den Menschen. Denn Viren sind der beste Beweis dafür, dass Beherrschung der Natur an sich weder böse noch unerfolgreich ist. (Man stelle sich vor, dieses Virus wäre zu einer Zeit auf den Menschen getroffen, in der er in seiner Fähigkeit, naturale Prozesse zu beherrschen, noch nicht so weit war wie heute!) Die Herrschaftsfähigkeit des Menschen kommt hier weder faktisch noch moralisch an ihre Grenze, vielmehr kommt sie gerade hier in ihr Eigenstes; oder sollten auch Viren zu den Naturerscheinungen gehören, für deren Schutz der Mensch Verantwortung trägt?[9]

---

[9] Natürlich wird Herrschaft missbraucht. Das wissen wir von uns und anderen. Das bedeutet aber nicht, dass sie an sich schlecht wäre. Vielmehr ist zerstörerische Herrschaft die verunglückte Form echter Beherrschung. Wer ein Instrument beherrscht, zerstört es nicht, sondern bringt es in seine größten Möglichkeiten. Wer eine Sprache beherrscht, unterwirft sich ihrer Logik. Versteht man Herrschaft so, dann ruft gerade die ökologische Krise nach der Herrschaft des Menschen. Denn, wenn es dem Menschen nicht zur Ehre gereicht, dass er die Welt in die Nähe eines 6. Massenaussterbens der Arten bugsiert hat, so gilt doch auch, dass er das einzige uns bekannte Wesen ist, dass gezielt einem Artensterben entgegenwirken kann (bei Massenartensterben 1–5 gab es auf dem Planeten jedenfalls weit und breit keine

Man sollte, meine ich, in Bezug auf das Woher des Virus bei den Fakten bleiben und Meganarrativen skeptisch begegnen. Wenn wir bei den Fakten bleiben, werden wir die Sache ohne ideologische Aufladung verstehen und ihr sachgemäß entgegentreten können.

Wohin?

Ein anderes Feld, wenn natürlich auch nicht ohne Zusammenhang mit der Woher-Frage, ist die Frage nach dem Wohin. Hier ließ sich umgehend eine stattliche Anzahl utopischer wie dystopischer Zukunftskenner hören. So sehr die Pandemie ein Massensterben unter den Zukunftprognosen anrichtete, die alles Mögliche, diese aber nur in den seltensten Fällen auf dem Zettel hatten,[10] so wenig führte sie zu einer Umschulung der Auguren-Innung. Diese lief vielmehr zu Hochtouren auf. Es schlug die Stunde der Weltuntergangs- und Himmelreichpropheten. Die Utopisten sahen nun die Menschheit zusammenrücken, Menschlichkeit lernen, endlich jene Askese üben, die allein uns aus der Klimakrise retten könne, und überhaupt einen sprunghaften Anstieg menschlicher Weisheit und Menschlichkeit in der Luft liegen. Die Dystopiker vernahmen im Auftritt des Virus das Läuten zum letzten Gefecht und prophezeiten die finale Natur- und/oder Kulturkatastrophe. Den Anfang vom Ende der Menschheit, oder zumindest: totale Isolation der Nationalstaaten, Vollendung des Überwachungsstaates, Radikalisierung sämtlicher Ungerechtigkeiten.

Wie gesagt, man hätte vermuten können, das Auftreten des Virus würde alle Prognose-Liebhaber kleinere Brötchen backen lassen. Aber die Katze lässt das Mausen nicht und der Mensch nicht die Prophetien. Dass das schon bei so etwas verhältnismäßig Einfachem wie Pferderennen nicht auf Dauer gewinnbringend funktioniert, hält uns nicht davon ab, der Welt im Ganzen ihren weiteren Verlauf vorzusingen.

Was hier verkannt wird, ist, dass die Zukunft weder in die eine noch die andere Richtung schon festgelegt ist, und dies deshalb nicht, weil Menschen frei sind. Anstatt also besonders helle oder besonders düstere Prognosen zu malen, geht es darum, von Chancen und Risiken zu reden. Chancen, die, wenn wir sie nutzen, die Welt ein bisschen besser machen. Gefahren, die, wenn wir sie nicht meiden, alles schlimmer machen, als es schon ist. Zunächst zu den Chancen.

---

einzige Wirklichkeit, die einen Sinn für den objektiven Reichtum der Artenvielfalt gehabt, geschweige denn sich diesem entgegengestellt hätte).

[10] Und selbst Wissenschaften, deren Gegenstand just jenes Szenario ist, das die anderen nicht vorhergesehen haben, lagen in ihren Vorausschauen zum Teil spektakulär daneben: So listete 2019 der von der *Nuclear Threat Initiative* und dem *John Hopkins Center for Health Security* entwickelte „Global Health Security Index" (GHS), der angibt, welche Staaten am besten auf eine Pandemie vorbereitet sind, Amerika und Großbritannien auf Platz 1 und 2 (https://www.ghsindex.org/). Es sollte anders kommen.

Chancen

Mit dem Unvorstellbaren rechnen lernen. Die erste Chance besteht darin, dass wir als Gesellschaft, durch Frieden und relativen Wohlstand über Jahrzehnte verwöhnt, darüber belehrt wurden, dass tatsächlich innerhalb von wenigen Tagen geschehen kann, was keiner für wahrscheinlich hält. Man hat dies das Truthahnphänomen genannt: der Truthahn wird jeden Morgen gefüttert und auf die Wiese gelassen und für ihn ist das Geschlachtet-werden ein absolut unvorstellbares Szenario. Es passiert aber eines Tages trotzdem.[11] Bei uns soll es nicht so sein wie bei den Truthähnen. Wir sollen um erkennbare Risiken wissen und uns auf sie vorbereiten, indem wir ihr Eintreten verhindern oder unwahrscheinlicher machen oder verzögern und uns entsprechend vorbereiten. Diese Erfahrung des tatsächlichen Auftretens einer zuvor unvorstellbaren Krise, die sich um die Grenze unserer Vorstellungskräfte nicht schert, könnte Folgen haben für die Weise, wie wir der Klimaerwärmung begegnen, indem wir erstens den CO_2-Ausstoß drastisch reduzieren und zweitens beim Thema Adaption nicht säumig sind. Dass der Staat wie die Einzelnen nicht auch radikale Änderungen vornehmen können, wenn es sein muss, kann jedenfalls keiner mehr behaupten.

Das Gemeinwesen wieder schätzen lernen. Was wir an unserem Staat haben, droht immer wieder in Vergessenheit zu geraten und zwar an allen Ecken und Enden des politischen Spektrums. Groß ist die Wühlkiste der Missstände, aus der Hobby- wie Berufskritiker je nach Neigung und politischer Verortung ihren Grund herausgreifen, unser Land zu einer Art *failed state* zu erklären. Manch einem reichen dazu schon Unerfreulichkeiten wie das lückenhafte Handynetz, langsames Internet und zeitaufwendige Steuererklärungen. Aber natürlich gibt es auch schwerwiegende Missstände: dass es Ausländerfeinde und Probleme bei der Integration von Ausländern gibt, dass wir auf dem Weg der Chancengleichheit nicht gut vom Fleck kommen, dass der Wohlstand sehr ungleich verteilt ist und viele Menschen mit relativer Armut zu kämpfen haben – die Liste ließe sich beliebig verlängern. Nur ist zu alledem zu sagen: Auf einer absoluten Skala der Wünschbarkeiten in Sachen Rechtsstaatlichkeit, Sozialstaatlichkeit und Wohlstand geht es immer besser; im relativen Vergleich zu allen anderen Orten und Zeiten so selten, dass, bei aller berechtigten Kritik, alles andere als eine grundlegende Dankbarkeit für das Hier und Jetzt absurd ist.

Ausgerechnet in dieser sehr schwerwiegenden Krise hat nun unser Staat bei allem, was unweigerlich auch schief gehen musste, eine ziemlich gute Figur

---

[11] Vgl. Mukerji und Mannino 2020, S. 43 f.

gemacht. Und dies geht erfreulicherweise zulasten der Populisten.[12] Uns allen aber sollte die Krise deutlich gemacht haben, welch unschätzbaren Wert ein einigermaßen funktionales Gemeinwesen darstellt, und uns etwas weniger vorschnell und undifferenziert in unserer Kritik an Staat und Gesellschaft machen. Wo nur noch angeprangert und nicht mehr wertgeschätzt wird, verliert das Gemeinwesen die Unterstützung, ohne die es tatsächlich unweigerlich in jenes Versagen geraten wird, das ihm heute bereits von der Undankbarkeit attestiert wird. Eine sich selbst erfüllende Diagnose, vor der wir uns hüten sollten.

Glücks- und lebensdienliche Askese lernen. Zuerst gab es das große Aufschnaufen. Endlich keine Termine mehr, der Luxus eingeschränkter Möglichkeiten. Unserer Unfähigkeit, uns selbst einzuschränken, springt ein kleines Virus zur Hilfe. All die Askese, die wir uns so gerne verpasst hätten – das Virus machte sie möglich. Aber bald breitete sich die Erkenntnis aus, dass man dieses Loblied auf das Virus nicht allzu laut singen darf, weil dies unweigerlich auf Zynismus hinausläuft. Denn was dem vielbeschäftigten Bewohner eines reichen Landes im nicht vulnerablen Alter sein Askese-Trainer ist, bedeutete dem anderen eine tödliche Krankheit, den wirtschaftlichen Zusammenbruch, das hilflose Ausgeliefertsein an häusliche Gewalt, einen kaum wieder einzuholenden Rückschritt in der Schulbildung, Isolation in Alter und Krankheit. Dennoch ist es nicht falsch, aus der Situation zu lernen, dass die Fülle keineswegs im ständig verfügbaren Überfluss und in der permanenten Aktion liegt, sondern im Kleinen, im Nachkosten, in der Beschränkung, und dass, wer das lernt, zum einen mehr Lebensqualität hat, zum anderen die Welt, die anderen und sich weniger ausbeutet. Das ist tatsächlich eine schöne Chance, aber auch wieder nicht mehr als eine Chance. Denn, in welchem Umfang wir Menschen nachholen werden, was wir durch Corona verpasst zu haben meinen, liegt bei uns und deshalb im Ungewissen.

Menschlichkeit lernen. Eine weitere Chance der Krise besteht darin, dass sie uns lehrt, an Mitmenschlichkeit zuzunehmen. Aber gerade in Bezug auf unser Miteinander zeigt die Krise die Janusköpfigkeit ihrer Lehrtätigkeit: Sicher ist, dass sie unsere eingefahrenen Pfade unterbricht. Sie versperrt das einfache Geradeaus und Weiter-so, aber ob wir das Hindernis in moralischer Hinsicht oben oder unten herum umgehen, liegt bei uns. Und so hat die Pandemie beides hervorgerufen: Nachbarschaftshilfe, Hilfe zwischen Staaten, heroische Dienstbereitschaft in den medizinisch-pflegerischen und anderen systemrelevanten Berufen und deren öffentliche Wertschätzung, kreative Formen des Miteinanders trotz der notwendigen

---

[12] https://www.faz.net/aktuell/politik/inland/politikwissenschaftler-populismus-braucht-einen-schwachen-staat-16936923.html?premium – Populismusbarometer.

Isolation. Aber eben auch: nationale wie individuelle Hamsterkäufe; Verweigerung von Hilfs- oder Dienstpflichten aus Angst vor Ansteckung; Verprügeln von Hustenden; Wurstigkeit und unverantwortliches Spaßverhalten.

Die Krise kann uns dazu aufrütteln, mehr für einander da zu sein, und uns zu verstehen geben, dass dieses Füreinander Dasein auf jeder Ebene das ist, was zählt und was trägt, und dass – ungeschützt formuliert – nur eine einzige Wirklichkeit die Welt wirklich nachhaltig verändern kann: die Liebe. Allerdings werden wir weiter unten zu thematisieren haben, dass es eine besondere Eigenart dieser Krise ist, eine Zunahme der Menschlichkeit dadurch zu erschweren, dass die Maßnahmen, die für die Anderen ergriffen werden müssen, vorrangig solche des Abstandes, der Isolation und der Verhüllung sind. Man muss sich der Tatsache bewusst sein, dass aus der Unterlassung von Kontakten alleine noch keine vertiefte Mitmenschlichkeit entsteht. Diese beginnt erst da, wo wir den ungleich schwereren und viel Kreativität fordernden Weg suchen, wie unser Miteinandersein wachsen kann, obwohl unser Beieinandersein drastisch eingeschränkt ist. Belassen wir es nur bei der Einschränkung des Beieinanderseins, wird die Weise, wie wir einander schützen, massiv zur Erosion unseres Miteinanders beitragen.

Eine weitere Chance: *Sterblichkeit lernen.* All die Wortmeldungen, dass Corona alles anders mache und dass nichts mehr sei wie zuvor und dergleichen mehr, resultieren zu einem großen Teil nicht zuletzt daraus, dass der auf der relativen Sonnenseite des Lebens befindliche Mensch seine Verwundbarkeit und Sterblichkeit gerne jenseits des Gartenzauns seiner Existenz hält. Der von Behinderung, Krankheit, Alter und Sterben Betroffene wird ghettoisiert, und auf diese Weise können wir eifrig verdrängen, dass eines jeden Geschichte immer mit dem Tod der Hauptfigur endet, und dass uns bis dahin vielerlei treffen wird, das zu unserer, des Menschen unwürdigen Maxime „Hauptsache gesund"[13] in einiger Spannung steht. – Mit der Krise stand plötzlich einer der apokalyptischen Reiter mitten im Raum unserer Existenz und räusperte sich vernehmlich. Seine Anwesenheit ließ sich nicht ignorieren, weil er nicht einige wenige, die man schnell vergessen und übersehen kann, sondern uns alle ansprach: „Ich bin da", sagte er, „und du oder einer deiner nächsten Liebsten könnten sehr krank werden und sterben". Damit wird allerdings keineswegs alles anders, vielmehr werden wir normalisiert. Philosophieren heißt sterben üben, liest man bei Platon und bei vielen anderen.[14] Zu dem, was seine Würde dem

---

[13] Vgl. dazu Heereman 2019. Und bei der Gelegenheit: Auch der in der Pandemie üblich gewordene Wunsch „Bleib Gesund!" ist mehr gut gemeint als passgenau. Befremdlich ist der Imperativ. Man kann imperativisch zur Vorsicht aufrufen, aber keine Vorsicht ist hinreichender Grund für Gesundheit. Sie ist eben unverfügbar. Deshalb kann man dem Anderen ein Bleiben in der Gesundheit nur wünschen, nicht aber auftragen.

[14] Vgl. die Zusammenschau bei Lewis 2007 [1943], S. 101 ff.

Menschen aufträgt, gehört, dass er nicht verdrängt, dass es ein Ende mit ihm haben
wird, und dass er angesichts dieses Endes sein Leben gestaltet und gewichtet und
nur angesichts dieses Endes spürt und weiß, dass, wie er seine Zeit verbringt, nicht
unerheblich ist, weil diese begrenzt ist, und, dass es Weisen gibt, seine Zeit zu verbringen, für die er auch noch dankbar ist, wenn der Vorhang fällt, und Weisen, seine
Zeit zu verbringen, die angesichts der Endlichkeit seiner Ressourcen, sinnfrei oder
sogar sinnwidrig sind. Aber dies ist eben wieder eine Chance und kein Mechanis-
mus. Deshalb – und damit sind wir schon bei den Risiken – scheint mancherorts
das Gegenteil der Fall zu sein.

Risiken

Egozentrierung. Der neuerliche Aufschein der Verwundbarkeit und Sterblichkeit
bringt uns nicht wie von alleine näher zu uns selbst. Er kann auch das gerade
Gegenteil bewirken und uns weiter von uns weg führen, indem wir eben nicht
die Gelassenheit entwickeln, die dann und genau dann entsteht, wenn wir uns mit
unserer Sterblichkeit versöhnen, sondern die plötzliche Gegenwärtigkeit der Sterblichkeit dazu führt, dass wir, wie immer es mit der allgemeinen Sterblichkeit bestellt
sein mag, jedenfalls jetzt eines um jeden Preis verhindern wollen: unser eigenes
Sterben. A. Solschenizyn hat in den Gulags beobachtet, dass beim Einzug in die
Straflager dieser Standpunkt einen Menschen innerhalb weniger Zeit völlig kor-
rumpieren lässt.[15] Warum? Weil, wer absolut nicht sterben will, zu einem radikalen
Egoisten werden muss. Er muss bei knappen Ressourcen und großer Gefahr sich der
Nächste sein. Wenn Nichtsterben das Wichtigste ist, dann bin ich mir der Nächste.
Dies führt dann zu all den egoistischen Verhaltensweisen, die wir kennen und oben
kurz erwähnt haben, und zum Rückzug des einen vom anderen in der mangelnden
Bereitschaft, etwas für den anderen zu riskieren.

Monothematische Gefahreneinschätzung. Das Auftreten neuer Gefahren kann
dazu führen, dass Menschen mit einer monothematischen Fixierung auf dieselbe reagieren. Die Bündelung aller Kräfte auf dieses neue Problem kann zur Schutzlosigkeit
gegenüber vielen anderen Gefahren führen. Angesichts begrenzter Ressourcen und
der Fülle an Aufmerksamkeit, die eine neue Gefahr auf sich zieht, wird sich so etwas
wohl nie ganz verhindern lassen, aber gerade deshalb ist es wichtig, sehr früh zu

---

[15] „…überleben ‚*um jeden Preis*'! […] wer diesen Schwurt tut, […] für den hat das eigene
Unglück alles Gemeinsame und alles andere auf der Welt verfinstert. Das ist die große Weg-
scheide des Lagerlebens. Gehst du nach rechts, verlierst du das Leben, gehst du nach links,
verlierst du das Gewissen. […] Der Selbstbefehl *Am Leben bleiben!* ist natürliches sich auf-
bäumen des Lebenden. Wer möchte nicht am Leben bleiben? Wer hat nicht das Recht, am
Leben zu bleiben? […] Einfach am Leben bleiben heißt jedoch nicht: um jeden Preis. *Um
jeden Preis* – das heißt: um den Preis des Anderen" (Solschenizyn 2008 [1973], S. 312 f.).

fragen, für wen die notwendig gewordene neue Medizin schwerwiegende Nebenwirkungen hat. Viele Bereiche kennen wir: Verschobene Arztbesuche und medizinische
Interventionen, Schutzlosigkeit der Kinder vor häuslicher Gewalt und Vernachlässigung, schwer aufzuwiegende Bildungsdefizite, Gefährdung oder Vernichtung
wirtschaftlicher Existenzen. Andere Bereiche übersehen wir möglicherweise noch.
Dennoch wird man dem öffentlichen Diskurs wie der Politik in Deutschland zubilli-
gen müssen, dass hier sehr früh, eigentlich von Anfang an, gesehen wurde, dass die
Pandemie-Gefahrenabwehr massive Nebenwirkungen hat, und dass man den Nebenwirkungen entweder durch Minderung der Dosis oder unmittelbare Maßnahmen zu
ihrer Verhinderung oder Abschwächung zu begegnen hat.

  Einseitige Option für Freiheits- oder Gesundheitsschutz. Das Rechtsgut der körperlichen Unversehrtheit und die Freiheitsrechte stehen in einiger Spannung, und
die Gefahr besteht darin, diese Spannung auf falsche Weise, nämlich einseitig, auf-
zulösen. Wer ein Maximum an Sicherheit für Leib und Leben will, wird nur noch ein
Minimum an Spielraum der Freiheit haben, und umgekehrt: Ein Maximum an Frei-
heitsmöglichkeiten bedeutet ein Minimum an Schutz von Leben und Gesundheit.
So scheint es, doch ist die Lage dialektischer. Denn: Wer aufgrund eines Überma-
ßes an Freiheitsgewähr stirbt, verliert nicht bloß sein Leben, sondern damit auch
seine Freiheit. Aber auch umgekehrt gilt: wer keine Freiheiten hat, dessen Leben verliert drastisch an Qualität, und dieser Qualitätsverlust wird zur Gefahr für das Leben
selbst. Je weniger Freiheiten wir haben, desto weniger ist unser Leben noch das, was
wir wollen, wenn wir leben wollen.[16] Denn im Unterschied zu den Pflanzen leben wir
nicht, um zu leben, sondern für die Zwecke, die wir uns setzen. Da wo unmittelbar
Lebensrechte und Freiheitsrechte konkurrieren, wo also die Freiheitsausübung des
Einen das Lebensende des Anderen bedeutet, müssen die Freiheitsrechte zurückstecken. Anders ist es, wo der Freiheitsvollzug ein Risiko für den anderen bedeutet.
Hier gilt evidentermaßen kein radikaler Vorzug der Sicherheit vor der Freiheit. Mit
jedem Freiheitsrecht geht ein bestimmtes Risiko für den diese Freiheit Ausüben-
den wie für seine Mitwelt einher. Wir werden keine Freiheitswelt haben ohne eine
Risikowelt. Wo genau die Trennlinie zwischen verantwortbarem Risiko durch Freiheit und unverantwortlicher Gefährdung läuft, kann nicht trennscharf angegeben
werden. Analysiert man die Debatte und Entscheidungen in unserem und vielen

---

[16] So wurde zurecht darauf hingewiesen, dass es Einschränkungen von Freiheit gibt, die so
weit gehen, dass sie selbst durch den Lebensschutz nicht gerechtfertigt werden können. Zum
Beispiel etwa, dass jemand auf jeglichen Kontakt zu geliebten Menschen verzichten muss.
Vgl. Dabrock 2020: „Selbstbestimmung ohne das Menschenrecht auf Berührung und Besuch
durch zumindest einen geliebten Menschen im privatesten Bereich ist keine echte Selbstbestimmung eines leiblich verfassten Selbst. Es ist – wenn diesem zeitweiligen Entzug und
Verbot nicht zugestimmt worden war – auf Dauer Folter oder Isolationshaft."

anderen Rechtsstaaten ergibt sich in etwa folgende Maxime: Man kann nicht jedes Ansteckungsrisiko verhindern, ohne dass damit – nicht bloß verzichtbarer Komfort – sondern das Leben eines Freiheitswesens selbst schweren Schaden nimmt. Man kann zugleich eine Fülle rechtseinschränkender Auflagen erlassen, die das Leben eines Freiheitswesens herausfordern, aber nicht als solches verunmöglichen. Das verbleibende Infektionsrisiko müssen alle tragen, aber in besonderer Weise jene, die einer Risikogruppe angehören. So wie den persönlich weniger Gefährdeten aufgetragen wird, um der Gefährdeten willen eine Fülle von Einschränkungen auf sich zu nehmen, tragen die Gefährdeten um der Freiheit der persönlich weniger Gefährdeten willen ein erhöhtes Risiko. Diese Spannung lässt sich offensichtlich nicht einseitig auflösen – sie verlangt vielmehr genau das, was eine Gesellschaft zusammenhält: *gegenseitige* Solidarität.

Ein besonderer Spielraum dieses Spannungsfeldes zwischen Freiheit- und Gesundheitsschutz ist jener der Wirtschaft. Corona hat wieder gezeigt, welch grober Unfug es ist, „die Wirtschaft" gegen „die Menschen" auszuspielen, auch wenn einem dies immer wieder begegnet. Denn vom Wohlergehen der Wirtschaft hängt zwar auch das Schicksal irgendwelcher Superreicher ab, die man gerne um einiges ärmer sehe,[17] aber ebenso das aller anderen und vor allem das der Ärmsten. Und auch hier lässt sich das wirtschaftliche Wohlergehen nicht einfachhin vom Gesundheitsschutz trennen. Denn die Folgeschäden einer Wirtschaftskrise sind unter anderem gesundheitlicher Art, und dies – von der Zunahme psychiatrischer Hospitalisationen bei steigender Arbeitslosigkeit bis zur Zunahme des Hungers in Entwicklungsländern – durchaus gravierend.

In der Isolation sein Heil suchen. So sehr es stimmt, dass die Krise Menschlichkeit hervorbringen kann, und Menschlichkeit tatsächlich auch gestärkt hat. So sehr stimmt doch andererseits, dass das Verhalten, das die Solidarität uns vorrangig abverlangt, für eine Kultur des Miteinanders gefährliche Nebenfolgen hat: Einschränkung von Kontakten, Abstand, Verhüllung des Gesichtes. Die beabsichtigten Folgen sind gut: Schutz des Anderen. Die Nebenfolgen sind gefährlich, weil sie integrale Bestandteile eines glückenden Miteinanders aus dem Verkehr ziehen. Als die Pandemie losging, kursierte ein Cartoon, der einen Herrn zeigte, der alleine mit traurigem Gesicht auf seinem Sofa hockt und sagt: „Früher hab ich hier einfach so rumgesessen….", auf dem nächsten Bild sitzt er genauso da, nur lacht er jetzt und

---

[17] Verschwiegen sei freilich nicht der Hinweis darauf, dass es zwei Superreiche waren, die wohl mehr als alle staatlichen Institutionen Vorsorge für diese Krise betrieben haben: Bill und Melinda Gates (vgl. Mukerij & Mannino, 2020, S. 109).

spricht: „...heute rette ich Leben."[18] – So unstrittig die Notwendigkeit der Reduktion von zentralen Formen eines gelingenden Miteinanders ist, so gilt es zugleich, die Gefahr in all diesem zu sehen: die Erosion des Miteinanders und die Moral zum Nulltarif, die in Zeiten von Corona primär darin zu bestehen scheint, einander in Ruhe zu lassen.[19] Es ist wahr: Das Gesundheitssystem darf nicht überlastet werden. Aber wir müssen uns der Tatsache bewusst bleiben, dass der Verzicht auf etwas eigentlich Unverzichtbares geht: Unersetzliche Formen unseres Miteinanders. Das macht den Verzicht nicht falsch, aber er zeigt, wie sehr er nur als äußerste und stets neu zu rechtfertigende Maßnahme zu gelten hat.

Schluss. Nimmt man alles hier Bedachte zusammen, ergibt sich für mich, dass der bisherige Pandemieverlauf in Deutschland viel Grund zur Dankbarkeit bereithält – für eine in weiten Teilen solidarische Gesellschaft, einen einigermaßen gut funktionierenden Staat und für Politiker, die nicht primär korrupt oder tyrannisch sind, die in ihrer überwiegenden Mehrzahl sichtbar das Wohl des Volkes vor ihre persönlichen und parteipolitischen Interessen gestellt und auch immer wieder Führungspersönlichkeit gezeigt haben. Im Detail wird man viel kritisieren können und, wie Gesundheitsminister Jens Spahn es formuliert hat: „verzeihen müssen".[20] Was er wohl meinte, ist: „entschuldigen müssen". Denn Fehler, die wir aus Unwissenheit tun, machen uns nicht schuldig, und das ist, was eine Entschuldigung feststellt: XY ist nicht schuld. Verzeihung dagegen bedeutet: XY ist schuld, aber diese Schuld wird von jetzt an für mich nicht mehr zählen. Was wohl tatsächlich verziehen werden muss, weil dies weniger auf einen technisches als ein moralisches Fehlurteil zurückzuführen sein wird, ist, dass wir die Sterbenden, Schwerkranken und Alten in einer Weise belastet haben, die mit der Menschenwürde nicht vereinbar war. Niemand darf für den Lebensschutz des Anderen gezwungen werden, den Kontakt zu *allen* seinen Lieben einzustellen – schon gar nicht, wenn er leidet oder gar stirbt. Es spricht für die Lernfähigkeit unserer Gesellschaft und Politik, dass vielerorts hier schon beim

---

[18] Und inzwischen hat die Bundesregierung in international vielbeachteten Werbe-Clips unter dem Schlagwort „besondere Helden" genau diese Logik aufgegriffen: Sei ein Held, bleib zuhause und tue nichts. https://www.bundesregierung.de/breg-de/themen/coronavirus/besonderehelden-1-1811518.

[19] Überhaupt hat die Krise eine ungeheuer unterkühlte Einfärbung: Gabriel Maria Marcel konnte ein Buch schreiben mit dem Titel: „die Liebe in den Zeiten der Cholera". Über Corona müsste man wahrscheinlich ein Buch schreiben „Die Onanie in Zeiten von Corona", zumindest empfiehlt die kanadische Gesundheitsministerin offiziell: „The lowest risk sexual activity during COVID-19 involves yourself alone." (https://www.canada.ca/en/public-health/news/2020/09/statement-from-the-chief-public-health-officer-of-canada-on-september-2-2020.html).

[20] https://www.aerzteblatt.de/nachrichten/112192/Spahn-wirbt-um-Verstaendnis-fuer-schwierige-Entscheidungen-in-der-Coronakrise.

zweiten Lockdown sichtbar nachgebessert wurde. Ob schon in genügender Weise werden Berufenere in diesem Band untersuchen. Vielleicht wäre es im Nachgang der Pandemie ein Wichtiges, die Lehre aus dieser Fehlentscheidung zu kodifizieren. Wie immer das genauer aussehen könnte, die Isolation von allen Angehörigen kann nur in extremer Gefahr und nur für wenige Tage eine erlaubte Auflage sein. Und: *Keine* Gefahrenlage kann rechtfertigen, dass jemand alleine sterben muss.

Schluss Die Auswirkungen der Pandemie gehen weit über das virologisch fassbare Geschehen hinaus. Betroffen sind jeder Einzelne und die Gesellschaft als Ganze. Die Herausforderung, die das Virus mit sich bringt, wird eskortiert durch eine Fülle von Herausforderungen, die sich als Nebenfolgen der primären Gefahrenabwehr ergeben. Wie in jeder Krise ergeben sich für unsere Menschlichkeit Chancen und Risiken. Zu den Chancen gehören ein Hinzulernen in den Feldern Risikomanagement, Askese, schützende Wertschätzung des Gemeinwesens, Mitmenschlichkeit und Sterblichkeit. Zu den Gefahren zählen Egozentrierung, monothematische Gefahreneinschätzung, Einseitigkeit in der Abwägung von Freiheits- und Gesundheitsschutz, Erosion des Miteinanders aufgrund des notwendig gewordenen *social distancing*. Angesichts der Komplexität und des Ausmaßes der Herausforderung sollte die Basis für alle Einzelkritik eine gewisse Dankbarkeit dafür sein, wie Staat und Gesellschaft bis hierhin die Krise gemeistert haben. Ein zentraler Kritikpunkt des Umganges mit der Krise dürfte sein, dass Sterbende, Alte und Schwerkranke in menschenunwürdiger Weise der Isolation von all ihren Lieben überlassen wurden.

Reflexionskasten

- Die Deutung eines geschichtlichen Ereignisses gelingt meistens erst im Rückblick. Was bedeutet das für die Perspektive der Zeitgenossen?
- Das interdisziplinäre Gespräch muss die Grenzen der jeweiligen Fachperspektive und Fachsprache übersteigen. Aber welche Sprache steht dafür zur Verfügung?
- Wo liegen die Grenzen vernünftiger Prognosen gesellschaftlicher Prozesse?
- Die Corona-Krise bringt wie jede Krise Gefahren und Chancen mit sich. Worin liegen für den Einzelnen wie die Gesellschaft Chancen, worin Gefahren?
- Was lässt sich tun, um die Nutzung der Chancen und die Vermeidung der Gefahren zu fördern?

Autorenkasten

Prof. Dr. Franziskus v. Heereman
  Professor für Philosophie
  Philosophisch-Theologische Hochschule Vallendar
Aktuelle Veröffentlichungen:

- Einer für den Anderen. Historisch-systematische Untersuchung zur Liebe als Güte und Person als Bild. Freiburg i.Br./München (Alber) 2020; „Die Autonomie frisst ihre Kinder" (zum BVG-Urteil zu §207). In: FAZ 12.3.2020, S. 7. „How dare we? Philosophische Überlegungen zu einem menschlichen Umgang mit der ökologischen Krise." In: IKaZ 49 (2020), 475–491.

Arbeitsschwerpunkte: Philosophie sozial-caritativen Handelns; Menschenwürde; Interpersonalität; Religionsphilosophie.

Kontaktadresse: fvheereman@pthv.de

Literatur

Dabrock, P. (12. Oktober 2020). Für ein Recht auf Besuch und Berührung. *In Spiegel.* https://www.spiegel.de/politik/deutschland/corona-heimbewohner-sollten-ein-recht-auf-besuch-haben-a-d59495fa-16b7-475f-8eeb-0f4b06faf6f3. Zugegriffen: 28. Jan. 2021.

Fichte, J. G. (1797/1798). *Versuch einer neuen Darstellung der Wissenschaftslehre 1797/98* (Gesamtausgabe I/4, Stuttgart-Bad Cannstatt: frommann-holzboog, S. 1964 ff.)

Frankl, V. (⁷2019). Synchronisation in Birkenwald. In V. Frankl (Hrsg.)., *Trotzdem Ja zum Leben sagen. Ein Psychologe erlebt das Konzentrationslager* (S. 141–187). Penguin (Erstveröffentlichung 1948).

Heereman, F. v. (2019). Unheile Heilsfixierung. Philosophische Erwägungen zur einzig heilsamen Zweitrangigkeit des Heils. In I. Proft & H. Zaborowski (Hrsg.), *Gesundheit – das höchste Gut? Anfragen aus Theologie, Philosophie und Pflegewissenschaft* (S. 175–187). Herder.

Lewis, C. S. (⁶2007). *Die Abschaffung des Menschen* (Übers. v. Gisi, M.). Johannes Verlag (Erstveröffentlichung 1943).

Mukerji, N., & Mannino, A. (2020). *Covid-19: Was in der Krise zählt. Über Philosophie in Echtzeit.* Reclam.

Solschenizyn, A. (2008). *Der Archipel Gulag.* Vom Verfasser autorisierte überarbeitete und gekürzte Ausgabe in einem Band (Übers. A. Peturnig & E. Walter). Fischer (Erstveröffentlichung 1973).

Corona, Pflege und Gesellschaft: Soziologische Perspektiven auf zugespitzte Krisenzustände und den Umgang mit ihnen

Andreas Albert, Ingo Bode und Sarina Parschick

Zusammenfassung

Während der Corona-Pandemie hat die (organisierte) Altenhilfe viel Aufmerksamkeit erfahren – auch im Hinblick auf Zustände *vor* der Krise. Unter Einnahme einer soziologischen Perspektive beleuchtet dieser Beitrag Reaktionen auf die Krise mit Blick auf das, was diese hinsichtlich der gesellschaftlichen Regulierung der Pflege reflektieren. Ausgehend von einem kurzen Überblick über schon länger beobachtbare Regulierungstendenzen sowie die Studienlage in den ersten Monaten nach Krisenausbruch präsentiert dieser Beitrag solche Reaktionen betreffende Befunde eigener explorativer Untersuchungen mit inhaltsanalytischer Ausrichtung. Fixpunkte sind die über Medien ausgetragene öffentliche Debatte sowie Einschätzungen ausgewählter Branchenexpertinnen und -experten, jeweils unter besonderer Berücksichtigung emotionaler Dimensionen. Aufgezeigt wird die Ambivalenz beobachtbarer Reaktionen, in deren Licht sich der Umgang mit der Pandemie als Zuspitzung vorher schon bestehender Krisentendenzen begreifen lässt.

A. Albert
Wirtschaftswissenschaften, HWR Berlin, Berlin, Deutschland
E-Mail: andreas.albert@hwr-berlin.de

I. Bode (✉) · S. Parschick
Institut für Sozialwesen, Universität Kassel, Kassel, Deutschland
E-Mail: ibode@uni-kassel.de

S. Parschick
E-Mail: parschick@uni-kassel.de

Schlüsselwörter

Corona-Pandemie • Altenhilfe • Mediendebatte • Regulierung der Pflege • Emotionen

Die organisierte Altenhilfe war und ist ohne Zweifel einer der Fixpunkte der öffentlichen und auch wissenschaftlichen Debatte über die Corona-Krise. Diese Debatte dreht sich u. a. um den gesellschaftlichen Umgang mit der Pandemie und hier nicht zuletzt um die Herausforderung, unnötiges Leiden zu verhindern. Mit Blick auf diese Herausforderung kann eine *soziologische Perspektive* auf Wahrnehmungen bzw. Reaktionen im Gemeinwesen durchaus aufschlussreich sein. Sie begreift Altenhilfe bzw. Pflege als ein *kulturell* geprägtes Feld von praktizierten und ‚geronnenen' sozialen Beziehungen, von denen sich manche in *institutionellen* (maßgeblich sozialpolitisch geprägten) Regelwerken niederschlagen. Solche Regelwerke nehmen maßgeblichen Einfluss auf die soziale Praxis (also: das Wirken von Einrichtungen und Pflegekräften), wobei dort immer auch eigene Akzente gesetzt werden, was wiederum auf die Regelwerke zurückwirken kann. Die so vollzogene *gesellschaftliche Regulierung* der Pflege bildet den Rahmen für das, was in der Corona-Krise mit der Altenhilfe geschieht – und die Analyse von Krisenerfahrungen legt frei, was zukünftig mit ihr geschehen könnte.

Unter Einnahme dieses Blickwinkels argumentieren wir nachfolgend, dass sich, betrachtet man die Entwicklung der (Alten-)Pflege, die *Corona-Pandemie* als Krise in der Krise begreifen lässt. Die Arrangements zur Unterstützung gebrechlicher alter Menschen gelten, ungeachtet vieler zivilisatorischer Fortschritte, bereits länger als labil – sowohl in der (ver)öffentlich(t)en Meinung als auch in den Debatten von Expertinnen und Experten. Viele Funktionsstörungen schienen schon vor dem Ausbruch der Pandemie ein kritisches Niveau erreicht zu haben und signalisierten (Um-)Entscheidungsbedarf, also eine Krisenlage. In diese Verhältnisse platzte die Pandemie als eine bis dato (in dieser Schärfe) ungekannte zusätzliche Quelle von Verwerfungen. Sie schuf neuartige Herausforderungen, verschärfte bestehende und ist gewissermaßen ein Augenöffner für Diskrepanzen zwischen Anspruch und Wirklichkeit im heute etablierten Pflegesystem. Doch man muss genauer hinsehen: Vieles ist bzw. bleibt *ambivalent,* und Wesentliches ist *emotional* unterfüttert und nicht zuletzt auch deshalb krisenträchtig.

Unser Beitrag ist wie folgt gegliedert. Wir starten mit summarischen Überlegungen zu den Merkmalen der gesellschaftlichen Regulierung der Altenhilfe im 21. Jahrhundert und rekapitulieren dabei auch bereits vorliegende Beobachtungen zu den Implikationen der Corona-Krise. Da diese Beobachtungen (naturgemäß) noch lückenhaft sind, resümieren wir in einem zweiten Kapitel Befunde aus

einem aktuellen, eigenen Forschungsprojekt[1], wobei Beobachtungen zur gesellschaftlichen Debatte und Perspektiven von Feldexpertinnen und -experten die
empirischen Bezugspunkte bilden. Am Schluss ziehen wir (vorläufige) Quintessenzen, die auch den Korridor für zukünftige Entwicklungen im Pflegesystem
umreißen.

1   Der Stand der Dinge: Die Regulierung der Altenhilfe im 21. Jahrhundert, vor und mit Corona

Das vorliegende Schrifttum zur Situation der Altenhilfe verweist auf ‚Systemzu-
stände‘, die sich in der zweiten Hälfte des 20. Jahrhunderts bereits herausgeschält
haben (Brandenburg & Fenchel, 2021). *Kulturell* gilt hierzulande nach wie vor
das Primat der häuslichen Versorgung, wobei allerdings der rasant wachsende
Zugriff auf Hausangestellte (live-ins v. a. aus Osteuropa) den Charakter privater Pflegearrangements durchaus verändert hat (Städtler-Mach & Ignatzi, 2020).
Erscheinen solche Arrangements nicht realisierbar, gilt die Unterbringung in mehr
oder weniger ‚geschlossenen‘ stationären Lebenswelten nach wie vor als probate
Alternative. Für beide Varianten schaffen *institutionelle Regelwerke* einen Ord-
nungsrahmen auch im Hinblick auf die Beschaffung und Verwendung kollektiver
Ressourcen. Sie beeinflussen, wie Angebote organisiert und überwacht werden –
und damit die Umstände, unter denen Interaktionsarbeit ‚am Menschen‘ (Böhle &
Weihrich, 2020) stattfindet.

   In Deutschland ist so ein tendenziell flächendeckendes Gefüge von Unterstützungsleistungen entstanden, welche im Grunde universell zugänglich, aber
unterschiedlich weitreichend und ‚komfortabel‘ sind. Dabei besteht eine Kluft
zwischen der Versorgungsrealität und bestimmten gesellschaftlichen Erwartungen. Eher latent zeigt sich dies bei der häuslichen Unterstützung (Heusinger et al.,
2017). Diese beruht teilweise ausschließlich auf privater Sorgearbeit (einschließ-
lich der o. g. live-in-Arrangements), teilweise greifen auch ambulante Dienste
ein (Ketzer et al., 2020). Häusliche Pflege ist für viele *prinzipiell* die erste Wahl,
allerdings sorgen bestimmte Belastungskonstellationen (z. B. die Überlastung
pflegender Angehöriger) für Irritationen, sobald sie publik werden. Frappierender
erscheint die o. g. Kluft, wenn es um stationäre Versorgung und hier z. B. um
Tendenzen der Verwahrung und ‚Abfertigung‘ geht (Hillebrecht, 2020). Zudem

---

[1] Es handelt sich um das von der Hans-Böckler-Stiftung (bis 2022) geförderte Forschungs-
vorhaben „Emotionsregimes und Solidarität in der Interaktionsarbeit", an dem neben der
Autorin und den Autoren auch Prof. Sigrid Betzelt beteiligt ist (vgl. boeckler.de).

gibt es Anhaltspunkte dafür, dass insgesamt der Unterstützungs*umfang* hinter den Erwartungen zurückbleibt (Giesselmann et al., 2017).

Die *vor* der Corona-Pandemie kursierenden Krisendiagnosen drehten sich häufig um das Thema Ressourcenknappheit, aber auch um Fragen der Abschottung bzw. Hospitalisierung Pflegebedürftiger in (noch immer) ,semi-totalen Institutionen' (Hillebrecht, 2020). Die Diskussion zu Ressourcenknappheit ist ein ,evergreen' im Schrifttum zum Pflegesystem, wurde aber seit den Reformen der 1990er Jahre verstärkt unter dem Stichwort ,*Ökonomisierung*' geführt (siehe etwa Bode, 2013). Brauchbar ist dieser Begriff v. a. mit Blick auf die wachsende Bedeutung von Renditezielen sowie (teilweise damit verbunden) auf die Wettbewerbsorientierung von Leistungserbringern. Bei genauerem Hinsehen geht es um einen institutionellen Rahmen, der die Koordination und Erbringung von Leistungen der Altenhilfe als Sozialmarkt organisiert, d. h. als ein Arrangement, bei dem Konkurrenz mit Verhandlung und staatlicher Intervention kombiniert wird (Lange, 2020). Verbunden ist dies mit einer Quasi-Rationierung durch Kostenträger, die bestimmte Dienstleistungen garantieren und deren Preise deckeln, vieles andere aber dem Marktgeschehen bzw. den unter Kostendruck stehenden Anbietern überlassen. Dem in der Sozialpolitik vorherrschenden Steuerungsparadigma zufolge soll(te) dieses Arrangement einen effizienteren Ressourceneinsatz und damit eine Entschärfung des o. g. Knappheitsproblems ohne Abstriche an der Leistungsqualität befördern.

Mit dieser Vision im ,Hinterkopf' setzt man im pflegepolitischen Establishment sowie in einflussreichen Teilen der Wissenschaft bis heute auch auf die *Formalisierung* von Organisationsprozessen, d. h. managerielle und administrative Feinsteuerung der Arbeit in den Einrichtungen. Typische Folgen sind enge Zeittaktungen, Arbeitsverdichtung und Taylorisierung[2], zumal dort, wo privat angeeignete Gewinne angestrebt werden. Hinzu kommen minutiöse Dokumentationspflichten und kennzifferfixierte Qualitäts- bzw. Leistungskontrollen. All dies beeinflusst die Praxis derer, die im Pflegesystem Interaktionsarbeit verrichten – in der Mehrzahl Frauen. Sie müssen, wie Studien zeigen, Effekte der institutionellen Rahmung kompensieren, z. B. indem sie Berufsrollen extensiver interpretieren als es betriebliche Vorgaben oder ihre Kräfte langfristig zulassen. Auch Führungskräfte sind betroffen. Ökonomisierungsdruck wirkt dabei ganz unterschiedlich: Er kann darin zum Ausdruck kommen, dass konkurrenzbedingte Unterbelegung Einnahmeausfälle schafft und Einrichtungen dazu zwingt, mit weniger mehr zu

---

[2] Diese Konstellation gilt gemeinhin als Nährboden für Selbstausbeutung und Burnout (Blum 2019; Hielscher et al., 2013; Schmedes 2021). Weniger Beachtung findet die Eventualität, dass Beschäftigte u. U. ,abschalten' oder aufgeben, sich also *nicht* (mehr) darum bemühen, die genannte Lücke zu schließen (vgl. dazu auch Albert et al., 2022).

leisten (Bode, 2017). In Zeiten bzw. Regionen mit Nachfrageüberhang dreht sich der Wettbewerb eher um andere, nämlich lukrative Fälle (Selbstzahlerinnen und Selbstzahler), guten Leumund und passendes – ggf. mit Kopf- bzw. Vermittlungsprämien andernorts abgeworbenes – Personal. Generell ist indes offensichtlich, dass der Sozialmarkt relativ niedrige Gehälter sowie schlechte(re) Arbeitsbedingungen (Auth, 2020) hervorgebracht hat und dies *einen* Grund für den sich zuletzt weiter zuspitzenden Personalmangel darstellt (Jacobs et al., 2019).

Jenseits dieser Krisenphänomene sollte sich der Blick aber auch auf das eher Informelle und Latente richten – z. B. das *Gefühlsleben* derer, die mit Altenhilfe zu tun haben bzw. sich mit ihr beschäftigen. Folgt man vorliegenden Studien, so haben Mehrheiten in der deutschen Bevölkerung eine „verlustorientierte" Perspektive auf den Lebensabend (Beyer et al., 2017, S. 334), die viele beängstigt (Hall et al., 2019, S. 59). Heime werden als vereinsamte Sterbeorte gefürchtet, und der Pflegebetrieb ist zudem einer permanenten Manöverkritik der Medienöffentlichkeit ausgesetzt. Das korrespondiert in der (ver)öffentlich(t)en Meinung mit „negativ wertenden Konzeptualisierungen" (Krüger, 2016, S. 444) von Hilflosigkeit und Abhängigkeit. Allerdings: Dort kursiert zugleich die Vorstellung von den „mächtigen, einflussreichen Älteren" (ebd., S. 447), deren Belange für zeitgenössische Gesellschaften immer wichtiger würden. Die soziologische Debatte über Alter(n)sbilder verweist auf eine ähnliche Ambivalenz: Indizien für ‚ageism' (also: die Diskriminierung insbesondere des ‚vierten' Lebensalters) kontrastieren mit einer zunehmenden Sensibilität für die Bedarfe von Hochaltrigen, die politisch folgenreich ist.[3] Neben negativen Emotionen beim Blick auf den Lebensabend gibt es also zugleich einen ‚gefühlsbesetzten' Rückenwind für die Gewährleistung menschenwürdiger Pflege.

Auch vor diesem Hintergrund interessiert sich die Soziologie schon länger für Mechanismen und Fallstricke der sog. Gefühlsarbeit (Böhle & Weihrich, 2020; Egger de Campo & Laube, 2008). Einerseits gilt hier der kontrollierte Umgang mit Emotionen auch auf der Nutzerinnen- und Nutzerseite als berufliche Kompetenz. Andererseits wird die Erwartung an (bzw. Neigung vieler) Pflegekräfte, eigene Belastungen emotional abzufedern, mit beobachteten Tendenzen psychischer Erschöpfung in Verbindung gebracht (Schmedes, 2021). Dabei geht es potenziell auch um Angstgefühle: So nährt die oft dokumentierte Kluft zwischen berufsethischem Anspruch und erlebter Versorgungswirklichkeit eine Furcht vor persönlichem oder organisationalem Versagen. Was die Erwartungen an gute

---

[3] Das zumindest plausibilisiert der weitere Ausbau des Unterstützungssystems (z. B. in puncto Pflegebedürftigkeitsbegriff, Betreuungsleistungen, sozialisierte Aufwendungen für die Pflege).

Arbeit betrifft, so kann das, was die Pflege funktionstüchtiger machen bzw. ‚rationalisieren' soll (i. e.: Formalisierung und managerielle Ökonomisierung), im Ergebnis *dys*funktional sein, weil eine dauerhaft emotional auszubalancierende Diskrepanz zwischen Anspruch und Wirklichkeit den Beschäftigten zusetzt: Ängste können ablenken oder lähmen (Betzelt & Bode, 2020). Insofern waren die Verhältnisse schon vor der Corona-Krise gerade auch emotional hochgradig labil.

Geht es nun um Pflege in Zeiten der Pandemie, so spiegelt sich die bis hierhin umrissene Gemengelage in zwei sozialwissenschaftlichen Diskussionssträngen. Erstens wird in Beiträgen mit eher gesellschaftstheoretischem Charakter an klassische Theoriedebatten zum gesellschaftlichen Umgang mit dem (hohen) Alter angeschlossen. Der sinnfälligen Wahrnehmung, dass es nach Ausbruch der Pandemie zuvorderst darum ging, gerade die vulnerablen Älteren zu beschützen, wird die Beobachtung eines neu entflammten ‚ageism' entgegengesetzt. Der „politisch abgeforderte solidarische Altruismus" (Schulz-Nieswandt, 2020, S. 122) korrespondiere mit einer zugespitzten Abschottung von Personen in hospitalisierten Lebenswelten (z. B. in Form der Zimmerquarantäne). Ältere Menschen würden ferner zu Selbstisolierung und Demut gegenüber denen angehalten, die auf sie Rücksicht nehmen sollen und Werte schaffen, während das Alter als ‚unproduktiv' markiert werde (Graefe et al., 2020). Theoretisch reflektiert wird zugleich der Ruf nach einer Aufwertung der plötzlich als ‚systemrelevant' geltenden Pflegeberufe. Dabei wird u. a. konstatiert, dass entsprechende Plädoyers dort ins Leere laufen, wo die auch emotional vermittelte Anerkennung als ‚Corona-Helden' auf alte, Opferbereitschaften betonende Zuschreibungen trifft (Fischer et al., 2020).

Zweitens signalisieren neuere empirische Studien zu Erfahrungen mit der Pandemie, dass sich in deren Kontext schon vorher diskutierte Probleme des Pflegesektors in spezieller Weise zuspitzen. Das betrifft zunächst das Thema *Ressourcenknappheit (und Ökonomisierung)*: Personalmangel bzw. -ausfall, so zeigt sich, schlägt bei fehlenden Reserven in extreme Formen der Arbeitsverdichtung bzw. Mehrbelastung um – ungeachtet von Erleichterungen z. B. im Hinblick auf den eingeschränkten Besuchsverkehr (Begerow & Gaidys, 2020, S. 34; Wolf-Ostermann et al., 2020, S. 9, 60; Hower et al., 2020, S. 15). Das schon im Normalbetrieb virulente Dilemma zwischen berufsethisch bzw. sachlich angezeigten Bedarfen und gegebenen (Zeit-)Ressourcen wird nun vollends eklatant (Hower et al., 2020, S. 9 f.; Begerow et al., 2020, S. 234 f.). Der Stress erreicht ein kritisches Niveau, auch weil *andere* Versorgungskräfte – Psycho- oder Ergotherapeutinnen und Ergotherapeuten, aber auch die Ärzteschaft – kaum verfügbar sind (Halek et al., 2020, S. 51; Wolf-Ostermann et al., 2020, S. 9, 57). Vielen Pflegekräften ist es in der Hochphase der Pandemie unmöglich, *eigenen* körperlichen Bedürfnissen (Durst etc.) nachzukommen (Begerow & Gaidys, 2020, S. 34).

Ferner scheint die o. g. *Abschottung der Heime* (zumal in der Lockdown-Phase) Hospitalisierungseffekte auf die Spitze zu treiben: Bewohnerinnen und Bewohner sind infolge der Isolation einsam(er) und durch veränderte Alltagsroutinen (z. B. kein gemeinsames Mittagessen) verunsichert. Der primär emotionale Zugang zu ihnen erweist sich als (noch) schwieriger, da Gesichtsmasken Nähe und Mimik unkenntlich machen (Halek et al., 2020, S. 51 f.). Wenngleich die vorübergehende Abwesenheit von Angehörigen und Ehrenamtlichen den Notbetrieb erleichtert, muss ihr Fehlen dennoch kompensiert werden (z. B. durch das Vorlesen von Briefen, vgl. Begerow et al., 2020, S. 233 f.). Als sie wiederkommen, verschärfen sich altbekannte Verständigungsprobleme: Manche versuchen, sich über Regelungen hinwegzusetzen (Hower et al., 2020, S. 11, 16 f.), finden Hygienemaßnahmen nicht nachvollziehbar oder verbreiten Alarmstimmung (ebd., S. 11, 16 ff.). Isolation wird auch für die Beschäftigten zum Problem: Sie werden gedrängt, soziale Kontakte zu minimieren (um keine Infektion in die Einrichtung zu tragen) und bewegen sich in einem Umfeld, welches Pflegekräfte mitunter als gefährlich (weil vermeintlich infiziert) betrachtet (Begerow & Gaidys, 2020, S. 34 f.; Petzold et al., 2020, S. 417).

Auch der o. g. Trend zur *Formalisierung* der Pflege scheint in der Pandemie neue Blüten zu treiben. Zwar werden einige Vorgaben ausgesetzt; zugleich stehen die Beteiligten aber vor einer Flut unterschiedlicher, neuer Informationen und Vorschriften. Dies belastet Einrichtungsleitungen insofern, als sie kurzfristig nach Maßgabe lokaler Gegebenheiten (dennoch) ,korrekte' Entscheidungen treffen müssen (Hower et al., 2020, S. 21) – und zwar in Konfrontation mit Beschäftigten oder Angehörigen, die *andere* Informationen (zu) haben (meinen), sowie Kontrollinstitutionen wie dem Medizinischen Dienst der Krankenkassen, die trotz Krisensituation fortwährend Dokumente anfordern (ebd.; Begerow & Gaidys, 2020, S. 34).

Die Krise wirkt nicht zuletzt *emotional,* wobei Angst ein ständiger Begleiter ist (Jansen, 2020). Bei der Sorgearbeit verbreitet sich das „ungute Gefühl" (Begerow et al., 2020, S. 234), eine lauernde Gefahr nicht abschätzen zu können, auch weil zunächst keine systematische Testung möglich ist (ebd.; Hower et al., 2020, S. 9 f., 11 f.). Es besteht permanent die Sorge, dass sich Pflegebedürftige bei ihrer Familie oder bei Freunden anstecken (Begerow & Gaidys, 2020, S. 34). Leitungskräfte fürchten ungewisse Folgen von Infektionswellen sowie Anklagen aus der Belegschaft, sollte es zu Infektionen am Arbeitsplatz kommen (Hower et al., 2020, S. 9, 18 f., 37). Gewiss handelt es sich hier um eine psychische Grenzerfahrung (Begerow et al., 2020, S. 234 f.) – in einer Studie gaben 95,5 % der Pflegefachkräfte an, bisher keine vergleichbare Krisensituation erlebt zu haben (Rheindorf et al., 2020, S. 52). Die Angst, etwas zu übersehen und

Gesundheitsgefährdungen auszulösen (Begerow & Gaidys, 2020, S. 35), scheint immens – wobei die Krise dafür sensibilisiert, dass sie auch den Normalbetrieb der Pflege belasten kann.

Hinzu kommen Erfahrungen der Missachtung. Pflegende fühlen sich als „Kanonenfutter" (Begerow & Gaidys, 2020, S. 34), wenn sie ohne hinreichende PSA arbeiten, nach Kontakten mit Covid-19-Infizierten nur kurz in Quarantäne gehen, auf Urlaub verzichten oder die Verletzung von Personaluntergrenzen hinnehmen sollen (ebd., S. 33, 35). Selbst als ‚Spreader' gesehen zu werden, sorgt für Verdruss (ebd., S. 34 f.; Petzold et al., 2020, S. 417), ebenso wie die Medienberichterstattung nach Corona-Ausbrüchen in Heimen (Hower et al., 2020, S. 20). Die (potenzielle) Stigmatisierung verunsichert. All das kontrastiert mit dem positiven Gefühl der Anerkennung von ‚Systemrelevanz' bzw. dem in der Krise aufbrausenden Applaus der Gesellschaft (ebd., S. 20 ff.).

Die ‚Corona-Folgenforschung' signalisiert mithin, dass sich in der Krise angestammte Probleme der Branche zuspitzen. Die emotionale Anspannung in der Pflege ist hoch, die allgemein für Gesundheitsberufe diskutierten psychischen Beeinträchtigungen bis hin zu posttraumatischen Episoden (Krammer et al., 2020 oder Petzold et al., 2020) sind auch hier virulent. Aber was macht all dies mit der *gesellschaftlichen* Stimmung in Bezug auf das Pflegesystem, und wie verhalten sich die o. g. Befunde zu dem, was bei *Stakeholdern der Branche* gedacht und gefühlt wird – also bei denen, die versuchen, auf deren institutionelle Ordnung Einfluss zu nehmen und als Expertinnen und Experten des Feldes Erfahrungen mit der Krise in einen größeren Zusammenhang stellen können? Die dazu nachfolgend präsentierten Erkenntnisse können helfen, die o. g. Theorieangebote zur Charakterisierung der Krise zu bewerten, und sie tragen dazu bei, präziser abzuschätzen, *inwiefern genau* wir es mit zugespitzten Krisenzuständen zu tun haben bzw. woran Reaktionen darauf perspektivisch anschließen können.

2 Gesellschaftliche (Medien-)Kommunikation über Pflege und Corona

Zeitgenössische Demokratien verständigen sich in vielerlei Hinsicht über Medienkommunikation. In dieser spiegelt sich wider, was als gesellschaftliche Normalität gilt und wo kollektiver Handlungsbedarf gesehen wird. Insofern bildet die (ver)öffentlich(t)e Meinung eine Stimmungslage ab, welche die Einwirkung der Gesellschaft auf sich selbst (v. a. qua Politik) stark beeinflusst. Gewiss ist der Zusammenhang zwischen Medienkommunikation und dem Empfinden der Bevölkerung vielfach gebrochen: durch die Orientierung der Massenmedien an

Nachrichtenwerten, den Einfluss starker wirtschaftlicher Interessen auf große Medienorgane und in jüngerer Zeit auch durch die Entstehung einer Parallelöffentlichkeit in Gestalt der *social media*. Dennoch: Ungeachtet von Diagnosen, die einen „neuen Strukturwandel der Öffentlichkeit" (Krüger, 2018) postulieren, und trotz der zunehmenden Diversifizierung medialer Kommunikation (Jandura et al., 2017), bilden über klassische Massenmedien verbreitete Kommunikationen nach wie vor die *zentrale Achse* realer (oft ‚vermachteter') gesellschaftlicher Verständigungsprozesse. Das betrifft v. a. Printmedien der sog. Qualitätspresse, die für die „Konstituierung von öffentlichem Vertrauen" (Seiffert-Brockmann, 2015, S. 22) wesentlich ist. Weil die sachlichen Inhalte von *social media*-Nachrichten denen klassischer Kanäle stark ähneln (Mahrt, 2017), kann ein kursorischer Blick in diese Qualitätspresse durchaus darüber informieren, was bezüglich des Themas ‚Pflege und Corona' gesellschaftlich als relevant bzw. ‚angesagt' gilt. Dazu dienen im Weiteren Befunde einer qualitativen Inhaltsanalyse eines Samples von knapp 180 Zeitungsartikeln aus nationalen Organen und größeren Regionalzeitungen (für den Zeitraum März bis Oktober 2020).[4]

Im Rahmen dieses Beitrags können nur Schlaglichter auf das geworfen werden, was in diesen Artikeln ausführlich verhandelt wird. Es lassen sich sechs Themen abgrenzen, wobei sich jeweils zeigt, dass die Ströme meist zwischen (divergenten) Polen oszillieren. Die Debatte dreht sich zunächst v. a. um Fragen der *institutionellen Krisenbewältigung*. „In der Altenpflege zeigen sich die Folgen der Krise wie unterm Brennglas", heißt es kurz nach Ausdruck der Pandemie (Berliner Morgenpost/BM 20.3.). Debattiert wird über Adhoc-Maßnahmen von Politik und Kostenträgern, welche die durch das Virus geschaffenen Härten für Träger und Beschäftigte kompensieren sollen. Eine wichtige Botschaft lautet, dass zuständige Institutionen hier sofort und unbürokratisch einspringen („Pflegekassen starten Rettungsschirm", Berliner Zeitung/BZ 30.3.) – wenngleich im weiteren Verlauf der Eindruck vermittelt wird, dass viele Maßnahmen nicht ausreichen. Es gibt offenbar hohe Ansprüche an Staat und öffentliche Institutionen.

In diesem Kontext wird sukzessive ein zweites Thema relevant: nämlich der *Stellenwert des Schutzes Älterer im Kontext anderer Wohlfahrtsbelange*. Die ‚Mehrheitsmeinung' ist offensichtlich, dass die Gesellschaft einen möglichst weitreichenden Schutz vulnerabler Gruppen (also v. a. Älterer) vor Erkrankungs-

---

[4] Aus Platzgründen soll das Sample hier nicht näher beschrieben werden. Die nachfolgenden Kurzzitate verweisen aber auf die Art der Quellen. Erstellt wurde es durch eine geschachtelte Stichwortsuche (Pflege; Risikogruppen; Personalmangel etc.), wobei bei zeitgleich erscheinenden und inhaltlich sehr ähnlichen Artikeln nicht alle in die Auswertung einbezogen wurden.

und Sterberisiken organisieren und dazu auch einschneidende Maßnahmen (Lockdown; Einschränkungen persönlicher Freiheiten) treffen muss – ohne diese gäbe es schlicht „zu viele Tote" (SZ 6.8.). Ein anderer Diskussionsstrang verweist indes auf Kollateralschäden als „Folgen des Lockdowns" (Tagesspiegel/TS, 17.5.), z. B. ausgefallene Krankenhausoperationen oder Auswirkungen von Isolation bzw. *social distancing* sowie wirtschaftlicher Existenzgefährdung. Thema ist hier dann auch die (angebliche) Begrenztheit von Schädigungen durch Corona, entgegen öffentlich kursierender „Horrorszenarien" (WELT 6.9.), z. B. mit Blick auf Daten zur Übersterblichkeit auch in Ländern mit weniger Corona-Maßnahmen. Die Pole hier bilden Desiderate à la ‚Schutz über alles' und die Abwägung des Schutzprimats mit anderen Rationalitäten („jedes Leben hat einen Preis", Handelsblatt/HB 27.4.). Das gilt auch für die (von der Politik angestoßenen) Debatte über Immunitätsausweise. Diese gelten einerseits als problematische Markierung und damit Verdrängung vulnerabler Gruppen aus dem öffentlichen Leben („Zwei-Klassen-Gesellschaft", BZ 15.5.), andererseits als Möglichkeit, dieses Leben *für Immune* normal weiter laufen lassen zu können („Sind Immunitätsausweise diskriminierend?", SZ 23.9.). *Insgesamt* zeigt sich, trotz verharmlosender Diskurse, eine hohe Sensibilität für Abschottungseffekte von Reaktionen auf die Corona-Krise.

Ähnliches reflektiert die Medienberichterstattung zu einem dritten Thema – die *Situation der Heime und der Umgang* damit. Der Schutz der BewohnerInnen gilt durchgängig als vorrangig, wobei mitunter beklagt wird, dieses Credo sei schlecht umgesetzt worden („das gebrochene Versprechen", BZ 15.7.). Berichtet wird z. B. über „Helfer ohne Hilfe" (SZ 19.5.), also von ungenügenden Schutzmaßnahmen für Pflegekräfte. Bei einem anderen Diskussionsstrang geht es demgegenüber um Fehlerzuweisungen nach Ausbrüchen in Einrichtungen – berichtet wird hier u. a. auch von „Strafanzeigen" gegenüber Heimträgern (z. B. FR 1.4.). Isolationsmaßnahmen gelten teils als unumgängliches Drama („kein Abschied von den Sterbenden", FAZ 30.3.), teils (v. a. im weiteren Verlauf) als verwerflich bzw. kontraproduktiv. Schon vor dem Wiederanstieg der Infektionszahlen im Herbst werden maßnahmenbedingte Einschränkungen der Lebensqualität entschiedener problematisiert („Es gibt Schlimmeres als das Virus", FAZ 3.9.). Die Abschottungsmaßnahmen vom Frühjahr erscheinen nun verbreitet als Fehler: „Nicht nochmal", „Alte Menschen nicht einsperren" und „Bloß keine Besuchsverbote mehr" TS 21.10.; FAZ 22.10; TAZ 28.10.) heißt es, als die zweite Welle ausbricht. Corona-Schnelltests gelten als Alternative, schließlich sei die Zugänglichkeit von Einrichtungen „eine Frage der Würde" (SPIEGEL 13.8.). Die Haltungen gegenüber den Heimen und zu den sie betreffenden Maßnahmen scheinen insgesamt diffus; sie schwanken zwischen Empathie für und Kritik an Abschirmung bzw. Offenhaltung.

Thematisiert wird viertens auch die *Situation in der häuslichen Pflege* – v. a., dass die hier Beteiligten durch Schutzprogramme nur schwer erreichbar sind und daraus besondere Risiken erwachsen: „Gefährdete pflegen Gefährdete" (ZEIT 15.5.). Die ambulante Versorgung geriete in Situationen, in denen „Pflege töten kann" (TAZ 7.4.). Zugleich geraten live-in-Arrangements in den Fokus, als viele in Pflegehaushalten tätige ausländische Betreuungskräfte (vorübergehend) ausreisen und die Frage aufwerfen: „Und wer betreut die Oma jetzt?" (FAZ 25.3.). Angesprochen wird, dass die o. g. live-in-Arrangements etablierten Sozialnormen widersprechen (FR 25.7.). Die durch das Wegbrechen dieser Ressource entstehende Situation erscheint zunächst aussichtslos (z. B. HB 6.4.). Im weiteren Verlauf werden eher andere Fragen neuerlich erörtert, z. B., dass „pflegende Angehörige am Limit" arbeiten (FAZ 3.9.) und auch sie „belasteter" sind durch die Folgen der Krise (Kieler Nachrichten 27.10.). Eine Problematisierung häuslicher Pflegearrangements *als solcher* – z. B. im Hinblick auf die Überbeanspruchung oder gar Ausbeutung vieler Pflegenden auch unabhängig von Corona – ist mit all diesen Diskussionen nicht verbunden, so wie diese überhaupt weit weniger Beachtung finden als stationäre.

Ein großes Thema sind fünftens die *formal Beschäftigten* – ihr Einsatz im „Risikojob Altenpflege" (HB 9.7.) findet enorme mediale Anerkennung. Man erfährt, dass die Belastungen für die Bewohnerinnen und Bewohner die Arbeit noch anspruchsvoller machen. Corona zeige, dass hier nun die „Grenze erreicht" (SPIEGEL 5.4.) sei. Gefragt wird, wie Pflegearbeit, nachdem sie lange Zeit „den Gesetzen des Marktes ausgeliefert" worden sei (SZ 30.3.), nun entschlossen(er) aufgewertet werden könne. Verständnis finden indes auch Vorschläge zu Abstrichen an Versorgungsstandards: Zitiert wird (ebd.) ein Pflegeforscher mit den Worten: „Besser eine Versorgung, die nicht unseren Standards entspricht, als keine Versorgung." Das Assistenzstellenprogramm der Regierung, welches dieser Empfehlung folgt, wird mit Blick auf Umsetzungsprobleme kommentiert, jedoch ohne Bezug auf Professionalitäts- oder Qualitätsfragen, also z. B. auf die Folgen einer weiteren internen Segmentierung des Pflegepersonals durch die Ausweitung von Einfachdienstleistungen. Eine ähnliche Ambivalenz zeigt die Mediendebatte zum Thema Bezahlung. Zunächst diskutiert die Presse Initiativen zur Gewährung eines ‚Corona-Bonus' für die „armen Helden" (SPIEGEL 18.4.). Vielen gilt der Bonus als „guter Anfang" (FR 8.7.), aber das Thema wird grundsätzlicher diskutiert: Der „Gehaltsschub für die Pflege" (FAZ 26.10.) durch den Tarifabschluss für den öffentlichen Dienst im Herbst findet Verständnis, doch zugleich wird angemerkt, alles würde dadurch „noch deutlich teurer" (ebd.). In Teilen der (ver)öffentlich(t)en Meinung wird also, wenn es um die Aufwertung von Pflegeberufen geht, ‚mit gespaltener Zunge' gesprochen.

Dies überlappt sich mit dem sechsten Thema: nämlich Diskussionen zur *gesellschaftlichen Versorgungsgarantie.* Einerseits scheint die Krise hier eine ‚Jetzt-erst-recht'-Stimmung zu schaffen, welche – mit Blick auf zunehmende Verarmungsrisiken im Falle von Pflegebedürftigkeit („Sozialfall Pflege", Mannheimer Morgen 1.8.) – ein größeres kollektives Engagement bei der Finanzierung des Versorgungssystems erwartet, so wie dieses von der Politik im Herbst 2020 auch annonciert wird („Pflegereform ist überfällig", Stuttgarter Zeitung 28.8.; „Pflegekasse spart an Heimen", FR 22.9.). Andererseits gibt es mitunter drastische Warnungen vornehmlich wirtschaftsliberaler bzw. wirtschaftswissenschaftlicher Provenienz: „Der Sozialstaat wird bald unbezahlbar" lautet die Botschaft (WELT 19.8.) und „künftige Generationen" würden belastet (FAZ 12.10.). Wie schon vor Corona wird eine ‚automatische' (z. B. betrieblich vermittelte) private Pflegezusatzversicherung als Alternative gehandelt (HB 10.9.). Im Kontext der Krise wird zudem die Frage nach der Regulierung der Versorgungslandschaft (neu) aufgeworfen. Die auch sonst häufig zu Wort kommende Vertretung der gewerblichen Anbieter kritisiert Tendenzen, „Marktanreize" (und Renditeorientierung) im System zu reduzieren und gewerbliche Leistungserbringer zu benachteiligen (FAZ 15.9., „Private fühlen sich ausgebootet"). Kurzum: Ökonomisierung ist faktisch ein großes Thema und Corona macht die hier bestehenden Konfliktlinien besser sichtbar.

Auffällig erscheint, dass die Mediendebatte häufig mit *Emotionen* durchsetzt ist. Todesgefahr, Isolation und Beziehungsverlust muten ebenso beängstigend an wie die mitunter dramatischen Schilderungen der Arbeitssituation von Pflegekräften. Auch die Debatte über Nachteile des Lockdowns wird implizit emotional geführt, z. B. mit Blick auf „die vergessenen Kranken" (Focus 30.5.) oder einsame Heimbewohnerinnen und -bewohner. Dies unterfüttert Erwartungen an ein stärkeres Engagement des Gemeinwesens zum Schutz der Pflegenden sowie der Menschenwürde Pflegebedürftiger. Maßnahmen der Politik (Begrenzung des Eigenanteils; differenzierter Umgang mit Schutzbedarf in stationären Settings; Impulse zur Legalisierung von live-ins etc.) stoßen selten auf grundsätzliche Kritik – gegen das emotional Naheliegende kann allenfalls mit Zweifeln an ihrer *Machbarkeit* argumentiert werden (z. B. in puncto Finanzierung oder Hartnäckigkeit des Personalnotstands). Die Diskussion reflektiert in Teilen eine wachsende und tief gehende *Betroffenheit* durch das, was hinsichtlich der Altenhilfe im Zuge der Corona-Krise (noch) sichtbar(er) wird – aber sie trägt nicht unbedingt dazu bei, bestehende Ängste und Angstherde zu bekämpfen.

3 Corona-Notstand in der Pflege? Was sagen Expertinnen und Experten?

Wie eingangs erwähnt, sind im Hinblick auf das, was Covid-19 mit dem Pflegesystem ,macht', auch Beobachtungen und Prognosen von Expertinnen und Experten informativ, die in der Praxis artikulierte Eindrücke bündeln und einordnen können. Nachfolgend präsentieren wir Befunde aus Interviews, die im Sommer und Frühherbst 2020 mit Vertreterinnen und Vertretern aus Trägerverbünden, Berufsverbänden, Gewerkschaften und Krankenkassen geführt wurden. Diese Expertinnen und Experten sind einerseits Teil des in der Medienöffentlichkeit zitierfähigen Personenkreises, andererseits können sie gemachte Erfahrungen in einem gewissermaßen geschützten Diskursraum beschreiben (anonymisierte Interviews mit Forscherinnen und Forschern). Grundlage war ein Leitfaden, welcher auch einen separaten Fragenteil zum Thema Covid-19 enthielt. Die illustrativ aufbereiteten Schlaglichter, die häufig die stationäre Pflege fokussieren, wurden im Rekurs auf eine Themen- und Diskursstränge sortierende Inhaltsanalyse ermittelt, konkret auf dem Weg einer Systematisierung qua Paraphrase, Synopse und Verdichtung relevanter Aussagen (Helfferich, 2019).[5] In der Gesamtschau des Materials bestätigt sich insgesamt die Ambivalenz der Gemengelage, wie sie die Mediendebatte signalisiert. Zwar kommen – je nach Background der Gesprächspartnerinnen und -partnern – auch unterschiedliche Erfahrungen zur Geltung, aber es gibt interessante Kongruenzen.

Ein von uns interviewter Gewerkschaftsreferent für den Bereich Altenpflege begreift die Corona-Krise als Zuspitzung lang bestehender Branchenprobleme; diese kämen nun wie unter einem *„Brennglas"* zum Vorschein, wobei sich im Pflegesektor *„sehr viele Megatrends [...] der Gesellschaft"* abbildeten. Auf ihn und andere wirkt die Rede von der Systemrelevanz des Sektors dabei inkonsequent. Zwar wird vorgetragen, dass viele Einrichtungen und Dienste die *„letzten Wochen, Monate so viele Bewerbungen gekriegt haben wie schon lange nicht mehr"* – die Pandemie habe, so sieht es unser Gesprächspartner von der Berufsvereinigung weiter, *„etwas mit der gesellschaftlichen Aufmerksamkeit für dieses Arbeitsfeld gemacht"* und dafür gesorgt, *„dass sich auch junge Leute wieder für die Ausbildung interessieren"*.

Allerdings konstatiert er, dass *„die Gesellschaft ja auch sehr schnell, sehr gnadenlos"* ist und *„dann plötzlich vom Klatschen ins Buhen kippt"*. Tatsächlich wird von vielen beobachtet, wie der Applaus für die Pflege schnell verpufft. Schon

---

[5] Die Quellen sind nachfolgend anonymisiert. Unsere Analyse schließt zudem einige Stellungnahmen ein, die Expertinnen und Experten in öffentlichen Medien abgegeben haben.

wenige Wochen nach dem Pandemieausbruch, so formuliert es die Referentin eines übergeordneten Fachverbands, interessiert sich *„für die Pflege […] schon niemand mehr so wirklich"*. Daran ändert auch die Corona-Prämie wenig: Sie gilt einerseits als Bringschuld, andererseits als problembehaftet, ja sogar – angesichts ihrer uneinheitlichen Gewährung – als *„Gift"* (ebd.), auch *„für [den] Kitt der Gesellschaft"* (so der Gewerkschaftsreferent). Zu den Krisenerfahrungen gehört auch *Kritik* an der Pflege. Eine Verbandsvertreterin aus der kirchlichen Wohlfahrtspflege spricht diesbezüglich sogar von *„Ohrfeigen ohne Ende"*. Für die Branche sei es problematisch, wenn nach dem Ausbruch von Infektionen in Heimen Rechtsanwälte systematisch eine *„Abrechnungssituation herstellen"* (ebd.) oder die ohnehin bei Pflegekräften weit verbreitete Furcht, Fehler zu machen, in eine Angst mündet, *„haftbar gemacht zu werden, wenn's […] zu großen Infektionsketten […] kommt"*[6]. Überhaupt gilt die Krise als *„emotionaler, extremer Stressor"* (so die o. g. Vertreterin der Wohlfahrtspflege). Der Ausbruch der Infektion sei in Einrichtungen als *„ein höchst traumatisches Ereignis"* erlebt worden, über das die Beteiligten *„noch nicht mal drüber sprechen"* könnten (wie der Vertreter der Berufsvereinigung erklärt). Berichtet wird auch von sozialen Ächtungs- und Stigmatisierungspraktiken: Beschäftigte hätten erlebt, wie man ihnen Friseurtermine abgesagt (ebd.) und auch andernorts das Gefühl vermittelt habe: *„Kommt erst mal wieder, wenn ihr nicht mehr Corona-verseucht seid"* (so kolportiert es eine Wohlfahrtsverbandsreferentin).

Unsere Interviews verweisen indes auch auf *Entlastungs*effekte der Corona-Krise: Mitarbeiterinnen und Mitarbeiter hätten signalisiert, sie hätten plötzlich ein *„ganz entspanntes Leben, weil die Besucherzahl […] ja extremst einreduziert"* gewesen sei, sodass man *„die Auseinandersetzung mit den Angehörigen gar nicht so gehabt"* habe (so die Personalvertreterin eines Einrichtungsverbunds). Auch der Vertreter der o. g. Berufsvereinigung merkt an, dass mit dem *„closed shop"* die *„psychische Belastung in den Einrichtungen deutlich nach unten gegangen"* sei. Wenngleich solche Äußerungen natürlich nur Einrichtungen betreffen, die vom Infektionsgeschehen unberührt geblieben sind: Es *scheint* so, als werde die Belastung im Normalbetrieb (besonders: die Abarbeitung eines straffen Arbeitsprogramms bei gleichzeitiger Konfrontation mit ‚sperrigen' Besucherinnen und Besuchern) mitunter als so drückend wahrgenommen, dass die Corona-Krise trotz ihrer Bedrohlichkeit befreiend wirken kann.

---

[6] Das bekommt weitere Brisanz, wenn man die Wahrnehmung von Beschäftigten betrachtet, die sich – in den Worten einer in der Corona-Pandemie medienbekannt gewordenen Pflegekraft – während der Krise schlichtweg *„verheizt"* fühlen (s. ihr Interview für die Welt, 14.07.).

Auch Haltungen, die sich auf Heimschließungen bzw. Isolationsmaßnahmen beziehen (verweigerte Besuchsrechte etc.), erscheinen durchaus zweischneidig. Man versteht diese als Reaktion auf Ängste vor Gesundheits- und Todesgefahren in den Einrichtungen, findet aber die Tendenz zum „*closed shop*" irritierend: „*Man kann die Menschen ja nicht wegsperren; [...] und das ist ja gemacht worden"* (so die Vertreterin eines Kostenträgerverbands). Der von uns befragte Vertreter der Berufsvereinigung sieht das ähnlich und merkt zudem an, bei der Abschottung der Heime im Kontext der Corona-Krise sei „*nicht nur die externe Qualitätsprüfung [...], sondern [...] auch die informelle Prüfung durch die Angehörigen weggefallen"* – mit „*Qualitätsdefiziten"* als besorgniserregende Konsequenz. Insgesamt herrscht offenbar große Unsicherheit mit Blick auf die Gratwanderung zwischen „*Hygieneschutz und Lebensqualität"*.[7]

Insgesamt deutet das kurze Potpourri an, dass sich gerade die emotionalen Momente der Corona-Krise als ebenso volatil wie divers erweisen. Ungeachtet der Bandbreite an Beobachtungen und Erfahrungen ist die Pandemie in der Branche eine Krisenerfahrung, die Wirkung zeigt. So berichtet der von uns interviewte Vertreter einer Berufsvereinigung von Einrichtungen, die „*ihren Mitarbeitern verboten haben, jede Lockerung gleich mitzumachen"*, und mit der zweiten Infektionswelle weiß niemand, wie der Mittelweg zwischen Schutz und Nicht-Abschottung aussehen soll.[8] Die Corona-Krise ist unangenehme Offenbarung und Ambivalenzerfahrung gleichermaßen: Tendenzen verschärfter Hospitalisierung sorgen für ungute Gefühle und Versagensängste wachsen (v. a. mit Blick auf Masseninfektionen). Die o. g. paradoxen Phänomene werfen zudem ein fahles Licht auf Vorkrisenzustände: Das betrifft die als *Belastung* empfundene Interaktion mit Angehörigen, aber auch die Geringschätzung des Pflegeberufs, welche in den Augen wesentlicher Stakeholder durch *Corona-spezifische* Belohnungen gerade nicht überwunden wird.

Quintessenzen Unsere Beobachtungen legen insgesamt die Schlussfolgerung nahe, dass sich in der Corona-Krise jene Probleme, denen die organisierte Altenhilfe schon lange gegenübersteht, spezifisch zuspitzen: Der (auch) ökonomisierungsbedingt notorische Personalmangel trifft auf nicht einkalkulierte Sonderaufgaben;

---

[7] So drückt es der Pflegebevollmächtigte der Bundesregierung aus (HB 19.10.), der als ‚Stimme' der Branche häufig von Medienvertreterinnen und Medienvertretern interviewt wird.

[8] Gut veranschaulicht wird diese lavierende Haltung durch Äußerungen des o.g. Pflegebeauftragten der Bundesregierung in einem Zeitungsinterview nach Ausbruch der zweiten Welle (HB 18.10.).

das ohnehin stark ‚abgeschlossene' stationäre Leben verödet wegen Besuchseinschränkungen sowie durch die erzwungenen Distanz zwischen Personal und Pflegebedürftigen. Auch die Formalisierung der Pflege treibt neue Blüten. Die diesbezügliche gesellschaftliche Stimmungslage hat verschiedene Facetten: Angefacht werden Vorbehalte gegenüber Heimen, aber auch Forderungen nach außerordentlichen Bemühungen zur Verhütung des Schlimmsten (nämlich: unwürdige Lebensverhältnisse). Relevante Expertinnen und Experten werfen zusätzliches Licht auf die Krise und den Umgang mit ihr: Sie verweisen beispielsweise auf die Vertracktheit der (letztlich *selektiv* wirkenden) Belohnung für die ‚Corona-HeldInnen' oder die paradox anmutende Gleichzeitigkeit von allgemeiner ‚Abschottungskritik' und Entlastungserfahrung aufseiten der Beschäftigten. Auch jene, die auf ihre Zukunft als potenziell Pflegebedürftige blicken, dürfte das irritieren, galt doch die Aufrechterhaltung des Kontakts zur Außenwelt in Heimen bislang als Selbstverständlichkeit.

Obwohl während der Corona-Krise einige gesellschaftliche Kräfte (über die Medien) indirekt den Primat des Schutzes von Alten und Schwachen relativieren, erscheint es uns gewagt, hier eine Tendenz zur „strukturellen Diskriminierung des Alters" (Graefe et al., 2020, S. 408) zu diagnostizieren, welche in eine biopolitisch motivierte Triage von Produktiven und Bevormundeten mündet und letzteren Unterstützung vorenthält. Immerhin wird mit der Pandemie, wenigstens in Politik und Öffentlichkeit, *mehr* Rücksicht auf die Gebrechlichkeit des Alters genommen; und es wird auch anerkannt, dass Beschäftigte wie Pflegebedürftige durch sie *besonders* gefährdet bzw. verwundbar sind (im Sinne von Manemann, 2020). Zudem diskutiert die Gesellschaft *verstärkt* Widersprüche zwischen Anspruch und Wirklichkeit, und es scheint, als gebe es gegenwärtig einen erhöhten Rechtfertigungszwang für jene Kräfte, die im Hinblick auf die Vorkrisenzustände in der Altenpflege ein ‚Weiter so' propagieren. Dem Reformdruck wurde zuletzt auch partiell nachgegeben (lohnpolitisch, durch Stellenprogramme, durch die Ankündigung der Deckelung von Pflegekostenselbstbeteiligungen). Allerdings gibt es in der (ver)öffentlich(t)en Meinung auch Widerstände und Plädoyers dafür, den kollektiven (sozialisierten) Aufwand für die Altenhilfe zu begrenzen bzw. diese weiter zu ‚rationalisieren'. Insgesamt bleibt die gesellschaftliche Regulierung von Ambivalenzen geprägt. Der Impetus zum Handeln in Richtung mehr menschenwürdiger Pflege (und weniger Hospitalisierung) scheint zwar stärker denn je, kommt aber dem Bedarf nicht hinterher; es gibt Initiativen zur Dämpfung der immer eklatanter gewordenen Ressourcenknappheit, doch das oben skizzierte Steuerungsparadigma (welches auf Sozialmarkt, Formalisierung und managerielle Rationalisierung setzt) wird nicht durchbrochen – und unterhöhlt so diese Initiativen in großen Teilen.

Die Situation der Altenhilfe ist prekär, gerade wenn man ihre *emotionale* Dimension in den Blick nimmt. In der Tat veranschaulicht die Corona-Krise sehr gut, wie und in welch unterschiedlicher Weise bei der gesellschaftlichen Regulierung der Pflege *Gefühle* ins Spiel kommen. Einerseits schafft die Krise neue Empathieräume für die Wertschätzung des Personals und die Idee vom Schutz der Schwachen; das ‚hohe Alter‘ wird wie nie zuvor zum Fixpunkt gesellschaftlicher Sorge. Andererseits werden die eingangs angesprochenen Funktionsstörungen im Pflegesystem in der Krise zu einer noch größeren emotionalen Belastung, und zwar nicht nur im Hinblick auf klassische Phänomene wie Vereinsamung und unwürdiges Sterben. Aufseiten des Personals wächst das Potenzial für Versagensängste bzw. Stigmatisierungserfahrungen, und die mit den Hotspots in den Heimen laut werdenden Vernachlässigungsvorwürfe untermauern ein generelles (gesellschaftliches) Unbehagen gegenüber der ‚organisierten Welt‘ in Pflegeeinrichtungen. Insgesamt plausibilisieren Befunde der oben resümierten ‚Corona-Folgenforschung‘, aber auch die Beobachtungen relevanter Stakeholder, dass die Probleme des Pflegesystems wesentlich mit permanenter emotionaler Strapazierung zu tun haben – und zwar nicht, weil Interaktionsarbeit immer auch Gefühlsmanagement ist, sondern weil die in vielerlei Hinsicht mit wohlfahrtsstaatlichen Regulierungen zusammenhängende Kluft zwischen Anspruch und Wirklichkeit bzw. Erwartungen und Möglichkeiten beim Pflegepersonal offenbar zu systematischer Verunsicherung oder gar Verängstigung führt – vor und erst recht mit Corona.

Reflexionskasten

- Ist die Situation der Altenhilfe nicht immer auch mit Blick auf emotionale Auswirkungen ihrer gesellschaftlichen (kulturellen/institutionellen) Regulierung zu analysieren?
- Mit welchen Träger- und Organisationskonzepten lässt sich der Zusammenhang zwischen Regulierung und Praxisproblemen nach innen wie außen transparent machen?
- Mit welchen regulatorischen und organisatorischen Ansätzen kann man die die Altenhilfe belastende Kluft zwischen Anspruch und Wirklichkeit nachhaltig vermindern?

Autorenkasten

Autorenteam:

Andreas Albert

   Wissenschaftlicher Mitarbeiter im Forschungsprojekt EMOSOL

   HWR Berlin, Fachbereich Wirtschaftswissenschaften

Ausgewählte Veröffentlichungen:

- Albert, A., S. Betzelt, und S. Parschick. 2021. Soziale Dienstleistungen unter Druck: Ökonomisierungsgetriebene Handlungsdilemmata und ihre emotionalen Implikationen. In Deformation oder Transformation? Analysen zum wohlfahrtsstaatlichen Wandel im 21. Jahrhundert, Hrsg. S. Betzelt und T. Fehmel. Wiesbaden: Springer VS: i.E.

Arbeitsschwerpunkte: Kultur- und Emotionssoziologie

Kontaktadresse: HWR Berlin, FB1, Badensche Straße 52, 10825 Berlin, andreas.albert@hwr-berlin.de

Ingo Bode

   Universitätsprofessor

   Universität Kassel, Institut für Sozialwesen

   Leiter des Fachgebiets Sozialpolitik mit Schwerpunkt organisationale und gesellschaftliche Grundlagen

Aktuelle Veröffentlichungen:

- Hrsg. (mit Apelt, M, V. von Groddeck, R. Hasse, U. Meyer, M. Wilkesmann und A. Windeler), Handbuch Organisationssoziologie. Wiesbaden: Springer VS 2021.

- Wohlfahrtstaat und personenbezogene Dienste im 21. Jahrhundert. Was geht, was nicht, was bringt die Zukunft? Freiheit, Gleichheit, Selbstausbeutung. Zur Zukunft der Sorgearbeit in der Dienstleistungsgesellschaft/Jahrbuch Wirtschaft der Gesellschaft 6, Hrsg. B. Emunds, J. Degan, J., S. Habel und J. Hagedorn. Marburg: Metropolis 2021.

- Den Klimawandel bewältigen: Herausforderungen an die institutionelle Organisation des Gesundheitswesens, Versorgungsreport Klima und Gesundheit, Hrsg. C. Güster, J. Klauber, B.-P. Robra, C. Schmuker und A. Schneider. Berlin: Wissenschaftliche Verlagsgesellschaft 2021.

Arbeitsschwerpunkte: Institutionelle und organisationale Dynamiken des Wohlfahrtsstaats, u. a. im Gesundheits- und Sozialwesen

Kontaktadresse: Uni Kassel, FB1, Arnold-Bode Str. 10, 34109 Kassel, ibode@uni-kassel.de

Sarina Parschick
Wissenschaftliche Mitarbeiterin
Universität Kassel, FB 01 Humanwissenschaften, Institut für Sozial-
wesen, Fachgebiet Sozialpolitik mit Schwerpunkt organisationale und
gesellschaftliche Grundlagen
Aktuelle Veröffentlichungen:
● Albert, A., S. Betzelt, und S. Parschick. 2021. Soziale Dienstleistungen
unter Druck: Ökonomisierungsgetriebene Handlungsdilemmata und ihre
emotionalen Implikationen. In Deformation oder Transformation? Ana-
lysen zum wohlfahrtsstaatlichen Wandel im 21. Jahrhundert, Hrsg. S.
Betzelt und T. Fehmel. Wiesbaden: Springer VS: i.E.
Arbeitsschwerpunkte: Emotionen, soziale Ungleichheit und qualitative
Methoden
Kontaktadresse: Universität Kassel, FB1, Arnold-Bode-Straße 10, 34127
Kassel, parschick@uni-kassel.de

Literatur

Albert, A., Betzelt, S., & Parschick, S. (2022). Soziale Dienstleistungen unter Druck: Ökonomisierungsgetriebene Handlungsdilemmata und ihre emotionalen Implikationen. In S.
Betzelt & T. Fehmel (Hrsg.), *Deformation oder Transformation? Analysen zum wohlfahrtsstaatlichen Wandel im 21. Jahrhundert*. Springer VS.
Auth, D. (2020). Prekarisicrung der Pflege(arbeit) = Armut der Pflegenden? In R.-M. Dackweiler, A. Rau, & R. Schäfer (Hrsg.), *Frauen und Armut – Feministische Perspektiven* (S.
303–324). Budrich.
Begerow, A., & Gaidys, U. (2020). COVID-19 Pflege Studie. Erfahrungen von Pflegenden
während der Pandemie – erste Teilergebnisse. *Pflegewissenschaft, Sonderausgabe,* 33–35.
Begerow, A., Michaelis, U., & Gaidys, U. (2020). Wahrnehmungen von Pflegenden im Bereich der Intensivpflege während der COVID-19-Pandemie. *Pflege,
33*(Sonderausgabe), 229–236.
Betzelt, S., & Bode, I. (2020). Entfremdung vom Sozialstaat? Angsterfahrungen in Arbeits-
kontexten der Daseinsvorsorge. In S. Martin & T. Linpinsel (Hrsg.), *Angst in Kultur
und Politik der Gegenwart. Beiträge zu einer Gesellschaftswissenschaft der Angst*
(S. 141–158). Springer VS.
Beyer, A.-K., Wurm, S., & Wolff, J. K. (2017). Älter werden – Gewinn oder Verlust? Individuelle Altersbilder und Altersdiskriminierung. In K. Mahne, J. K. Wolff, J. Simonson, &
C. Tesch-Römer (Hrsg.), *Altern im Wandel* (S. 329–343). Springer VS.

Blum, K. (2019). Emotionsarbeit und Burnout bei Altenpflegekräften. In P. Angerer, H. Gündel, S. Brandenburg, A. Nienhaus, S. Letzel, & D. Nowak (Hrsg.), *Arbeiten im Gesundheitswesen. Psychosoziale Arbeitsbedingungen – Gesundheit der Beschäftigten – Qualität der Patientenversorgung* (S. 64–74). Ecomed Medizin.

Bode, I. (2013). Ökonomisierung in der Pflege – was ist das und was steckt dahinter? In S. Kümpers & D. Hahne (Hrsg.), *Divergentes Altern. Jahrbuch Kritische Medizin und Gesundheitswissenschaften* (Bd. 48, S. 9–27). Argument Verlag.

Bode, I. (2017). Governance and performance in a ‚marketized‘ nonprofit sector. The case of German care homes. *Administration & Society, 49*(2), 232–256.

Böhle, F., & Weihrich, M. (2020). Das Konzept der Interaktionsarbeit. *Zeitschrift Für Arbeitswissenschaft, 74*(1), 9–22.

Brandenburg, H., & Fenchel, V. (2021). Altern und Pflege. In K. Schroeter, C. Vogel, & H. Künemund (Hrsg.), *Handbuch Soziologie des Alterns*. Springer VS.

Egger de Campo, M., & Laube, S. (2008). Barrieren, Brücken und Balancen. Gefühlsarbeit in der Altenpflege und im Call-Center. *Österreichische Zeitschrift Für Soziologie, 33*(2), 19–42.

Fischer, G., Winter, M. H. J., & Reiber, K. (2020). Applaus, Applaus für Dein stilles Dulden. Variationen über das Thema „Anerkennung". *Pflegewissenschaft, Sonderausgabe,* 112–115.

Giesselmann, M., Siegel, N. A., Spengler, T., & Wagner, G. G. (2017). Politikziele im Spiegel der Bevölkerung: Erhalt der freiheitlich-demokratischen Ordnung weiterhin am wichtigsten. *DIW Wochenbericht, 9,* 139–151.

Graefe, S., Haubner, T., & van Dyk, S. (2020). „Was schulden uns die Alten?" Isolierung, Responsibilisierung und (De-)Aktivierung in der Corona-Krise. *Leviathan, 48*(3), 407–432.

Halek, M., Reuther, S., & Schmidt, J. (2020). Herausforderungen für die pflegerische Versorgung in der stationären Altenhilfe: Corona-Pandemie 2020. *MMW Fortschritte Der Medizin, 162*(9), 51–54.

Hall, S., Remnick, K., & Williams, R. (2019). *The perennials: The future of ageing report*. Ipsos MORI. https://www.ipsos.com/sites/default/files/ct/publication/documents/2019-02/ipsos-perennials.pdf. Zugegriffen 1. Okt. 2020.

Helfferich, C. (2019). Leitfaden- und Experteninterviews. In N. Baur & E. Barlösius (Hrsg.), *Handbuch Methoden der empirischen Sozialforschung* (S. 686–696). Springer VS.

Heusinger, J., Hämel, K., & Kümpers, S. (2017). Hilfe, Pflege und Partizipation im Alter. Zukunft der häuslichen Versorgung bei Pflegebedürftigkeit. *Zeitschrift Für Gerontologie und Geriatrie, 50*(5), 439–445.

Hielscher, V., Nock, L., Kirchen-Peters, S., & Blass, K. (2013). *Zwischen Kosten Zeit und Anspruch. Das alltägliche Dilemma sozialer Dienstleistungsarbeit*. Springer.

Hillebrecht, M. (2020). Das Altenheim – Vergangenheit, Gegenwart und Zukunft einer sozialen Fürsorgeinstitution. In S. Stadelbacher & W. Schneider (Hrsg.), *Lebenswirklichkeiten des Alter(n)s. Vielfalt, Heterogenität, Ungleichheit* (S. 293–322). Springer VS.

Hower, K. I., Pfaff, H., & Pförtner, T. -K. (2020). *Pflegerische Versorgung in Zeiten von Corona -Drohender Systemkollaps oder normaler Wahnsinn? Wissenschaftliche Studie zu Herausforderungen und Belastungen aus der Sichtweise von Leitungskräften*. https://kups.ub.uni-koeln.de/11201/1/Pflegerische%20Versorgung%20in%20Zeiten%20von%20Corona_Ergebnisbericht.pdf. Zugegriffen: 1. Okt. 2020.

Jacobs, K., Kuhlmey, A., Greß, S., Klauber, J., & Schwinger, A. (Hrsg.). (2019). *Pflegereport 2019. Mehr Personal in der Langzeitpflege – aber woher?* Springer.

Jandura, O., Wendelin, M., Adolf, M., & Wimmer, J. (Hrsg.). (2017). *Zwischen Integration und Diversifikation. Medien und gesellschaftlicher Zusammenhalt im digitalen Zeitalter.* Springer VS.

Jansen, T. (2020). Angst vor Corona – Bedrohung der Pflege durch die Logik eines Affekts. *Pflegewissenschaft Sonderausgabe: Die Corona-Pandemie, 22*(2), 53–55.

Ketzer, R., Adam-Paffrath, R., Borutta, M., & Selge, K. (2020). *Ambulante Pflege in der modernen Gesellschaft. Aktuelle Bestandsaufnahme und Zukunftsperspektiven.* Kohlhammer.

Krammer, S., Augstburger, R., Haeck, M., & Maercker, A. (2020). Anpassungsstörung, Depression, Stresssymptome, Corona bezogene Sorgen und Bewältigungsstrategien während der Corona Pandemie (COVID-19) bei Schweizer Klinikpersonal. *Psychotherapie, Psychosomatik, Medizinische Psychologie, 70*(7), 272–282.

Krüger, C. (2016). *Diskurse des Alter(n)s: Öffentliches Sprechen über Alter in der Bundesrepublik Deutschland.* De Gruyter.

Krüger, U. (2018). Der neue Strukturwandel der Öffentlichkeit und die German Angst. In G. Hooffacker, W. Kenntemich, & U. Kulisch (Hrsg.), *Die neue Öffentlichkeit. Wie Bots, Bürger und Big Data den Journalismus verändern* (S. 9–25). Springer VS.

Lange, T. (2020). *Hybrider Wohlfahrtskorporatismus. Eine Analyse zur Veränderbarkeit des Pflegesystems und der Wohlfahrtsverbände.* Springer VS.

Mahrt, M. (2017). Themenkenntnis und Integrationsfunktion der Medien: Sind Onlinenutzung und Onlineinhalte mit Massenmedien vergleichbar? In M. Beiler & B. Bigl (Hrsg.), *100 Jahre Kommunikationswissenschaften in Deutschland. Von einem Spezialfach zur Integrationsdisziplin* (S. 305–318). Halem.

Manemann, J. (2020). Gleichheit vor dem Virus! Verwundbarkeiten und das Tragische in der Corona-Krise. In M. Volkmer & K. Werner (Hrsg.), *Die Corona-Gesellschaft* (S. 349–356). transcript.

Petzold, M. B., Plag, J., & Ströhle, A. (2020). Umgang mit psychischer Belastung bei Gesundheitsfachkräften im Rahmen der Covid-19-Pandemie. *Der Nervenarzt, 91*(5), 417–421.

Rheindorf, J., Blöcker, J., Himmel, C., & Trost, A. (2020). Wie erleben Pflegefachpersonen die Corona-Pandemie? *Pflege Zeitschrift, 73*(8), 50–53.

Schmedes, C. (2021). *Emotionsarbeit in der Pflege. Beitrag zur Diskussion über die psychische Gesundheit Pflegender in der stationären Altenpflege.* Springer VS.

Schulz-Nieswandt, F. (2020). Corona und die Verdichtung der Kasernierung alter Menschen. In M. Volkmer & K. Werner (Hrsg.), *Die Corona-Gesellschaft* (S. 349–356). transcript.

Seiffert-Brockmann, J. (2015). *Vertrauen in der Mediengesellschaft. Eine theoretische und empirische Analyse.* Springer VS.

Städtler-Mach, B., & Ignatzi, H. (Hrsg.). (2020). *Grauer Markt Pflege. 24-Stunden-Unterstützung durch osteuropäische Betreuungskräfte.* Vandenhoeck & Ruprecht.

Wolf-Ostermann, K., Rothgang, H., Domhoff, D., Friedrich, A.-C., Heinze, F., Preuss, B., Schmidt, A., Seibert, K., & Stolle, C. (2020). *Zur Situation der Langzeitpflege in Deutschland während der Corona-Pandemie. Ergebnisse einer Online-Befragung in Einrichtungen der (teil)stationären und ambulanten Langzeitpflege.* https://www.uni-bremen.de/fileadmin/user_upload/fachbereiche/fb11/Aktuelles/Corona/Ergebnisbericht_Coronabefragung_Uni-Bremen_24062020.pdf. Zugegriffen: 1. Okt. 2020.

Die Zeit läuft. Ethische Aspekte von Alter, Lebensverlauf und menschlicher Endlichkeit in der Corona-Krise

Mark Schweda

Zusammenfassung

Der Beitrag beschäftigt sich mit ethischen Aspekten von Alter, Lebensverlauf und menschlicher Endlichkeit in Zeiten von Corona. Der Fokus liegt auf den Auswirkungen, die die COVID-19-Pandemie im Leben älterer Menschen und ihrer medizinischen und pflegerischen Versorgung entfaltet hat. Dabei soll vor allem die hier besonders deutlich zutage tretende ethische Bedeutung von Zeit und Zeitlichkeit in der Corona-Krise weiter herausgearbeitet werden. Zu diesem Zweck werden drei Diskussionsstränge näher beleuchtet: das Verhältnis von gewonnener und verlorener Zeit in der Auseinandersetzung um den Schutz älterer Menschen vor einer Ansteckung mit SARS-CoV-2, der Stellenwert der bereits gelebten und noch bevorstehenden Zeit in der Debatte um die Priorisierung intensivmedizinischer Maßnahmen und das moralische Gewicht der ablaufenden Zeit in der Betrachtung von Sterben und Tod unter den Bedingungen der Corona-Krise. In allen drei Zusammenhängen zeichnet sich eine Spannung zwischen unterschiedlichen Zeithorizonten ab, wobei die ethische Reflexion gerade der Bedeutung der existenziellen Perspektive der begrenzten und stets bereits ablaufenden Zeit des menschlichen Lebens stärker Rechnung tragen muss.

Schlüsselwörter

Alter • Ethik • Endlichkeit • Zeitlichkeit • COVID-19-Pandemie

M. Schweda (✉)
Ethik in der Medizin, Universität Oldenburg, Oldenburg, Deutschland
E-Mail: mark.schweda@uni-oldenburg.de

1   Einleitung

In ihrer vielfach als historisch bezeichneten Fernsehansprache anlässlich der
COVID-19-Pandemie am 18. März 2020 wandte sich Angela Merkel erstmals
per Videoaufzeichnung direkt an die deutsche Öffentlichkeit, um zu erläutern,
„was mich als Bundeskanzlerin und alle meine Kollegen in der Bundesregierung
in dieser Situation leitet" (Merkel, 2020). Dabei hob sie einen Grundsatz als
„Richtschnur all unseres Handelns" hervor: „die Ausbreitung des Virus zu ver-
langsamen, sie über die Monate zu strecken und so Zeit zu gewinnen. Zeit, damit
die Forschung ein Medikament und einen Impfstoff entwickeln kann. Aber vor
allem auch Zeit, damit diejenigen, die erkranken, bestmöglich versorgt werden
können" (ebd.).

Tatsächlich lenkt die Auseinandersetzung mit der COVID-19-Pandemie und
ihren individuellen und gesellschaftlichen Auswirkungen die Aufmerksamkeit
immer wieder unweigerlich auf den kritischen Faktor „Zeit" (Dreesen & Pohl,
2020). Nicht nur sind Ansteckung und Erkrankung selbst offenkundig ein Geschehen in der Zeit, dessen Verlauf zunächst schwer abzusehen war und gerade
längerfristig noch immer gewisse Überraschungen zu bergen scheint (Bäurle,
2020). Auch die medizinische Prävention, Diagnose und Behandlung der Krankheit sowie die pflegerische Versorgung der Betroffenen benötigen Zeit und stellen
sich im Verhältnis zum individuellen Krankheitsgeschehen wie auch der bevöl-
kerungsweiten Ausbreitungsdynamik mitunter geradezu als „Wettlauf gegen die
Zeit" dar (Berndt & Kunkel, 2021). Und schließlich kommt dem Zeitfaktor in
der Tat auch im Hinblick auf den gesellschaftlichen und politischen Umgang
mit der Pandemie eine entscheidende Bedeutung zu. Einerseits galt es im Laufe
der Corona-Krise immer wieder, durch rechtzeitiges Handeln Zeit zu gewinnen,
etwa bis die Infektionskurve abgeflacht, eine ausreichende intensivmedizinische
Versorgung gewährleistet oder ein wirksamer Impfstoff gefunden und flächendeckend eingesetzt war. Andererseits nahmen die teilweise äußerst weitreichenden
Maßnahmen ihrerseits immer mehr Zeit in Anspruch, die uns alles andere als
gleichgültig lässt, weil es sich letzten Endes um unser aller begrenzte und
ablaufende Lebenszeit handelt (Ogden, 2020).

Dass es auf Zeit ankommt, wird vielleicht am deutlichsten, wenn sich abzu-
zeichnen beginnt, dass sie nicht in beliebigem Umfang zu Verfügung steht.
Aus diesem Grund wendet sich der vorliegende Beitrag ethischen Aspekten von
Alter, Lebensverlauf und menschlicher Endlichkeit in der Corona-Krise zu. Der
Fokus liegt auf den Auswirkungen, die die COVID-19-Pandemie im Leben älterer
Menschen und ihrer medizinischen sowie pflegerischen Versorgung entfaltet hat.
Dabei soll vor allem die in diesem Zusammenhang besonders klar zutage tretende

ethische Bedeutung von Zeit und Zeitlichkeit in der Corona-Krise weiter herausgearbeitet werden. Drei Diskussionsstränge werden eingehender beleuchtet: das Verhältnis von gewonnener und verlorener Zeit in der Auseinandersetzung mit den Maßnahmen zum Schutz älterer Menschen vor einer Ansteckung mit SARS-CoV-2, der Stellenwert der bereits gelebten und noch bevorstehenden Zeit in der Debatte um das höhere Lebensalter als Kriterium zur Priorisierung lebensrettender intensivmedizinischer Maßnahmen und das moralische Gewicht der ablaufenden Zeit in der Betrachtung von Sterben und Tod unter den Bedingungen der Corona-Krise. In allen drei Zusammenhängen zeichnet sich eine Spannung zwischen unterschiedlichen Zeithorizonten ab. Die ethische Reflexion sollte insbesondere der existenziellen Perspektive der begrenzten und stets bereits verrinnenden Zeit des menschlichen Lebens mehr Beachtung schenken.

2   Gewonnene und verlorene Zeit: Alter und Infektionsschutz

Im Zuge der ersten Welle der Corona-Pandemie wurde bald deutlich, dass keineswegs alle Bevölkerungsteile durch das sich rasch ausbreitende Virus SARS-CoV-2 gleichermaßen gefährdet und betroffen sind. Zu den besonders bedrohten Risikogruppen zählten vielmehr vor allem ältere Menschen. Studien zeigten, dass COVID-19 bei ihnen ungleich häufiger schwere und tödliche Verläufe nahm als bei Jüngeren. Während die Mortalität bei unter 50-jährigen Patientinnen und Patienten lediglich um ein Prozent lag, stieg sie jenseits des 50. Lebensjahrs exponentiell an und betrug bei Personen über 80 Jahren ca. 30 % (RKI, 2021).

Aus diesem Grund wurde der als besonders vulnerabel geltenden Gruppe der Alten in der öffentlichen und politischen Auseinandersetzung mit der Corona-Pandemie von Anfang an besondere Aufmerksamkeit zuteil (Graefe et al., 2020; Dinges, 2020). Rasch wurden spezifische Vorkehrungen getroffen, um sie vor einer Ansteckung zu schützen. Dazu zählten etwa Aufrufe zur vorsorglichen Isolierung älterer Menschen sowie die zunächst verhängten strikten Besuchsverbote und Ausgangssperren in Altenpflegeeinrichtungen (RKI, 2020). Darüber hinaus wurden auch weiter reichende, letztlich die gesamte Gesellschaft betreffende politische Maßnahmen zur Eindämmung der Pandemie oftmals unter Verweis auf die Notwendigkeit des Schutzes der Alten begründet (BAGSO, 2020b). Die allgemeinen Abstandsregeln (Social Distancing), die Kontakt- und Ausgangsbeschränkungen und schließlich die weitgehende Stilllegung des gesamten öffentlichen Lebens (Shutdown) wurden nicht zuletzt im Namen der moralischen und politischen Verantwortung für das Leben und die

Gesundheit der älteren Mitbürgerinnen und Mitbürger gefordert und gerechtfertigt (Ellerich-Groppe et al., 2021).

Nun machte sich der kritische Faktor „Zeit" in der öffentlichen und politischen Auseinandersetzung mit dem Schutz der Alten in der Corona-Pandemie auf verschiedenen Ebenen bemerkbar. Je länger die ergriffenen Infektionsschutzmaßnahmen in Kraft waren (und auch Erfolge bei der Eindämmung des Ansteckungsgeschehens zeitigten), desto deutlicher begannen gleichzeitig ebenfalls ihre Grenzen, Probleme und Folgekosten zutage zu treten. Entsprechend wurden nach einer Art anfänglicher kollektiver Schrecksekunde bald auch die Sinnhaftigkeit, Berechtigung und Verhältnismäßigkeit des politischen Umgangs mit der Pandemie durchaus unterschiedlich beurteilt und auch zunehmend kontrovers diskutiert (Blom, 2020). Dabei kam nicht zuletzt die spannungsreiche Vielfalt verschiedener Lebenslagen, Standpunkte und Interessen in einer modernen, funktional ausdifferenzierten und kulturell diversifizierten Gesellschaft zur Geltung, die in einem freiheitlich-demokratischen Rechtsstaat wie der Bundesrepublik letzten Endes nicht anders als auf dem Boden des Grundgesetzes und im Rahmen einer offenen und fairen öffentlichen Verständigung zu erörtern und zu vermitteln sind (Deutscher Ethikrat, 2020).

Diese Vielfalt schließt auch Unterschiede in der Bedeutung und Verfügbarkeit von Zeit ein, die entscheidend für die Bewertung und Gewichtung der ergriffenen Maßnahmen sein können. Der Beamte auf Lebenszeit mochte gelassener auf die ökonomischen Folgen des anhaltenden Shutdowns blicken als die selbstständige Ladenbesitzerin oder der prekär beschäftigte Angestellte, die von Monat zu Monat die wirtschaftlichen Grundlagen der eigenen Existenz wegbrechen sah. Auf einer grundlegenderen Ebene spielte auch das Lebensalter in diesem Zusammenhang eine zentrale Rolle. So wurde etwa zunehmend auf die weitreichenden Folgen der anhaltenden Corona-Krise für das gesamte weitere Leben von Kindern und Jugendlichen hingewiesen (Andresen et al., 2020a). Dabei ging es keineswegs nur um die Beeinträchtigung künftiger Entwicklungs- und Bildungsmöglichkeiten. Es kam auch der Gedanke zum Tragen, eine entscheidende Phase des Lebens nicht umfassend erleben und den Kairos der mit ihr verbundenen einmaligen und unwiederbringlichen Möglichkeiten nicht angemessen nutzen zu können (Andresen et al., 2020b, c). Demgegenüber schien mit Blick auf die Alten vielfach die Vorstellung vorzuherrschen, ihre Zeit sei nicht mehr in gleicher Weise von Bedeutung, sodass für sie auch kein besonderer Anlass zur Eile bei der Rückkehr zur Normalität des vormaligen gesellschaftlichen Lebens bestehe (Kulldorff et al., 2020). Einigen erschien die im hohen Alter bestenfalls noch bevorstehende Lebenszeit sogar derart begrenzt, dass sie moralisch und politisch nicht weiter ins

Gewicht zu fallen und die gesamtgesellschaftlichen Einschränkungen und Belastungen letzten Endes kaum wert zu sein schien. In Erinnerung geblieben ist etwa die Äußerung des Tübinger Oberbürgermeisters Boris Palmer, man rette mit den Maßnahmen „möglicherweise Menschen, die in einem halben Jahr sowieso tot wären – aufgrund ihres Alters und ihrer Vorerkrankungen" (Die ZEIT, 2020).

Aus Sicht der Betroffenen selbst dürfte sich die Lage freilich in vielen Hinsichten grundsätzlich anders dargestellt haben (Gaertner et al., 2021). Zunächst einmal hatten die verhängten Infektionsschutzmaßnahmen für sie allemal zweischneidige Konsequenzen. Zum einen bewahrten sie die zu schützende Personengruppe keineswegs in jedem Fall vor einer Ansteckung mit dem Coronavirus. Gerade in Einrichtungen des stationären Altenpflege kam es vielmehr immer wieder zu schweren Ausbrüchen von COVID-19. Unter dem Strich entfielen zunächst schätzungsweise mehr als die Hälfte der Todesfälle im Zusammenhang mit Corona auf Pflegeheime (Wolf-Ostermann et al., 2020). Zum anderen sind auch die körperlichen, psychischen und sozialen Folgen der Maßnahmen für alte Menschen zu berücksichtigen. Auch wenn erste Studien auf eine bemerkenswerte Resilienz gerade der älteren Generation hindeutete: Die Unterbrechung laufender Behandlungen, die Verschiebung notwendiger Arztbesuche und Krankenhausaufenthalte oder das Unterbleiben rehabilitativer Maßnahmen könnten zur Verzögerung von Genesungsprozessen, einem beschleunigten Abbau körperlicher Reserven und kognitiver Kapazitäten und einer Verschlechterung des gesundheitlichen Allgemeinzustands führen (Sepúlveda-Loyola et al., 2020). Weitreichende Einschränkungen des alltäglichen Lebens und anhaltende soziale Isolation drohten körperliche und psychische Belastungen sowie eine erhöhte Mortalität nach sich zu ziehen (Kompetenznetz Public Health COVID-19, 2020; Röhr et al., 2020). Gerade die Abgeschnittenheit von gewohnten Aktivitäten und vertrauten Nahbeziehungen bedeutete eine erhebliche Beeinträchtigung der Lebensqualität und konnte mit Erfahrungen von Leere, Einsamkeit und Sinnlosigkeit einhergehen (Horn & Schweppe, 2020a; b). Hier schien sich die im Wettlauf mit der Pandemie gewonnene Zeit vielfach zugleich als eine ungenutzt verrinnende, wenn nicht gar besonders belastende und insofern letztlich verlorene Zeit zu erweisen.

Hinzu kommt, dass die Alten selbst weder als die Urheber noch in jedem Fall als Befürworter der zu ihrem Schutz ergriffenen Maßnahmen gelten konnten. Sie wurden mithin nicht gefragt, ob sie überhaupt durch derart weitreichende Eingriffe in die eigene Lebensführung oder gar umfassende Einschränkungen des gesamten gesellschaftlichen Lebens vor einer Ansteckung mit dem Coronavirus geschützt werden wollten. Die Schutzmaßnahmen sind in dieser Hinsicht auch als Ausdruck eines wohlmeinenden, aber problematischen moralischen und politischen Paternalismus gegenüber älteren Menschen gedeutet worden (Schulz-Nieswandt, 2020). Tatsächlich sind verschiedentlich Stimmen aus der älteren Generation laut geworden, die sich diese Art der fürsorglichen Bevormundung erwachsener und lebenserfahrener sowie krisenerprobter Menschen verbaten und für sich selbst eine eigene Einschätzung, Abwägung und Entscheidung hinsichtlich der im Zusammenhang mit der Corona-Pandemie einzugehenden Risiken in Anspruch nahmen (BAGSO, 2020a; DGGG, 2020). Eine entscheidende Bedeutung schien dabei vor allem auch dem Gedanken zuzukommen, dass es sich hier möglicherweise um die letzten Jahre des eigenen Lebens handeln könnte, die unter den durch die Infektionsschutzmaßnahmen hergestellten Bedingungen der sozialen Isolation und erzwungenen Untätigkeit mitsamt ihren physischen und psychischen Folgen ungenutzt und beeinträchtigt verstreichen könnten. Verschiedentlich führen gerade ältere Menschen in diesem Zusammenhang auch eine familiäre oder gesellschaftliche Verantwortung für die jungen und nachwachsenden Generationen ins Feld, die im Sinne des Gedankens der Generativität auch einen umfassenderen, die eigene begrenzte Lebenszeit übersteigenden Zeithorizont eröffnen mag (Ruch, 2020).

3   Nutzbare und verbrauchte Zeit: Alter und Priorisierung

Bereits im Laufe der ersten Welle der Corona-Pandemie stieg die Anzahl an schweren, lebensbedrohlich verlaufenden Krankheitsfällen mancherorts zeitweise derart rapide an, dass die lokale und regionale Gesundheitsversorgung bald an ihre Grenzen stieß. In einigen Gegenden Norditaliens oder des Elsass trafen im März 2020 zu Spitzenzeiten im Stundentakt kritisch erkrankte, einer künstlichen Beatmung bedürftige Patientinnen und Patienten mit COVID-19 in den Notaufnahmen der Krankenhäuser ein. Mitunter reichten das verfügbare Personal und die vorhandenen Intensivbetten und Beatmungsmaschinen nicht mehr aus, um allen gleichermaßen die erforderliche intensivmedizinische Versorgung zuteilwerden zu lassen (Aliberti et al., 2020).

Unter diesem Eindruck wurde auch in der Bundesrepublik über die Frage der angemessenen Entscheidung über den Zugang zu lebensrettender intensivmedizinischer Behandlung im Fall einer akuten Knappheit an verfügbaren Ressourcen diskutiert. Die Deutsche Interdisziplinäre Vereinigung für Intensiv- und Notfallmedizin (DIVI) formulierte im März 2020 gemeinsam mit einer Reihe weiterer medizinischer Fachgesellschaften Empfehlungen für „Entscheidungen über die Zuteilung von Ressourcen in der Notfall- und der Intensivmedizin im Kontext der COVID-19-Pandemie", in die ausdrücklich auch „Vertreter der Pflegenden" (DIVI, 2020a, S. 5) einbezogen werden sollten. Der leitende Gedanke war, „mit den (begrenzten) Ressourcen möglichst vielen Patienten eine nutzbringende Teilhabe an der medizinischen Versorgung unter Krisenbedingungen zu ermöglichen" (ebd., S. 4). Entsprechend wurden die klinischen Erfolgsaussichten der Behandlung als der ausschlaggebende Gesichtspunkt einer möglicherweise notwendig werdenden Priorisierung intensivmedizinischer Maßnahmen bestimmt. Im Fall der Fälle sollten diejenigen Patientinnen und Patienten vorrangig behandelt werden, „die dadurch eine höhere Überlebenswahrscheinlichkeit bzw. eine bessere Gesamtprognose [...] haben" (ebd.).

Allerdings wurden in der öffentlichen Auseinandersetzung bald auch Bedenken gegenüber dieser Stoßrichtung der DIVI-Empfehlungen und den Vorschlägen zu ihrer konkreten Umsetzung und Operationalisierung laut. So schien das Kriterium der klinischen Erfolgsaussichten aus dem Blickwinkel einiger Kritiker letzten Endes auf eine indirekte Benachteiligung älterer Patientinnen und Patienten hinauszulaufen, zumal es an eine offenbar auf längere Sicht angelegte „Gesamtprognose" gekoppelt war (FbJJ, 2020, S. 4 f.). Dass bei der konkreten Bestimmung der Erfolgsaussichten unter anderem der im geriatrischen Bereich einschlägige Clinical Frailty Score herangezogen werden sollte, schien diesen Verdacht zu bestätigen (ebd.). Tatsächlich wurde bereits in früheren Diskussionen über Ressourcenverteilung im Gesundheitswesen verschiedentlich angemerkt, dass der durch den Einsatz medizinischer Maßnahmen zu erzielende Nutzen bei älteren Menschen im Schnitt niedriger ausfalle als bei jüngeren (Brock, 2003, S. 101–114). Dabei steht und fällt diese Argumentation freilich mit der zugrunde gelegten Definition und Operationalisierung medizinischen Nutzens. So kann die Verwendung des verbreiteten gesundheitsökonomischen Konzepts der qualitätsbereinigten Lebensjahre (QALY) in der Tat eine indirekte Altersdiskriminierung begünstigen, da ältere Menschen durch medizinische Behandlungen im Allgemeinen sowohl geringere Lebensqualitätszuwächse als auch weniger Lebenszeit zu gewinnen haben als jüngere (Tsuchiya, 2000). Tatsächlich lehnen auch die DIVI-Empfehlungen das Lebensalter als Priorisierungskriterium ausdrücklich ab und grenzen die klinischen Erfolgsaussichten in der aktualisierten Fassung auf die unmittelbaren Überlebenschancen der Intensivbehandlung ein (DIVI, 2020b, S. 4).

Dennoch stand die Frage nach der Bedeutung des fortgeschrittenen Lebensalters für den Zugang zu lebensrettender medizinischer Versorgung in der Auseinandersetzung um die Corona-Pandemie weiterhin im Raum. Schon im Frühjahr 2020 hatte ein Bericht aus dem Elsass für Aufsehen gesorgt, wonach kritisch erkrankte COVID-19-Patientinnen und Patienten über 80 keine künstliche Beatmung mehr erhielten und stattdessen direkt eine Sterbebegleitung mit Opiaten und Schlafmitteln eingeleitet wurde (Deutsches Institut für Katastrophenmedizin, 2020). Tatsächlich finden sich auch in einer Reihe nationaler Empfehlungen zum Umgang mit einer im Zuge der Corona-Pandemie auftretenden Knappheit medizinischer Ressourcen ausdrückliche Verweise auf chronologische Altersgrenzen (Ehni et al., 2021). So erklären die Empfehlungen der Italienischen Gesellschaft für Anästhesie, Analgesie, Wiederbelebung und Intensivmedizin (SIAARTI), eine solche Altersgrenze für intensivmedizinische Versorgung könne im Zuge der Krise gleichsam als eine Art Ultima Ratio notwendig werden, um unter dem Strich die Anzahl an geretteten Lebensjahren zu maximieren (Vergano et al., 2020). Auch die Richtlinien der Schweizerischen Akademie der Medizinischen Wissenschaften (SAMW) zur Intensivbehandlung in Zeiten von Corona sehen vor, dass Menschen über 85 Jahren im Falle einer absoluten Knappheit intensivmedizinischer Ressourcen nicht mehr auf die Intensivstation aufgenommen werden sollten (Scheideregger et al., 2020). Des Weiteren finden sich Empfehlungen, jüngere Patientinnen und Patienten im Zweifel gegenüber älteren zu bevorzugen, auch in den einschlägigen Empfehlungen aus Kanada, Südafrika sowie Australien und Neuseeland (Jöbges et al., 2020).

Freilich werden derartige Vorschläge in den betreffenden Richtlinien ethisch kaum näher begründet. In der öffentlichen Auseinandersetzung klingen dagegen verschiedentlich Gedanken an, die aus der allgemeinen medizinethischen und gesundheitspolitischen Debatte über die Verteilung medizinischer Ressourcen im Zeichen des demografischen Wandels seit Längerem vertraut sind. So hatte der US-amerikanische Medizinethiker Daniel Callahan bereits in den 1980er Jahren den maßlosen Machbarkeitswahn der modernen Medizin angeprangert und ein Plädoyer für die Anerkennung der menschlichen Endlichkeit gehalten (Callahan 1987/1995). Es gelte, Altern, Sterben und Tod wieder als natürlichen Teil des individuellen Lebenszyklus sowie des Kreislaufs der Generationen zu akzeptieren, statt noch schwerstkranke und hochaltrige Menschen um jeden Preis am Leben zu halten. Schließlich reiche die „natürliche Lebensspanne" von etwa 80 Jahren allemal aus, um ein gelungenes und erfülltes Leben zu führen. Jenseits dieser Grenze seien daher auch keine aufwändigen lebenserhaltenden Maßnahmen mehr zu befürworten, sondern nur mehr gute pflegerische und palliativmedizinische Versorgung (ebd., S. 65 f., 118 f.). Etwa zur gleichen Zeit formulierte der britische Ethiker John Harris (1985) auch das Argument der fairen Lebenszeit, um die Forderung nach einer altersabhängigen Begrenzung medizinischer Leistungen plausibel zu machen. Dabei ging er von der moralischen Intuition aus, dass jeder die Möglichkeit haben sollte, den menschlichen Lebenszyklus vollständig zu durchlaufen. Deshalb sei es im Konfliktfall auch zu rechtfertigen, Personen, die ihr ganzes Leben noch vor sich hätten, bei der medizinischen Versorgung gegenüber jenen zu bevorzugen, die es im Wesentlichen bereits gelebt und die ihnen zur Verfügung stehende Zeit so gewissermaßen schon aufgebraucht hätten (ebd., S. 91–94). Während beide Positionen zunächst verbreitete moralische Intuitionen hinsichtlich Altern, Lebensverlauf und Endlichkeit auf den Punkt bringen mögen, bereitet ihre argumentative Begründung bei näherer Betrachtung doch erhebliche Schwierigkeiten. Insbesondere fällt es schwer, aus philosophischen Erwägungen zum individuellen Verlauf und generationellen Zyklus des menschlichen Lebens allgemein verbindliche Vorschriften und konkrete chronologische Altersangaben zur Begrenzung des Zugangs zu lebensrettender medizinischer Versorgung abzuleiten (Schweda, 2013).

4   Ablaufende Zeit: Sterben in Zeiten von Corona

Bei älteren Menschen nehmen COVID-19-Erkrankungen erwiesenermaßen besonders häufig einen schweren und letzten Endes tödlichen Verlauf. Von den bis zum 2. Februar 2021 gemeldeten 57.789 Todesfällen an bzw. mit SARS-CoV-2 in Deutschland entfielen 51.520 auf Personen über 70 Jahren (RKI, 2021). Das entspricht einem Anteil von über 89 %. Sterben an bzw. mit COVID-19 war demnach zunächst wesentlich ein Sterben im höheren und höchsten Lebensalter. Klinisch standen dabei insbesondere Symptome wie hohes Fieber, trockener Husten und Atemnot im Vordergrund. Im höheren Alter spielten zudem oft weitere Komorbiditäten eine Rolle. Der Tod trat letztlich meist infolge von Sauerstoffmangel oder multiplem Organversagen ein (Stieglitz et al., 2020; Wirth et al., 2021).

Bereits seit der ersten Welle der Pandemie wurden systematische Anstrengungen unternommen, den von schweren Verläufen von COVID-19 betroffenen Patientinnen und Patienten diese letzten, vielfach außerordentlich belastenden Lebenstage und -wochen so erträglich wie möglich zu gestalten. Dazu gehörte eine kontinuierliche kritische Reflexion der Behandlungsziele sowie eine individuelle Klärung der Haltung älterer Menschen gegenüber lebenserhaltenden intensivmedizinischen Maßnahmen und die Abfassung entsprechender gesundheitlicher Vorausverfügungen (Wirth et al., 2021; Zeh et al., 2020). Darüber hinaus wurden auch Empfehlungen für eine angemessene palliativmedizinische Versorgung formuliert, die insbesondere die Bedeutung der Linderung von Atemnot und Angstzuständen unterstrichen (Stieglitz et al., 2020).

Allerdings wirkte sich die Corona-Pandemie keineswegs nur auf den Sterbeprozess der unmittelbar von dem Virus betroffenen älteren Patientinnen und
Patienten selbst aus. Aufgrund der institutionell verhängten oder politisch erlasse-
nen Maßnahmen zum Infektionsschutz beeinflusste sie vielmehr auch das Sterben
im höheren Lebensalter im Allgemeinen (Münch et al., 2020). So galten in
der ersten Welle der Pandemie insbesondere in Krankenhäusern und Einrichtungen der stationären Altenpflege vielfach strikte Besuchsverbote, die nicht nur
Familienangehörige, sondern etwa auch Seelsorgerinnen und Seelsorger betrafen.
Ausnahmen wurden nur sehr vereinzelt zugelassen. Die Auflagen hinsichtlich der
zu ergreifenden Hygienemaßnahmen aufseiten der Ärztinnen und Ärzte sowie der
Pflegekräfte sahen im Verdachtsfall unter anderem beispielsweise das Tragen von
Schutzanzügen, Mund-Nasen-Masken und Gummihandschuhen vor (RKI, 2020).
Aufgrund der starken Beanspruchung gerade der Pflegenden kam es in vielen
Einrichtungen zu Ausfällen und einer hohen Fluktuation des von Tag zu Tag
eingesetzten Personals (Wolf-Ostermann et al., 2020).

Bereits zu Beginn der Pandemie wurden schwere Bedenken gegen die Bedingungen vorgebracht, unter denen gerade viele ältere Menschen im Zeichen von
Corona dem Tod entgegenzugehen hatten (BAGSO, 2020). Im Mittelpunkt stand
dabei die durch die Ausgangssperren und Besuchsverbote bewirkte Isolation
der Sterbenden in Krankenhäusern und stationären Pflegeeinrichtungen. Personen, denen absehbar nur noch wenig Zeit zu leben blieb, fanden sich in ihr
Zimmer verbannt und hatten in ihren letzten Lebenstagen oder -wochen vielfach keine Möglichkeit mehr, anderen Menschen zu begegnen, an die frische
Luft zu kommen oder einen Spaziergang in der freien Natur zu unternehmen
men (Koppelin, 2020). Die Einsamkeit der Betroffenen erschien mit Blick auf
den unmittelbaren Sterbeprozess besonders unerträglich. Selbst Ehepartner oder
Kinder wurden zunächst oft nicht zu den Sterbenden vorgelassen, sodass eine
angemessene Sterbebegleitung nicht einmal im engsten Familienkreis möglich
war (ebd.). Das unwiderrufliche Versäumen dieser Gelegenheit zur Abschied-
nahme konnte schwere Schuldgefühle, psychische Belastungen und anhaltende
Komplikationen des Trauerprozesses aufseiten der Angehörigen nach sich ziehen (Müller & Münch, 2020). Zudem war auch der Kontakt der Sterbenden
zu dem sie versorgenden medizinischen und pflegerischen Fachpersonal durch
Hygienevorkehrungen und Schutzkleidung beeinträchtigt, die menschliche Nähe,
Sichtkontakt und unmittelbare körperliche Berührung behinderten (Münch et al.,
2020). Hohe Arbeitsbelastung und Fluktuation des Personals erschwerten eine
kontinuierliche Begleitung zusätzlich. Schließlich ließen sich auch seelsorgeri-
scher Beistand am Sterbebett oder die Erteilung der Sterbesakramente angesichts
der Besuchsverbote oft nicht gewährleisten, sodass auch grundlegende religiöse

bzw. spirituelle Bedürfnisse von Sterbenden zuletzt unerfüllt bleiben mussten (Roser et al., 2020).

In der Kritik dieser Verhältnisse kommt nicht zuletzt die Überzeugung zum Ausdruck, dass die Sterbephase nicht einfach einen beliebigen Abschnitt der individuellen Lebenszeit darstellt, sondern für die Erfüllung und das Gelingen des Lebens im Ganzen von entscheidender Bedeutung sein kann (Müller-Busch, 2012). Dabei mag gerade mit Blick auf das hohe Lebensalter das Anliegen in den Vordergrund treten, die eigenen Angelegenheiten zu ordnen und zu regeln, mit sich selbst, den Nächsten und den jeweils zuständigen höheren Instanzen ins Reine zu kommen, Frieden zu schließen und Abschied zu nehmen und so das Leben im Ganzen zu Abschluss und Vollendung zu bringen (Schweda, 2014). Hierzu gehört etwa der Gedanke einer biografischen Bilanz, in der die verschiedenen Stränge des eigenen Lebens zu einer abgeschlossenen Lebensgeschichte zusammengeführt werden (Streeck 2018). Aus entwicklungspsychologischer Sicht erscheint die dem Individuum angesichts seines bevorstehenden Todes zugemutete Vorstellung der Welt und des Fortgangs des Lebens ohne sich selbst, mithin die Dezentrierung und Überschreitung der eigenen Ich-Perspektive, zudem als finale Krise und Herausforderung, die es im Sinne gelingender Persönlichkeitsentwicklung zu bewältigen gilt (Streeck 2016). Dabei verweist die Konfrontation mit dem eigenen Ende und die dadurch erforderlich werdende Selbsttranszendenz nicht zuletzt auf eine spirituelle Dimension, die in Seelsorge und Spiritual Care professionell bearbeitet wird und den Blick auf umfassendere historische oder kosmische Zusammenhänge der individuellen Existenz weitet (Roser et al. 2020). Eine biografisch, moralisch und spirituell derart aufgeladene und verdichtete Zeit, in der sich die lebenslange Sorge des Individuums um das Gelingen und die Vollendung des eigenen Lebens gleichsam ultimativ zuspitzt, stellt besondere Anforderungen an den Umgang mit den Sterbenden und ihren Angehörigen, die auch im Zeichen der Corona-Pandemie keinesfalls aus den Augen verloren werden dürfen (Müller-Busch, 2020).

5   Schluss

Im Zuge der COVID-19-Pandemie sind Fragen bezüglich Alter, Lebensverlauf und menschlicher Endlichkeit in den Mittelpunkt öffentlicher und politischer Auseinandersetzungen gerückt. Dabei tritt nicht zuletzt die grundlegende ethische Bedeutung von Zeit und Zeitlichkeit immer wieder zutage. Das gilt sowohl für die Maßnahmen des Infektionsschutzes für ältere Menschen als auch für die

Rolle des Lebensalters bei der Priorisierung intensivmedizinischer Maßnahmen und das Sterben in Zeiten von Corona.

In allen drei Zusammenhängen zeichnet sich dabei eine Spannung zwischen unterschiedlichen Zeithorizonten ab, die für die ethische Bewertung von individuellen Entschlüssen, politischen Maßnahmen oder gesellschaftlichen Entwicklungen von entscheidender Bedeutung sein können. So mag eine Fortsetzung von Ausgangs- und Kontaktbeschränkungen, die im Horizont des mittleren Erwachsenenalters als bloße Verlängerung eines vorübergehenden Ausnahmezustandes erscheint, aus Sicht einer hochbetagten Person durchaus einen Zug von Endgültigkeit und damit eine ganz andere existenzielle Zuspitzung und Gewichtigkeit erhalten.

Bei näherer Betrachtung kommt in der spezifischen Perspektive des höheren Lebensalters freilich letzten Endes nur die grundlegende zeitliche Verfasstheit der menschlichen Existenz als solcher besonders klar und deutlich zum Vorschein (Schweda & Bozzaro, 2014). Menschen sind endliche Wesen, denen zu keinem Zeitpunkt beliebig viel Zeit zur Verfügung steht. Unsere Lebenszeit erweist sich als definitiv begrenze Frist, die in Wahrheit bereits von Anfang an läuft, ob uns das bewusst ist oder nicht. Die medizin- und pflegeethische Auseinandersetzung kann es sich daher auch und gerade in der Corona-Krise nicht leisten, diesen „Ernstfallcharakter" des menschlichen Lebens und damit die existenzielle Dringlichkeit und Dramatik sowie die konkrete lebensgeschichtliche Situiertheit und Perspektivierung moralischer Probleme und Konflikte auszublenden, die stets im Horizont einer einmaligen, unwiederholbaren und unaufhaltsam ablaufenden individuellen Lebenszeit auftreten und zu bewältigen sind (Schweda & Wiesemann, 2016).

Reflexionskasten

- Inwieweit unterscheiden sich die Sicht und Beurteilung der COVID-19-Pandemie und ihrer Bekämpfung bei Menschen, die an unterschiedlichen Punkten in ihrem Leben stehen?
- Wie lassen sich unterschiedliche Zeitperspektiven und -horizonte in den Debatten um Corona angemessen zur Geltung bringen und vermitteln?
- Welche Bedeutung kommt dem Gesichtspunkt der Zeit und Zeitlichkeit für die ethische Auseinandersetzung mit der Corona-Krise zu?

Autorenkasten

Mark Schweda, Prof., Dr. habil.
Abteilung Ethik in der Medizin, Department für Versorgungsforschung,
Fakultät VI – Medizin und Gesundheitswissenschaften
Carl von Ossietzky Universität Oldenburg
Aktuelle Veröffentlichungen:

- Schweda M (2020). The autumn of my years. Aging and the temporal structure of human life. In: Schweda M, Coors M, Bozzaro C (Hrsg.). Ageing and Human Nature: Perspectives from Philosophical, Theological, and Historical Anthropology. Cham
- Schweda M, Kirste T, Hein A, Teipel S, Schicktanz S (2020). The Emergence of Co-Intelligent Monitoring and Assistive Technologies in Dementia Care – An Outline of Technological Trends and Ethical Aspects. In: Bioethica Forum 12 (1/2), 29–37
- Ellerich-Groppe N, Schweda M, Pfaller L (2020). #StayHomeForGrandma – Towards an analysis of intergenerational solidarity and responsibility in the coronavirus pandemic. In: Social Sciences & Humanities Open 2 (1), 1–5.

Arbeitsschwerpunkte: Ethische Aspekte von Altern, Lebensverlauf und menschlicher Zeitlichkeit in Medizin und Gesundheitsversorgung; Technik und Digitalisierung in Medizin und Pflege
Kontaktadresse: mark.schweda@uni-oldenburg.de

Literatur

Aliberti, S. M., De Caro, F., Boccia, G., & Capunzo, M. (2020). Ist die Corona-Krise eine Lehrmeisterin für die Zukunft? Italienische Erfahrungen im Rahmen weltweiter Diskurse. *Zeitschrift für Evidenz, Fortbildung und Qualität im Gesundheitswesen, 158,* 16–21.

Andresen, S., Heyer, L., Lips, A., Rusack, T., Schröer, W., Thomas, S., & Wilmes, J. (2020b). *„Die Corona-Pandemie hat mir wertvolle Zeit genommen" – Jugendalltag 2020.* Universitätsverlag Hildesheim.

Andresen, S., Lips, A., Möller, R., Rusack, T., Schröer, W., Thomas, S., & Wilmes, J. (2020a). *Erfahrungen und Perspektiven von jungen Menschen während der Corona-Maßnahmen.* Universitätsverlag Hildesheim.

Andersen, S., Lips, A., Rusack, T., Schröer, W., Thomas, S., & Wilmes, J. (2020c). *Nachteile von Kindern, Jugendlichen und jungen Erwachsenen ausgleichen. Politische Überlegungen im Anschluss an die Studien JuCo und KiCo.* Universitätsverlag Hildesheim.

Bäurle, A. (2020). COVID-19 und die Langzeitfolgen. *Pneumo News, 12*(5), 47–49.

Brock, D. (2003). Ethik und Altersrationierung in der Medizin: Ein konsequentialistischer Standpunkt. In G. Marckmann (Hrsg.), *Gesundheitsversorgung im Alter. Zwischen ethischer Verpflichtung und ökonomischem Zwang* (S. 89–115). Schattauer.

Bundesarbeitsgemeinschaft der Seniorenorganisationen (BAGSO). (2020a). *Jetzt erst recht! Lebensbedingungen älterer Menschen verbessern.* https://www.bagso.de/fileadmin/user_upload/bagso/06_Veroeffentlichungen/2020/BAGSO-Positionspapier_Jetzt_erst_recht_Lebensbedingungen_aelterer_Menschen_verbessern.pdf.

Bundesarbeitsgemeinschaft der Seniorenorganisationen (BAGSO). (2020b). *Menschenleben schützen – Zusammenhalt stärken. Empfehlungen der BAGSO in Zeiten der Ausbreitung des Coronavirus.* https://www.bagso.de/fileadmin/user_upload/bagso/06_Veroeffentlichungen/2020/20200325_Menschenleben_schuetzen_Zusammenhalt_staerken.pdf.

Bundesarbeitsgemeinschaft der Seniorenorganisationen (BAGSO). (2020c). *Soziale Isolation von Menschen in Pflegeheimen beenden! Dringende Empfehlungen der BAGSO an die Politik.* https://www.bagso.de/fileadmin/user_upload/bagso/06_Veroeffentlichungen/2020/Stellungnahme_Soziale_Isolation_Pflegeheime.pdf.

Berndt, C., & Kunkel, C. (3. Februar 2021). Ein Wettlauf gegen die Zeit. *Süddeutsche Zeitung.*

Blom, A. G. (2020). Zum gesellschaftlichen Umgang mit der Corona-Pandemie. Ergebnisse der Mannheimer Corona-Studie. *Aus Politik und Zeitgeschichte, 35–37*, 16–22.

Callahan, D. (1995). *Setting limits Medical goals in an aging society [1987], with „a response to my critics".* Georgetown University Press.

Deutsche Gesellschaft für Gerontologie und Geriatrie (DGGG). (2020). *Partizipation und soziale Teilhabe älterer Menschen trotz Corona-Pandemie ermöglichen. Gemeinsames Statement der Sektionen (II), (III) und (IV) der Deutschen Gesellschaft für Gerontologie und Geriatrie (DGGG e.V.).* https://www.dggg-online.de/fileadmin/aktuelles/covid-19/20200424_DGGG_Statement_Sektionen_II_III_IV_Soziale_Teilhabe_und_Partizipation.pdf.

Deutscher Ethikrat (2020). *Solidarität und Verantwortung in der Corona-Krise. Ad-hoc-Empfehlung.* Deutscher Ethikrat.

Deutsches Institut für Katastrophenmedizin (24. März 2020). *Sars-CoV-2 Lage in Straßburg am 22.03.2020 – Aktueller Bericht.* https://www.dgai.de/alle-docman-dokumente/aktuelles/1283-difkm-sars-cov-2-erfahrungen-aus-f-bericht-und-empfehlungen-finale-version-pdf/file.html.

Deutschen Interdisziplinäre Vereinigung für Intensiv- und Notfallmedizin (DIVI) (25. März 2020a). *Entscheidungen über die Zuteilung von Ressourcen in der Notfall- und der Intensivmedizin im Kontext der COVID-19-Pandemie. Klinisch-ethische Empfehlungen der DIVI, DGINA, DGAI, DGIIN, DGP, DGP, und AEM.* https://www.divi.de/empfehlungen/publikationen/viewdocument/3435/covid-19-ethik-empfehlung.

Deutschen Interdisziplinäre Vereinigung für Intensiv- und Notfallmedizin (DIVI) (17. April 2020b). *Entscheidungen über die Zuteilung von Ressourcen in der Notfall- und der Intensivmedizin im Kontext der COVID-19-Pandemie. Klinisch-ethische Empfehlungen der*

DIVI, DGINA, DGAI, DGIIN, DGP, DGP, und AEM. Version 2. https://www.divi.de/emp fehlungen/publikationen/viewdocument/3436/covid-19-ethik-empfehlung-v2.

Dinges, S. (2020). Corona und die Alten – um wen sorgen wir uns wirklich? In W. Kröll, J. Platzer, H.-W. Ruckenbauer, & W. Schaupp (Hrsg.), *Die Corona-Pandemie. Ethische, gesellschaftliche und theologische Reflexionen einer Krise* (S. 69–84). Nomos.

Dreesen, P., & Pohl, P. C. (2020). Chronifizierung der Krise: ein, zugegeben gedrängter, Versuch zum Zeitlichkeitsdiskurs von Corona. *Aptum, 16*(2/3), 274–280.

Ehni, H.-J., Wiesing, U., & Ranisch, R. (2021). Saving the most lives – A comparison of European triage guidelines in the context of the COVID-19 pandemic. *Bioethics, 35*(2), 125–134.

Ellerich-Groppe, N., Pfaller, L., & Schweda, M. (2021) Young for old – old for young? Ethical perspectives on intergenerational solidarity and responsibility in public discourses on COVID-19. *European Journal of Ageing*: 1–13. https://doi.org/10.1007/s10433-021-006 23-9.

Forum behinderter Juristinnen und Juristen (FbJJ) (2020). *Stellungnahme zu den Empfehlungen der Fachverbände für den Fall einer Triage* (Erarbeitet von N. Poser und A. Frankenstein). FbJJ.

Gaertner, B., Fuchs, J., Möhler, R., Meyer, G., & Scheidt-Nave, C. (2021). Zur Situation älterer Menschen in der Anfangsphase der COVID-19-Pandemie: Ein Scoping Review. *Journal of Health Monitoring, 6*(S4), 1–39.

Graefe, S., Haubner, T., & van Dyk, S. (2020). „Was schulden uns die Alten?" Isolierung, Responsibilisierung und (De-)Aktivierung in der Corona-Krise. *Leviathan, 48*(3), 407–432.

Kulldorff, M., Gupta, S., & Bhattacharya, S. (2020). *Die Great Barrington-Erklärung.* https://gbdeclaration.org/die-great-barrington-declaration/.

Harris, J. (1985). *The value of life. An introduction to medical ethics.* London: Routledge.

Horn, V., & Schweppe, C. (2020a). *Die Corona-Pandemie aus der Sicht alter und hochaltriger Menschen.* https://www.erziehungswissenschaft.uni-mainz.de/files/2020/11/Die-Corona-Pandemie-aus-der-Sicht-alter-Menschen_Nov_2020.pdf.

Horn, V., & Schweppe, C. (2020b). *Häusliche Altenpflege in Zeiten von Corona.* https://www.erziehungswissenschaft.uni-mainz.de/files/2020/07/Studie_JGU_H%C3%A4usli che-Pflege-unter-Corona-005-003.pdf.

Jöbges, S., Vinay, R., Luyckx, V. A., & Biller-Andorno, N. (2020). Recommendations on COVID-19 triage: International comparison and ethical analysis. *Bioethics, 34*(9), 948–959.

Kompetenznetz Public Health COVID 19 (2020). *Soziale Isolation als Sterblichkeitsrisiko für ältere Menschen.* https://www.public-health-covid19.de/images/2020/Ergebn isse/2020_05_18_fact_sheet_soziale-isolation-als-mortalita__tsrisiko_1.pdf.

Koppelin, F. (2020). Das gegenwärtige Ausgangs- und Besuchsverbot in Pflegeheimen in Deutschland – eine kritische Reflexion aus der Perspektive der Angehörigen und der Gesundheitswissenschaften. *Pflegewissenschaft (Sonderausgabe: Die Corona-Pandemie)*, 76–78.

Merkel, A. (18. März 2020). „*Dies ist eine historische Aufgabe – und sie ist nur gemeinsam zu bewältigen". Ansprache der Bundeskanzlerin.* https://www.bundeskanzlerin.de/res ource/blob/260162/1732182/d4af29ba76f62f61f1320c32d39a7383/fernsehansprache-von-bundeskanzlerin-angela-merkel-data.pdf.

Müller, H., & Münch, U. (2020). Trauern in Zeiten von Covid-19: Über den Moment hinaus gedacht. *Spiritual Care, 9*(3), 273–277.

Müller-Busch, H. C. (2012). *Abschied braucht Zeit. Palliativmedizin und Ethik des Sterbens.* Suhrkamp.

Müller-Busch, H. C. (2020). Geleitwort: Was (für mich) am Ende zählt. *Nieren- und Hochdruckkrankheiten, 49*(8), 339.

Münch, U., Müller, H., Deffner, T., von Schmude, A., Kern, M., Kiepke-Ziemes, S., & Radbruch, L. (2020). *Empfehlungen zur Unterstützung von belasteten, schwerstkranken, sterbenden und trauernden Menschen in der Corona-Pandemie aus palliativmedizinischer Perspektive: Empfehlungen der Deutschen Gesellschaft für Palliativmedizin (DGP).* https://www.dgpalliativmedizin.de/images/DGP_Unterstuetzung_Belastete_Schwerstkranke_Sterbende_Trauernde.pdf.

Ogden, R. S. (2020). The passage of time during the UK Covid-19 lockdown. *PLOS ONE, 15*(7), e0235871.

Robert Koch-Institut. (3. April 2020). *Prävention und Management von COVID-19 in Alten- und Pflegeeinrichtungen und Einrichtungen für Menschen mit Beeinträchtigungen und Behinderungen.* RKI.

Robert Koch-Institut. (9. Februar 2021). *Epidemiologischer Steckbrief zu SARS-CoV-2 und COVID-19.* https://www.rki.de/DE/Content/InfAZ/N/Neuartiges_Coronavirus/Steckbrief.html.

Röhr, S., Müller, F., Jung, F., Apfelbacher, C., Seidler, A., & Riedel-Heller, S. G. (2020). Psychosoziale Folgen von Quarantänemaßnahmen bei schwerwiegenden Coronavirus-Ausbrüchen: ein Rapid Review. *Psychiatrische Praxis, 47*(4), 179–189.

Roser, T., Peng-Keller, S., Kammerer, T., Karle, I., Lammer, K., Frick, E., & Winiger, F. (2020). Die Corona-Pandemie als Herausforderung für Spiritual Care: Handreichung für Seelsorger/-innen. *Spiritual Care, 9*(3), 213–216.

Ruch, P. (2020). *Petition: Corona-Massnahmen: Rentnerinnen und Rentner für baldige Normalisierung.* https://www.openpetition.eu/ch/petition/online/corona-massnahmen-rentnerinnen-und-rentner-fuer-baldige-normalisierung.

Scheidegger, D., Fumeaux, T., Schaffert, B., Hurst, S., Perrier, A., Salathé, M., & Gruberski, T. (2020). *Covid-19-Pandemie: Triage von intensivmedizinischen Behandlungen bei Ressourcenknappheit. Hinweise zur Umsetzung Kapitel 9.3. der SAMW-Richtlinien Intensivmedizinische Massnahmen (2013).* https://www.samw.ch/dam/jcr:b7ca3b7c-8311-4b52-ae1b-5c2b534905d2/richtlinien_samw_triage_intensivmedizinische_massnahmen_ressourcenknappheit_20200320.pdf.

Schulz-Nieswandt, F. (2020). *Gefahren und Abwege der Sozialpolitik im Zeichen von Corona. Zur affirmativen Rezeption von Corona in Kultur, Geist und Seele der „Altenpolitik".* Kuratorium Deutsche Altenhilfe. https://kda.de/wp-content/uploads/2020/05/Gefahren-und-Abwege-der-Sozialpolitik.pdf.

Schweda, M. (2013). Zu alt für die Hüftprothese, zu jung zum Sterben? Die Rolle von Altersbildern in der ethisch-politischen Debatte um eine altersabhängige Begrenzung medizinischer Leistungen. In G. Duttge & M. Zimmermann-Acklin (Hrsg.), *Gerecht Sorgen. Verständigungsprozesse über einen gerechten Einsatz knapper Ressourcen bei Patienten am Lebensende* (S. 149–167). Göttingen University Press.

Schweda, M. (2014). Ende oder Vollendung? Tod und Sterben in der Perspektive des Lebensverlaufs. In G. Arndt-Sandrock (Hrsg.), *Macht.Tod.Sinn? 17. Loccumer Hospiztagung,*

Rehburg-Loccum 2014 (=Loccumer Protokolle 17) (S. 9–29). Evangelische Akademie Loccum.

Schweda, M., & Bozzaro, C. (2014). Altern als Paradigma: Neue Zugänge zur Zeitlichkeit des Menschen in der Ethik. *Zeitschrift für Praktische Philosophie, 1*, 167–183.

Schweda, M., & Wiesemann, C. (2016). Die zeitliche Dimension des menschlichen Lebens und ihre medizinethische Relevanz. *Jahrbuch für Recht und Ethik, 327–340*.

Sepúlveda-Loyola, W., Rodríguez-Sánchez, I., Pérez-Rodríguez, P., Ganz, F., Torralba, R., Oliveira, D. V., & Rodríguez-Mañas, L. (2020). Impact of social isolation due to COVID-19 on health in older people: Mental and physical effects and recommendations. *Journal of Nutrition, Health & Aging, 24*(9), 938–947.

Stieglitz, S., Frohnhofen, H., Netzer, N., Haidl, P., Orth, M., & Schlesinger, A. (2020). Stellungnahme der AG pneumologische Altersmedizin zu COVID-19 bei geriatrischen Patienten. *Pneumologie, 74*(8), 505–508.

Streeck, N. (2016). Nicht für immer. Ars moriendi nova – Sterbekunst ohne Jenseitsperspektive. *Hermeneutische Blätter*, 150–160.

Streeck, N. (2018). Ende gut, alles gut? Sterbeerzählungen in der narrativen Ethik. In S. Peng-Keller & A. Mauz (Hrsg.), *Sterbenarrative: Hermeneutische Erkundungen des Erzählens am und vom Lebensende* (S. 217–236). de Gruyter.

Tsuchiya, A. (2000). QALYs and ageism: Philosophical theories and age weighting. *Health Economics, 9*, 57–68.

Vergano, M., Bertolini, G., Giannini, A., Gristina, G. R., Livigni, S., Mistraletti, G., Riccioni, L., & Petrini, F. (2020). SIAARTI recommendations for the allocation of intensive care treatments in exceptional, resource-limited circumstances. *Minerva Anestesiologica, 86*(5), 469–472.

Wirth, R., Becker, C., Djukic, M., Drebenstedt, C., Heppner, H. J., Jacobs, A. H., Meisel, M., Michels, G., Nau, R., Pantel, J., & Bauer, J. M. (2021). COVID-19 im Alter – Die geriatrische Perspektive. *Zeitschrift für Gerontologie und Geriatrie, 1–9*.

Wolf-Ostermann, K., Rothgang, H., Domhoff, D., Friedrich, A. C., Heinze, F., Preuß, B., Schmidt, A., Seibert, K., & Stolle, C. (2020). *Zur Situation der Langzeitpflege in Deutschland während der Corona-Pandemie. Ergebnisse einer Online-Befragung in Einrichtungen der (teil)stationären und ambulanten Langzeitpflege.* https://www.uni-bremen.de/fileadmin/user_upload/fachbereiche/fb11/Aktuelles/Corona/Ergebnisbericht_Coronabefragung_Uni-Bremen_24062020.pdf.

Zeeh, J., Memm, K., Heppner, H. J., & Kwetkat, A. (2020). Beatmung geriatrischer Patienten – ein ethisches Dilemma? *Geriatrie-Report, 15*, 6–10.

ZEIT online. (28. April 2020). *Boris Palmer fordert Lockerung mit drastischen Worten.*

Weiterführende Literaturhinweise

Zu ethischen Aspekten der Gesundheitsversorgung im Alter: Müller, L. (2010). *Grenzen der Medizin im Alter? Sozialethische und individualethische Diskussion.* Zürich: Theologischer Verlag Zürich.

Zu Altern, Zeitlichkeit und Ethik: Schweda, M., & Bozzaro, C. (Hrsg.) (2014). Altern als Paradigma: Neue Zugänge zur Zeitlichkeit des Menschen in der Ethik. [Themenschwerpunkt der *Zeitschrift für Praktische Philosophie* 1].

Zur ethischen Bedeutung von Zeit: Pfleiderer, G., & Rehmann-Sutter, C. (Hrsg.). (2006). *Zeithorizonte des Ethischen: zur Bedeutung der Temporalität in der Fundamental- und Bioethik.* Stuttgart: Kohlhammer.

Grundlegende philosophische, theologische und historische Perspektiven zum Altern: Schweda, M., Coors, M., & Bozzaro, C. (Hrsg.) (2020). *Aging and Human Nature. Perspectives from Philosophical, Theological, and Historical Anthropology.* Cham: Springer.

Prophetische Bilder von Krankheit und Heilung

Alban Rüttenauer

Zusammenfassung

Die biblische Sprache zeichnet sich durch eine Bildhaftigkeit aus, die den ganzen Menschen anspricht. In diesen Bildern begegnen wir Lebenszusammenhängen, die vielfach in Vergessenheit geraten sind und deren Vernachlässigung wir gerade in diesen Tagen auf schmerzliche Weise zu spüren bekommen. Indem die Bibel menschliche Einrichtungen, die uns heute selbstverständlich sind, in ihrer ersten Entstehung zeigt, hilft sie auch, einen gesunden, kritischen Abstand zu ihnen zurückzugewinnen und unvoreingenommen einen Weg in die Zukunft zu planen. Die Theologie kann dabei nichts zu den technischen und gesellschaftspolitischen Strategien beitragen, umso mehr aber zur begleitenden Motivations- und Bewusstseinsbildung.

Schlüsselwörter

Exegese • Propheten • Theodizee • Achtsamkeit • Transformative Bildung

a) Pandemie als Plage biblischen Ausmaßes

Meine letzte Zugfahrt liegt lange zurück. Auch das gehört zu Corona. Ich habe bei so etwas immer gerne aus dem Fenster geschaut, um zu beobachten, wie die großen und weiter entfernten Gegenstände einen viel länger begleiten als alles, was sonst unmittelbar am Fenster vorbeisaust. Fast wirkt es so, als ob sie mitreisten. Nomadenvölker orientieren sich heute wie damals am liebsten gleich an den Fixsternen,

A. Rüttenauer (✉)
Theologie, PTHV, Vallendar, Deutschland
E-Mail: aruettenauer@pthv.de

© Der/die Autor(en), exklusiv lizenziert durch Springer Fachmedien Wiesbaden GmbH, ein Teil von Springer Nature 2022
V. Breitbach und H. Brandenburg (Hrsg.), *Corona und die Pflege*,
Vallendarer Schriften der Pflegewissenschaft 10,
https://doi.org/10.1007/978-3-658-34045-2_6

75

die ihr Licht aus einer Tausende von Lichtjahren zurückliegenden Vergangenheit
des Universums in unsere menschliche Gegenwart hineinleuchten. So kann es uns
auch mit der Literatur begegnen. Gerade bei Ereignissen, die uns aus dem gewöhn-
lichen Alltagsgeschehen herausreißen, fangen alte Texte plötzlich ganz neu zu uns
zu sprechen an.

Frank Ulrich Montgomery, der Vorstandsvorsitzende des Weltärztebundes, hat
in einer Stellungnahme die Pandemie mit einer biblischen Plage verglichen (Frank
Ulrich Montgomery, 2020, S. 8). Ich kann mir vorstellen, dass ihm, dem mit
allen Wassern der Naturwissenschaft gewaschenen Mediziner, dieser Vergleich
ganz spontan aufgestiegen ist, ohne darüber groß nachzudenken. Die Sprache der
Bibel erweist sich in besonderer Weise als geeignet, komplexe Zusammenhänge
in einfachen, ansprechenden Bildern zusammenzufassen. Sie vermag dadurch ein
gutes Stück transformativer Bildung zu übermitteln, wie sie von modernen Natur-
schützern heute eingefordert wird. Das alte Israel hat den Schritt der ersten großen
Transformation, der sogenannten neolithischen Revolution – zu den beiden großen
Transformationen der Geschichte vgl. Schellnhuber (2015, S. 212–243) – mit-
vollzogen, ihn aber auch stets mit kritischer Reflexion begleitet und dabei nach
unterschiedlichen Alternativen gesucht. Eine davon, die Siebentage-Woche mit
einem verpflichtenden Ruhetag, hat Weltkarriere gemacht. Daraus haben sich noch
weitere Vorschläge entsponnen, wie die eines Sabbatjahrs für den Ackerboden, um
ihn vor Ausbeutung zu bewahren, oder des Erlassjahres, um verschuldeten Personen (Ländern oder Institutionen) eine neue Chance zu bieten. Diese Vorschläge sind
Utopien geblieben, sie rufen aber immer wieder zur Verwirklichung auf.

Beim Stichwort Plagen könnte einem so manches einfallen, angefangen von der
Sintflut über die sprichwörtlich gewordenen ägyptischen Plagen bis hinein ins Neue
Testament (NT) zu den Reitern der Apokalypse. Solche Plagen werden in der Regel
als eine Form kollektiver Bestrafung verstanden. Von Strafe wollen wir heute aus
guten Gründen nichts mehr hören. Der Gedanke scheint sich zu verbieten, wenn die
Unschuldigen und Armen wie immer die größten Leidtragenden sein werden. Und
doch kann sich eine Gesellschaft dabei als Ganze bestraft fühlen. Wo die Einzelnen
leiden, leidet das Ganze mit.

Schließlich kann es in einem lebendigen Organismus keinen blinden Automa-
tismus geben. Wohl ist die Möglichkeit einer Pandemie in der Natur vorgegeben.
Damit es jedoch konkret zum Ausbruch und zur Verbreitung kommt, müssen noch
hundert kleine Zufälle mitspielen, die durchaus von uns Menschen beeinflusst werden können. Auch das alte Israel war nicht so naiv, an eine unmittelbare Bestrafung
zu glauben. Es glaubte an einen inneren Zusammenhang von Tun und Ergehen, den
auch Gott nicht beeinflussen konnte, vor dem er aber warnen konnte, durch reli-
giös besonders veranlagte Menschen, die Propheten. Für eine solche Art *indirekter*

Bestrafung gibt es eine Ursache, die über vergangenes Verhalten nachdenken lässt, und es gibt auch ein Ziel, das es auf eine entsprechende Verhaltensänderung abgesehen hat. Dadurch wird ein Ereignis in seiner geschichtlichen Einmaligkeit ernst genommen. So können wir mit Kurt Kardinal Koch „fragen, was Gott uns wohl mit dieser Krise sagen möchte und was wir aus ihr für die Zukunft zu lernen haben." (2020, S. 34).

Statt von *gerechter Bestrafung* oder ungerechter *Grausamkeit* möchte ich hier, mit Blick auf die Ursachen, die primär biologischen Charakter haben und trotzdem in einen weiteren Kommunikationshorizont gestellt werden können, entsprechend von *Botschaft* sprechen.

b) Prophetische Deutungsmuster

Hat die Pandemie eine Botschaft für uns? Können uns biblische Texte dabei helfen, diese Botschaft zu verstehen? Biblische Texte versuchen nicht die naturwissenschaftlichen Ursachen einer „Plage" zu ermitteln, sondern fragen nach der je besonderen Botschaft, die in einer einmaligen geschichtlichen Situation mit einer solchen verbunden ist und von den Propheten für das Volk interpretiert werden.

Als Beispiel wähle ich einen Text des Propheten Ezechiel aus, nach Jesaja und Jeremia der dritte große Schriftprophet. Auch er durchlebte mit seinem Volk damals (im 6. Jahrhundert v.Chr.) eine schwere politische Krise. Der verbliebene Reststaat Juda war von Babylonien unterworfen und eine breite Oberschicht, darunter der Prophet selbst, nach Babylonien deportiert worden. Babylonisches Exil nennt man darum diese Zeit. Der Prophet erhielt die Hoffnung auf eine Heimkehr ins Land am Leben, bekämpfte aber jeden gewaltsamen Widerstand gegen die babylonische Oberherrschaft. Dennoch gingen von der Restbevölkerung in Jerusalem immer wieder solche bewaffneten Aufstände aus. Darauf bezieht sich auch der folgende Text. Ezechiel spricht aus dem Exil zu denen, die in der Heimat verblieben und allzu selbstsicher sind. Er übt an ihnen eine scharfe Kritik, die sich neben kultischen Missbräuchen vor allem auf das allgemeine zwischenmenschliche Verhalten bezieht.

Ez 33,21-26 (Bibelstellen nach Loccumer Richtlinien):

„(23) Da erging das Wort des HERRN [im Hebräischen der Gottesname: JHWH] an mich: (24) Menschenkind, die Bewohner jener Trümmer auf dem Boden Israels sagen so: Einer war Abraham und doch besaß er das Land, wir hingegen sind viele, uns ist das Land gegeben zum Besitz. (25) Daher sag' ihnen, so spricht der Herr, GOTT [JHWH]: über dem Blut esst ihr, eure Augen erhebt ihr zu den Götzen, und Blut vergießt ihr, und da wollt ihr das Land besitzen? (26) Ihr steht an euren Schwertern, verübt Greuel, ihr verunreinigt, ein Jeder, die Frau eures Nächsten und da wollt ihr das Land besitzen?"

Unsittlichkeit und Blutvergießen sind also die Hauptanklagepunkte der prophetischen Gegenwartsanalyse. Die in Jerusalem Verbliebenen glauben, von einem
zufälligen Standortvorteil Gebrauch machen zu können. Das lädt zu Vergleichen
innerhalb der heutigen Welt ein, wenn man nur an den Standortvorteil der westlichen Industrienationen denkt. Wie lange versucht auch hier noch Jeder, zuerst das
eigene Schäfchen ins Trockene zu bringen, obwohl die alle angehende Klimakata-
strophe längst beschrieben ist. Und nun folgt die Botschaft, d. h. die Warnung vor
den Konsequenzen des eigenen Handelns:

> „(27) So sag' ihnen: so sagt der Herr, GOTT [JHWH], so wahr ich lebe, die in den
> Trümmern sollen durch das Schwert fallen und die auf dem freien Feld gebe ich den
> Tieren zum Fraß, und die in Höhlen und Hausungen sollen durch die Pest sterben."

Hier haben wir eine Aufzählung von drei der wichtigsten „Plagen" prophetischer
Botschaften: Krieg, wilde Tiere und Pest. Unter *Pest* wird eine ganze Reihe von
Krankheiten einzuordnen sein. Nur in Dtn 28,22 und Lev 26,16 werden noch fieber-
hafte Krankheiten unterschieden, wenn allgemein die Folgen einer Übertretung des
Bundes mit Gott bedacht werden. Nach Schellnhuber (2015, S. 392) konnten tatsächlich Malaria-Spuren an 3500 Jahre alten Mumien aus dem ägyptischen Theben
nachgewiesen werden.

Doch in Zeiten wie diesen beschleicht einen beim Lesen solcher Texte die
heimliche Ahnung, dass etwas mehr als nur irgendwelche literarischen Topoi
dahinterstehen könnten, dass solchen Androhungen eine tiefere Einsicht in die
Zusammenhänge des Lebens zugrunde liegt. Jedenfalls bekommen auch wir es
heute immer wieder mit ähnlichen Dingen zu tun. Die zu uns hindrängenden und in
Corona-Zeiten gnadenlos vernachlässigten Flüchtlingsströme sind vielfach durch
Kriege veranlasst, die ihrerseits durch unseren Waffenhandel begünstigt werden.
Tiere werden durch unsere Lebensweisen ihrer Lebensräume beraubt, werden vom
Aussterben bedroht oder Opfer von Krankheiten, die dann auf den Menschen zurück-
fallen. Und schon ist sie da, die Pest, die Epidemie oder sogar, wie heute, eine
weltweite Pandemie. Die „Höhlen", von denen im Zusammenhang mit der Pest die
Rede ist, könnten an die heutige Gefahrenzone geschlossener Räume erinnern, die
zu großen Klassen an den Schulen, überfüllte öffentliche Verkehrsmittel und manches andere mehr, um nicht von der aufgeheizten Atmosphäre zu sprechen. Das
ist genau das, was man durch biblische Texte lernen kann, diese Einsicht in die
umgreifenden Lebenszusammenhänge, durch die der Einzelne in die Gesellschaft
und diese wiederum in die Natur und die kosmischen Vorgänge eingebunden ist.
Wenn hier an einer Stelle das Gleichgewicht gestört wird, folgt leicht eins zum
andern. Zimmerli stellt in seinem Kommentar fest: „Diese Aufzählung spiegelt
unverkennbar die wirkliche Lage jener Zeit unmittelbar nach 587 mit ihrem Kampf

aller gegen alle und dem weiterschwelenden Kampf gegen die babylonische Besatzungsmacht wider." (1969, S. 820). Der Prophet macht auf die internen Störungen des menschlichen Zusammenlebens durch Rücksichtslosigkeit und Gewaltbereitschaft aufmerksam. Störungen der äußeren Verhältnisse würden dem auf dem Fuße folgen, bedrohte Völker und verdrängte Tiere verzweifelt zurückschlagen, durch erhöhte Ansteckungsgefahr und geschwächte Widerstandskräfte gefährliche Krankheiten sich ausbreiten. Unter den Ursachen der Pandemie ist oft davon die Rede, dass die verdrängten Tiere enger zusammenleben müssen und deshalb anfälliger für Ansteckungen werden. Arnulf Köhncke (2020, S. 11) bemerkt dazu:

> „Wenn Lebensräume zerstört werden, bringt das Arten in Kontakt, die vorher nicht miteinander in Berührung kamen. Das Zika-Virus, Dengue und Gelbfieber kamen wahrscheinlich aus den Wäldern zu uns. Eine brasilianische Studie zeigt: Die Abholzung von vier Prozent eines Waldes ging mit einer fast fünfzigprozentigen Zunahme der Malariafälle einher. [...] Ist das Ökosystem instabil, haben Krankheitserreger leichtes Spiel."

An prophetischen Stimmen im Vorfeld hat es nicht gefehlt. Schellnhuber hat der Gefahr von epidemieartigen Krankheiten ein eigenes Kapitel gewidmet (unter dem Titel „Klimafolgen: Leib und Leben": 2015, S. 383–417). Die Menschheit ist kalt erwischt worden mit einer Folge des Klimawandels, die längst als möglich erkannt und bekannt gemacht wurde, die sie jedoch bisher erfolgreich verdrängt hat. Die in der Hebräischen Bibel gegenwärtigen Lebenszusammenhänge umfassen die unterschiedlichsten Ebenen. Es geht um den Zusammenhang zwischen den inneren Einstellungen und den äußeren Verhältnissen, den Zusammenhang zwischen der menschlichen Zivilisation und der sie umgebenden Tierwelt, den Zusammenhang zwischen großen und kleinen Staaten in Krieg und Frieden.

Durch die Pandemie sind auch uns heute neue Lebenszusammenhänge nahegekommen: der solidarische Zusammenhalt der Gesellschaft über Generationengrenzen hinweg, die Wahrnehmung der Menschheit als Ganzer über Landesgrenzen und Kontinente hinweg, ein verändertes Bewusstsein von Zeit und Raum, wenn große Säle plötzlich als viel zu klein erscheinen, große Zeiträume keine Rolle mehr spielen, gewohnte Sicherheiten wegbrechen.

Auch die Kirche wurde in ihrem Lebensnerv getroffen. Die gewohnten Kommunikationsformen der Seelsorge sind aufgehoben worden, ohne entsprechenden Ersatz. Viele Menschen haben sich in Krise und Krankheit von ihr allein gelassen gefühlt, als Kranke und Sterbende nicht mehr besucht werden durften. Nora Gomringer erzählt von einer Schwester, „die [...] entschieden Kritik geäußert hat, weil die Priester ihnen im ersten Lockdown in den Hospizen nicht beigestanden haben." (2020, S. 49).

c) Zukunftsperspektiven

Die Theologie kann keine Gesundheitsstrategien und keine ökologischen Konzepte entwickeln. Das muss an anderen Orten geschehen. Der Beitrag der Theologie liegt demgegenüber auf dem Gebiet der Bewusstseins- und Motivationsbildung. Noch so dringende einzelne Maßnahmen werden nicht zum gewünschten Erfolg führen können, wenn sie nicht vom richtigen Verständnis und Bewusstsein begleitet werden, und vor allem, wenn sie nicht aufeinander abgestimmt und so einem umfassenden Ganzen eingeordnet werden. Diese Kunst der Abstimmung wird sich nicht auf eine mechanisch zu befolgende mathematische Formel bringen lassen.

Vermag die Theologie Bilder und Symbole zu entwickeln, die den Menschen von heute helfen, sich neu als Teil eines umfassenden organischen Ganzen zu empfinden, um mit ihm zu leben, zu leiden und nach Heilungen und Lösungen zu suchen?

Manche Bilder lassen sich in der Bibel aufspüren. Ich will beim Propheten Ezechiel bleiben und sein Bild der Tempelquelle (Ez 47,1–12) aufgreifen. Aus dem Tempel der Zukunft würde sie entspringen und munter in die ganze Welt hinausströmen. Da fließt sie dann gegen allen Widerstand und gegen die Gesetze der Schwerkraft bis zum Toten Meer. Wo sie hinkommt, wird krankes wieder gesund und abgestorbenes wieder lebendig. Das Ergebnis:

> „(10) Da wird es sein, Fischer werden an ihm [dem Strom] stehen von En-Gedi bis En-Eglajim [Orte am sog. Toten Meer], ein Trockenplatz für Netze wird es sein und die Fische werden sein von der Art der Fische des großen Meeres [Mittelmeer], sehr viele. (11) Nur seine Teiche und Sümpfe, die nicht gesund werden können, bleiben noch für das Salz. (12) Doch über dem Bachlauf werden an seinem Rand zur einen wie zur anderen Seite, alle Fruchtbäume aufsteigen, deren Laub nicht verwelkt, deren Früchte nicht ausgehen, zu ihren Monaten werden sie tragen, denn aus dem Wasser des Heiligtums kommen sie hervor und ihre Frucht wird zur Nahrung sein und ihr Laub zur Heilung."

Der Strom steht für den Lebenszusammenhang zwischen dem Heiligen und Profanen und schreibt diesem Zusammenhang, sobald er hergestellt wird, eine heilende Wirkung zu. Nur wo beides zusammen kommt, Heiliges und Weltliches, statt getrennt voneinander hinzudämmern, kann eine solche Heilung entstehen.

Das „Heilige" bezeichnet in der Religion etwas, dessen Schutz allgemeines Anliegen ist und das deshalb von einem tiefen Geheimnis umhüllt wird. Der Begriff der Heiligkeit meint etwas Unverfügbares, das dem Zugriff und dem willkürlichen Einfluss von außen bewusst entzogen wird. Es hat nicht die Bedeutung, die menschliche Tätigkeit als solche einzuschränken, ihr aber doch eine klare Grenze zu setzen, die sie nicht überschreiten darf. Auch wenn Heiliges an besonderen Orten verehrt wird, ist das Heilige, das alles miteinander verbindet und versöhnt, selbst an keinen Ort gebunden, sondern bildet eine bestimmte, allgegenwärtige Zone. Auch ein

Wasserstrom, wenn er von einer beständigen Quelle aus gespeist wird, hat etwas Verbindendes und kann insofern etwas von dem wiederhergestellten Lebenszusammenhang zum Ausdruck bringen. Obwohl von Waldrodungen und Waldbränden die Ausbreitung neuer Epidemien droht, zögert die Regierung der Bundesrepublik Deutschlands ein fälliges Lieferkettengesetz hinaus und zeigt sich auch außerstande, einen überflüssigen Autobahnbau zu stoppen. Demgegenüber betont A. Köhncke (2020, S. 11), Natur als Bollwerk: „Es braucht Gesetze für entwaldungsfreie und nachhaltige Lieferketten."

Was wartet alles auf Heilung, was ursächlich zu einer Pandemie führen kann? Achtung vor etwas Heiligem und Achtsamkeit liegen nah beieinander. So könnten wir sagen, es wartet im weitesten Sinne alles das auf Heilung, was zuvor einer großen Achtlosigkeit und Gedankenlosigkeit ausgeliefert war, was „wir vergessen und vernachlässigt haben" (Papst Franziskus, 2020, S. 6). Durch die Verbindung mit der Achtung vor etwas Heiligem könnte es wieder auf die Ebene des Bewusstseins zurückgeholt werden. Das aufgeschreckt werden aus einer bisherigen Gedankenlosigkeit ist unbequem und doch zugleich Ausdruck von Befreiung, weil es hilft, ein Stück verlorengegangener Selbstständigkeit wieder zurückzugewinnen. Wir wurden dazu erzogen, uns allseits versorgt zu fühlen, ohne über Hintergründe und Voraussetzungen informiert zu werden. In einem sehr bemerkenswerten Interview „Über Endlichkeit" sagt Svenja Flaßpöhler: „Bei aller Berechtigung der derzeitigen Maßnahmen: Ich lasse mich nicht behandeln wie ein ungezogenes Kind." (2020, S. 56, Sp. 6). Sicherlich ein berechtigter Einwand bei fehlender Transparenz. Man könnte jedoch die Gegenfrage stellen, ob nicht die frühere technische Entmündigung der Bevölkerung mit der Vorspiegelung grenzenloser Möglichkeiten bei einer verfälschten Wahrnehmung der Wirklichkeit eine viel nachhaltigere Einschränkung der persönlichen Freiheit dargestellt hat, als die vorübergehende Verpflichtung zu gewissen Maßnahmen heute. Die Bewusstmachung der Allgegenwärtigkeit von etwas Heiligem, das durch die Welt fließt, und dessen Wahrnehmung von keiner bestimmten Religionszugehörigkeit abhängig ist, könnte die Menschen neu vor achtungslosem Missbrauch und die Natur vor gedankenloser Ausbeutung bewahren. Was wäre alles aus der Gedankenlosigkeit herauszuholen: die Bequemlichkeit des Reisens, die Verfügbarkeit von Lebewesen und Energien, die leichtsinnige Hinnahme so vieler Opfer des Straßenverkehrs, aber auch von häuslicher Gewalt und Femiziden, die Vernachlässigung der unmittelbaren Umgebung, unlauterer Wettbewerb und falscher Ehrgeiz, Missachtung von Stoffkreisläufen ... Svenja Flaßpöhler greift ein häufig zu hörendes Argument auf: „[...] wenn uns tatsächlich so viel daran läge, jedes Leben zu bewahren, müsste man sofort ein Tempolimit auf Autobahnen einführen. Offenbar gibt es Bereiche der Gesellschaft, in denen wir ziemlich kaltherzig damit rechnen, dass Menschen umkommen." (2020, S. 56, Sp. 2). Abgesehen davon, dass das anderswo längst eingeführte Tempolimit auch in Deutschland nur eine Frage der Zeit ist, spricht auch die Statistik dagegen. Zu meiner Schulzeit gab es noch jährlich 20.000 Verkehrstote. Seit einiger Zeit scheint die Zahl auf ungefähr Dreitausend geschrumpft zu sein. Ein solcher Erfolg ist nur möglich, wenn man sich mit den Tatsachen nicht einfach abfindet.

Für die Theologie müsste das Heilige aufhören, sich in frommen Redensarten und erstarrten Gebetsformeln zu erschöpfen, und wieder Bezug zum Leben finden. Bekannte liturgische Formen, angefangen vom einfachen Tischgebet, könnten in neu angepasster Form zur beständigen Bewusstseinsbildung beitragen, das verantwortungsvolle Nachfragen nach Herkünften und Voraussetzungen wachhalten. Auf diesen Gedanken haben mich Teilnehmende an meinem Seminar „Bibel und Schöpfung" gebracht. Durch solche Bewusstmachungen könnte eine verlorengegangene Beziehung wiederhergestellt werden, und junge Menschen lernen, die Sprache der Natur genauso sicher zu lesen, wie die Nachrichten der sozialen Netzwerke.

Die Bedeutung der Theologie für die Gesellschaft wird gerne auf Ethik reduziert. Das Problem der Ethik ist aber, dass sie nur das einzelne Individuum und sein Verhalten anspricht. Pandemie, Bedrohung der Artenvielfalt und Klimawandel scheinen aber Herausforderungen zu sein, die durch ethische Appelle an Einzelne nicht zu meistern sind. Der moralisch einwandfreie Mensch kann immer noch jede Menge CO_2-Ausstoß verursachen. Das lässt sich nur verhindern, wenn eine gestörte Ordnung im kollektiven Miteinander wieder hergestellt wird. Also muss in Zukunft das Verhältnis des Individuums zur Gemeinschaft ganz neu bestimmt werden. Um es mit den Worten von Katrin Bederna zu sagen: „Es ist eine Last, anerkennen zu müssen, dass man vielleicht als Einzelne oder Familie relativ nachhaltig gelebt, aber sich nicht hinreichend für eine gesellschaftliche Transformation zu Nachhaltigkeit eingesetzt hat." (2020, S. 238). Es entspricht der Natur der Sache, dass angesichts kollektiver Bedrohung eine neue gegenseitige Verpflichtung zwischen den Einzelnen und der Gesamtgesellschaft entstehen muss. Wolfgang Palaver findet dafür den treffenden Ausdruck „aufgeklärter Katastrophismus" (2020, S. 46, Sp. 1). Nur wenn das Verständnis und die richtige Einstellung fehlen, wird das als Eingriff in die persönliche Freiheit empfunden werden können. Diese Verpflichtung sollte im Idealfall nicht Ausdruck von äußerem Zwang, sondern von freiwilligem Einsatz sein, der deshalb auch nicht so einfach durch ethische Forderungen zu erreichen ist. Die Pandemie hat ein großes ehrenamtliches Engagement geweckt, als es zum Beispiel galt, Schutzmasken und Schutzkleidung zu nähen, von den Kostümabteilungen der Theater bis hin zu Nähstuben von Flüchtlingen haben sich unzählige Personen daran beteiligt. Kann man sich nicht vorstellen, dass genau solche Einsätze auch im Kampf gegen den Klimawandel eine herausragende Rolle spielen könnten? Könnten die Religionen hier Vorreiterrollen übernehmen, in dem sie nicht bloß einzelne Eliten, sondern breite Bevölkerungsschichten ansprechen?

Man hat auf Schritt und Tritt Beispiele, wie uns die soziale und kollektive Komponente unseres Daseins abhandengekommen ist. Svenja Flaßpöhler setzt sich in rührender Weise für die Entscheidungsfreiheit von alten Menschen ein, die vielleicht gar nicht beschützt werden möchten (2020, S. 56, Sp. 3–4). Übersieht sie damit nicht, dass es nicht nur um den Schutz der Einzelnen geht, sondern auch darum, weitere Ansteckung und Verbreitung zu vermeiden? Noch fragwürdiger ist jedoch die pseudoreligiöse Weltflucht, wie sie W. Palaver zurecht an bestimmten Autoren kritisiert, wonach wir ein natürliches Verhältnis zu Tod und Sterben verloren hätten, wenn wir sozusagen die Infizierten nicht einfach ihrem Schicksal überlassen (2020, S. 46, Sp. 1–2). Der Liberalismus, der hier anderen zur Last gelegt wird, ist vielmehr seinerseits vorausgesetzt, wenn der Sinn für soziale Verantwortung fehlt. Es wird vergessen, dass es um weit mehr als um das private Schicksal Einzelner geht, dass die erfolgreiche Besiegung der Pandemie in sich selbst ein hohes Ziel darstellt, von dem die Weichen für die Zukunft abhängen. Es mag zufällig sein, aber es wird auch nicht ohne Wirkung auf das gesellschaftliche Bewusstsein bleiben, wenn unter den heutigen Krisen die eine, der Klimawandel, die Aufmerksamkeit auf die jüngste Generation als Trägerin der Zukunft richtet und die andere, die Pandemie, auf die älteste Generation als besonders gefährdete Risikogruppe. So wird von unterschiedlichen Enden her der solidarische Zusammenhalt der menschlichen Gesellschaft deutlich.

d) Schluss
Welche Botschaft könnte die Pandemie in theologischer Deutung für uns enthalten? Sie erinnert an all das, was in der Vergangenheit achtlos vernachlässigt wurde: Krankheiten und ihre Ursachen, weil sie weit weg schienen, ungerechte Verhältnisse auf Weltebene, weil sie Vorteile brachten … Sie mahnt für die Zukunft, diese Zeit als Generalprobe, als „Alarmsignal" (Papst Franziskus, 2020, S. 6) zu verstehen. Die entscheidenden Herausforderungen liegen noch vor uns und werden eine grundlegende Änderung aller Lebensgewohnheiten verlangen. Die Theologie könnte bei der Bildung eines Bewusstseins, für das dieser Schritt keinen Eingriff, sondern einen Weg zu Befreiung und Heilung darstellt, eine wesentliche Rolle spielen.

Reflexionskasten

- In welchen Bereichen könnte die Haltung der „Achtsamkeit" auch über Corona hinaus von Bedeutung bleiben?
- In welchen strukturellen Veränderungen könnte eine solche Haltung Ausdruck finden?

Autorenkasten

Alban Rüttenauer SAC

Prof. Dr. theol., Professur für Hermeneutik des AT, Fakultät Kath. Theologie, Philosophisch-Theologische Hochschule Vallendar

Ausgewählte Veröffentlichungen:

- Rüttenauer, A. (2011). „Und ihr wollt das Land besitzen?" (Ez 33,25). Ezechiels Umgang mit repräsentativen Redensarten. Forschungen zur Bibel, Bd. 124. Würzburg: Echter Verlag.
- Rüttenauer, A. (2015). Schelling und die Bibel. Philosophie und Exegese im Gespräch. Theologie im Dialog, Bd. 14. Freiburg i.Br.: Herder Verlag.
- Rüttenauer, A. (2017). Musik als locus theologicus und Vermittlungshilfe in der Völkerverständigung anhand von biblischen und musikgeschichtlichen Beispielen. In: Riße, G., & Vellguth, K. (Hrsg.). Denken, das Weite atmet. Text und Kontext in der Theologie. FS für Hans Waldenfels. Ostfildern: Matthias Grünewald Verlag, 153–159.

Arbeitsschwerpunkte: Prophetie im AT; Bibel in Literatur, Philosophie und Kunst; interreligiöser Dialog.

Kontaktadresse: aruettenauer@pthv.de

Literatur

Bederna, K. (²2020). *Every Day for Future. Theologie und religiöse Bildung für nachhaltige Entwicklung.* Matthias Grünewald Verlag.

Flaßpöhler, S. (19./20. Dezember 2020). Interview „Über Endlichkeit". *Süddeutsche Zeitung,* Nr. 294, S. 56.

Koch, K. K. (2020). Die Coronakrise mit den Augen des Glaubens betrachtet. In W. K. Kasper & G. Augustin (Hrsg.), *Christsein und die Coronakrise. Das Leben bezeugen in einer sterblichen Welt* (S. 29–39). Matthias Grünewald Verlag.

Köhncke, A. (2020). Natur als Bollwerk gegen Pandemien. *Publik Forum, 9*(2020), 11.

Montgomery, F. U. (2020). Erneuten Lockdown ausschließen? Nein, die tödliche Bedrohung bleibt! *Publik Forum, 19,* 8.

Palaver, W. (23. Dezember 2020). „Ohne Furcht geht es nicht." Ein Gespräch über Sterben und Trauer in der Pandemie. *Die Zeit,* Nr. 54, 46.

Papst Franziskus. (2020). Geleitwort. In W. K. Kasper & G. Augustin (Hrsg.), *Christsein und die Coronakrise. Das Leben bezeugen in einer sterblichen Welt* (S. 5–7). Matthias Grünewald Verlag.

Schellnhuber, H. J. (2015). *Selbstverbrennung. Die fatale Dreiecksbeziehung zwischen Klima, Mensch und Kohlenstoff.* Bertelsmannverlag.

Zimmerli, W. (1969). Ezechiel. 2. Teilband: Ezechiel 25–48 (BKAT XIII/2). Neukirchener.

Weiterführende Literatur

Lederhilger, S. J. (Hrsg.). (2018). *Gärten in der Wüste. Schöpfungsethik zwischen Wunsch und Wirklichkeit.* Friedrich Pustet Verlag.

Knapp, A., & Wolfers, M. (⁴2018). *Glaube, der nach Freiheit schmeckt. Eine Einladung an Zweifler und Skeptiker.* Herder.

Gesellschaftsbezogene Perspektiven

Lehren aus Corona-Krise: Sozialraumbildung als Menschenrecht statt „sauber, satt, sicher, still"

Frank Schulz-Nieswandt

Zusammenfassung

Eine apotropäische Haltung (Hygieneangst und Abwehrzauber) ist in „Normalzeiten" zu beobachten. Unter Corona-Bedingungen wird diese überdeckt von einem allgemeinen Sicherheits-Dispositiv angesichts der netzwerkartigen sozialen Verkettungen in der Diffusion von Ansteckungen im Sinne negativer Externalitäten. Die Folge ist eine Praxis der „Kasernierung". Im Sinne von Giorgio Agamben (Homo sacer, 2002) wird die Gestaltqualität der Personalität eingetauscht gegen die reduktionistische Sicherheit des „nackten Lebens": „sauber, satt, sicher, still". Diese Dramatik soll hier das Thema sein. Die Angst vor Pandemien ist ein ubiquitäres Phänomen im kollektiven Bewusstsein der Menschen angesichts der Koevolution von Mensch und Virus bzw. Bakterien. Dem Thema der sozialen Praktiken in der stationären Altenpflege ist durch die Corona-Pandemie nochmals eine eskalierende Bedeutung zugekommen.

Schlüsselwörter

Corona-Krise • Langzeitpflege • Heimsektor • Grundrechte • Würde

Das Problem: Hin- und Einführung (Einleitung)

Worum geht es im vorliegenden Beitrag? Es geht um Corona und das Erlebniserfahrungsgeschehen in der Pflege. Es geht um die Frage, was unter Corona-Bedingungen im Sektor der stationären Langzeitpflege mit den Menschen geschehen ist. Es geht

F. Schulz-Nieswandt (✉)
Soziologie und Sozialpsychologie, Universität Köln, Köln, Deutschland
E-Mail: schulz-nieswandt@wiso.uni-koeln.de

© Der/die Autor(en), exklusiv lizenziert durch Springer Fachmedien   89
Wiesbaden GmbH, ein Teil von Springer Nature 2022
V. Breitbach und H. Brandenburg (Hrsg.), *Corona und die Pflege*,
Vallendarer Schriften der Pflegewissenschaft 10,
https://doi.org/10.1007/978-3-658-34045-2_7

am Ende der Sichtung und Problemanzeige um die Frage nach den Konsequenzen, die zu ziehen sind. Es geht um Grundrechtsverletzungen in Corona-Zeiten, also im Kontext der COVID-19-Pandemie (Sars-CoV-2), aber auch schon vorher, weil der Code traditionell zur kulturellen Grammatik der sozialen Praktiken in Einrichtungen gehört. Unter Corona-Bedingungen kommt es nun zu Eskalationen im Pflegeheim- sektor und zu einer bröckelnden Sozialraumidee, die sich oftmals doch ohnehin erst noch in einem embryonalen Entwicklungsstadium befindet. Die notwendigen erfahrungswissenschaftlichen Differenzierungen mit Blick auf die Landschaft der Einrichtungen und des sozialen Wandels dieses Feldes (Brandenburg et al., 2014) ist mir achtsam bewusst. Insofern wird die Sichtweise in diesem Beitrag als eine stilisierte Hypothese des strukturellen Trends in einer deutlich pointierten Art und Weise vorgetragen.

Pflegeheime sollen eigentlich Orte des alltäglichen Lebens und normalen Woh- nens sein, de facto aber bestimmen mehr denn je Schutz und Sicherheit statt Teilhabechancen durch soziale Kontakte die Wirklichkeit der Bewohnerinnen und Bewohner. In den Pflegeheimen wird der alte Mensch zur „Verschlusssache" (Schulz-Nieswandt, 2021). Dieses Phänomen ist nun jedoch zu verstehen als Eska- lation eines ohnehin traditionellen, also lange schon wirksamen Strukturproblems des Pflegesektors, nun aber unter Corona-Bedingungen. Das Thema steht im Spiegel der Lebensqualitätsforschung (Kaltenegger, 2016) in der auch grundrechtstheore- tisch bedeutsamen kritischen Tradition der Einschätzung von Heimstrukturen als „totale Anstalten" (Goffman, 1973), in denen ältere Menschen institutionalisiert und z. B. mit Blick auf die Hygieneregime (KDA, 2019; Schulz-Nieswandt, 2019f, 2020d) hospitalisiert werden. Institutionalisierung meint eine Kultur der sozialen Interaktionen, in denen und (ethnomethodologisch auf die Methoden der Wirklich- keitsbewältigung des Alltags abstellend: Schulz-Nieswandt, 2020o) *durch die* der Mensch in seiner personalen Autonomie und in seiner Teilhabe am Gemeinwesen gefährdet wird. Das Gegenteil von dieser Diskriminierung und Ausgrenzung ist ein „gutes" Leben (Nussbaum, 1998) in der inklusiven Gemeinde.

Psychoanalytische Zugänge I: der Blick „Kritischer Theorie": Das Thema ist angemessen nur mit einer ausgeprägten Interdisziplinarität anzu- gehen. Dabei dürfte der Einbau psychodynamischer Sichtweisen (Schulz- Nieswandt, 2020q) in Verbindung mit dem aus der Religionswissenschaft stammendem Theorem der „apotropäischen Hygieneangst" (Angst und Ekel als Affekte sozialer Ausgrenzung als Form eines „Dämonenabwehrzaubers" seitens des professionellen Personals sowie, im Kontext der Öffnung von Einrichtungen, seitens der Anwohnerschaft im Quartier: Schulz-Nieswandt, 2020d) dramatisch deutlich machen, wie tief soziale Ausgrenzung der vulnerablen hochaltrigen Menschen in der Grammatik der sozialen Interaktionen verankert ist. Blicken wir in ethnologischer Distanz in die „fremde" Lebenswelt der sog. Altenpflegeheime und blicken wir kritisch problematisierend auf die hospitalisierenden Hygieneregime, die eine akutklinische Atmosphäre in die Altenpflegeheimen einschreiben und die Normalisierung des Lebens im Heim als Wohnort unterlaufen. Apotropäische Haltungen sind in der Religionswissenschaft breit erforscht und verweisen auf die Dämonenangst und auf entsprechende animistisch anmutende soziale Praktiken des magischen Dämonenabwehrzaubers. Der alte Mensch als „Keimträger" ist exemplarisch für die Bedeutung von apotropäischen Haltungen und Praktiken, die mit Blick auf ihre neurotischen Verstiegenheiten affektpsychologisch als Hygieneangst verstanden werden können. Hieraus resultieren magische Mechanismen als Dämonenabwehrzauber klinischer Art, die die Bewohnerinnen und Bewohner als feindliche Andere konstituieren. Da es sich um Anstalten der Fürsorge handelt und ein aus der Verhaltensforschung bekanntes Fluchtverhalten der Professionen aus Gründen der professionellen Ethik helfender Berufe nicht infrage kommt, werden die latenten präventiven Tötungstriebe angesichts der Imagination des Feindes zivilisiert zu manifesten sozialen Ausgrenzungen des Quarantäne-Paradigmas in Krisen und zur persistenten Berührungsangst, paternalistischen Dominanzattitüde, zum „dependency-support-script" und zum „overprotection" in den Zwischenzeiten. Diese psychoanalytische Sicht, appliziert auf die Kultur der Pflege als Interaktionsarbeit (Reuschenbach, 2020), ist ein anderer Zugang zu dem Themenkreis, „Was die Krise mit uns macht und was wir daraus machen" (Spitzer, 2020) als sonstige aktuelle psychologische Problemsichtungen (Benoy, 2020; Haas, 2020; Taylor, 2020). Es geht um eine gewisse Abgründigkeit, die m. E. hier als Problemanzeige aufgegriffen werden muss. Hierzu liegt allerdings ein instruktiver Beitrag von Bernd Heimerl (2020) vor.

Das Thema knüpft im Lichte der Diskurse über die Normalisierung des Wohnens im Alter an die Debatten um die Sozialraumorientierung als Idee der Caring

Communities im Quartier als Alternative zu stationären Sonderwelten an (Schulz-Nieswandt, 2020a).

1   „Corona-Gesellschaft"

Die Erfahrungen mit der Eskalation der Kasernierung (Schulz-Nieswandt, 2020e, j, 2021) älterer und alter Menschen in der Corona-Krise haben die klassischen Themen der Deinstitutionalisierung und Enthospitalisierung sowie die nach wie vor dringliche Bedeutung der Leitbilder des Empowerments bzw. der Befähigung im Sinne des Capability-Ansatzes (Nussbaum, 1998; Sen, 2020a, b), wobei die Gesundheitskompetenz (Okan et al., 2020) nur eine Dimension ist, und der Normalisierung des wohnenden Lebens als noch unerfüllte Träume, somit im Sinne der Hoffnung an die Kritische Theorie des „Noch-Nicht" der Gestaltwahrheit des personalen Selbst-Seins (ein „gutes Leben" der Würde selbstständiger Selbstbestimmung im Modus der Teilhabe am Gemeinwesen) des Menschen in Erinnerung gebracht (Schulz-Nieswandt, 2020h, 2018a, 2017b).

Bevor die Corona-Krise ausbrach, entwickelte sich eine kritische Hygiene-Debatte in Bezug auf das Heimleben (KDA, 2019). In einer kulturwissenschaftlichen Analyse auf psychoanalytischer Grundlage habe ich die akutklinischen Standards als „Hospitalisierung" älterer und alter Menschen bzw. als De-Normalisierung des Wohnens in diesem stationären Setting zu dechiffrieren versucht (Schulz-Nieswandt, 2020d). Die Corona-Krise hat diese Problematik verschärft. Ich musste allerdings die Hypothesen anpassen (Schulz-Nieswandt, 2020d, k; ausführlich dann auf der Grundlage von Schulz-Nieswandt, 2020e in Schulz-Nieswandt, 2021). Denn die apotropäische Hygieneangst gegenüber dem alten Menschen wurde überdeckt. Das Sicherheits-Denken (Hindrichs & Rommel, 2020), dass auch Teil des stationären Habitus ist, wurde in Bezug auf die Bewohnerinnen und Bewohner unter Bezug auf das Grundrecht der Unversehrtheit in Art. 2 (Abs. 2) GG, dabei aber das Grundrecht auf Selbstbestimmung in Abs. 1 des Art. 2 GG quasi übergehend, verschärft, womit der alte Mensch in der Rolle des Virusempfängers abgeschirmt wurde. Gleichzeitig wurden die Bedrohung und Belastung des Personals betont, die sich aus der Sicht des alten Menschen als Virusträgers sowie mit Blick auf die externen sozialen Kontakte der Bewohnerinnen und Bewohner ergeben kann.

Es ergibt sich also eine Figuration der Angst vor negativen Externalitätsketten. Negative externe Effekte sind, argumentativ aus der Wohlfahrtsökonomie (Schulz-Nieswandt, 2020c) kommend, „spill-over"-Effekte zwischen den „wellbeing"-Funktionen der Individuen. Als Fürsorgepflicht gegenüber dem alten

Menschen wurde er aus seinem Netzwerk sozialer Beziehungen gelöst und somit die zentrale Quelle aktualgenetischer Förderung verschlossen. War die apotropäische Hygieneangst noch in Bezug auf die „Infektion" (Heiland, 2020) eine symbolische Ordnung von Übertragungs-Gegenübertragungsmechanismen im Umgang mit dem Anders- und Fremdartigen, stellt sich nun eine echte Hygieneangst ein, die zu einer gesteigerten sozialen Ausgrenzung führt.

Psychoanalytische Zugänge II: Der Blick von Freud: Solche psychischen Infektionen behandelt Freud in „Massenpsychologie und Ich-Analyse" (Freud, 1981, S. 11 ff.) und bezieht sich dabei auf LeBon. Dieser schrieb: „Unter den Massen übertragen sich Ideen, Gefühle, Erregungen, Glaubenslehren mit ebenso starker Ansteckungskraft wie Mikroben. Diese Erscheinung beobachtet man auch bei Tieren, wenn sie in Scharen zusammen sind. Das Krippenbeißen eines Pferdes im Stall wird bald von den anderen Pferden nachgeahmt. Ein Schreck, die wirre Bewegung einiger Schafe greift bald auf die ganze Herde über. Die Übertragung der Gefühle erklärt die plötzlichen Paniken. Gehirnstörungen, wie der Wahnsinn, verbreiten sich gleichfalls durch Übertragung. Es ist bekannt, wie häufig der Irrsinn bei Psychiatern auftritt. Man berichtet sogar von Geisteskrankheiten, zum Beispiel der Platzangst, die vom Menschen auf Tiere übertragen werden." (LeBon, 1982, S. 89 f.). Der bereits angeführte Beitrag von Heimerl (2020) fügt sich hier an. Analysiert wird, u. a. in Anlehnung von die Arbeit von Sonntag (2012), der variantenreich metaphorische Charakter des Virus als Figur in der Unordnung des Sozialen, als Eindringlichkeit des feindlichen (unheimlichen) Fremden (Kristeva, 1990) vom Raum des Da-Draußens in das eigene Innere. In Bezug auf Freud wird aber zugleich plausibilisiert, wie diese Angst auf das „eigene Fremde" im „inneren Ausland" des Unbewussten verweist. Wieder in das Außen gekehrt wird diese Haltung zur paranoiden Angst vor der Heterogenität, die einer pluralen Welt eigen ist. Wie Freud analysiert hat (Freud, 1981, S. 44 ff.), kann Identifikation höchst ambivalent sein, von positiv zuneigender Begierde wie von der Negativität der hassenden Tötungsneigung (eine Manifestation des Todestriebes: Klein, 1983, S. 136) zugleich geprägt sein und Schuldzuweisungsmechanismen in dieser ambivalenten Beziehungskonstellation transportieren. Es kann zu einer widerspruchsvollen Konfliktsituation von Solidarisierung und Ent-Solidarisierung – *uno actu* – kommen.

Social Distancing, obwohl eigentlich eine physische Distanz (*physical distancing*) gemeint ist, wird (Schulz-Nieswandt, 2020o) wie in der Sprechakttheorie wörtlich genommen und soziale Wirklichkeit geschaffen. Was ist mit Übertragung und Gegenübertragung hier gemeint? Ausgangspunkt ist, dass das hohe Alter wie ein Spiegel die Endlichkeit der pflegerischen Bezugsperson symbolisch verkörpert: Das bin ja ich, irgendwann. Und in der Folge mag im animistischen Sinne (der Mitmensch als Verkörperung böser Geister) eine imaginierte Übertragung der Endlichkeit des älteren und alten Menschen als ein ansteckender Tod die Haltung der pflegerischen Bezugsperson prägen. Was ist der Reaktionsstil der pflegerischen Bezugsperson? Die von der Angst getriebene Gegenübertragung ist eine Art von Dämonenabwehrzauber. Selbst der aufgeklärte moderne Mensch weist archaische Züge auf und praktiziert offensichtlich Magie.

Nimmt man dieses Referenzdenken zum Bezugspunkt der Skalierung der Wirklichkeit (Schulz-Nieswandt, 2018d), so muss man, auf die notwendige Achtsamkeit dieser Hypothese des strukturellen Trends im Spiegel der durchaus beobachtbaren Wandlungen der letzten Dekaden wurde eingangs schon hingewiesen, argumentieren: Bei allem differenzierenden Wandel haben wir die Tradition der „totalen Anstalten" noch nicht vollumfänglich überwunden. Wohnorte müssen, egal wo und in welcher Form des Wohnens, Orte des teilhabenden Lebens und der Selbstbestimmung sein, gerade dann, wenn die Potenziale der Selbstständigkeit sinken. Denn so wichtig auch die Selbstständigkeit als handwerkliches Selbstmanagement des praktischen Tun-Könnens im Kohärenzerleben ist, entscheidend ist die Selbstdefinitionsmacht im Verständnis der würdevollen, wenngleich in der „Gottähnlichkeit" nur bedingten, eine prometheische Hybris vermeidenden Souveränität der Menschen. Alle Orte des Wohnens müssen im Sinne der transaktionalen Theorie der Wechselwirkung von Mensch und Umwelt eine aktivierende (im Sinne der Gestaltpsychologie und der Humanistischen Psychologie: „aktualgenetische") Kultur aufweisen.

2 Eskalation der Kasernierung alter Menschen in Zeiten von Corona

Ich fokussiere die Debatte um die „Corona-Gesellschaft" (Volkmer & Werner, 2020) auf die Situation hochaltriger Menschen im Pflegeheim als ein Ort des Wohnens. Ich widme mich in den nachfolgenden Ausführungen (Schulz-Nieswandt, 2020d, e, j, k, 2021) der Frage, was (im Sinne des „generativen *Wie* sozialer Praktiken" ethnomethodologisch gesehen: Schulz-Nieswandt, 2020o) im Angesicht der Corona-Krise an und mit diesen Menschen geschieht. Dass in den

Alltagserzählungen der Praxis von einem „für" die Menschen die Rede ist, ist Teil der paternalistischen Grammatik traditioneller Formen des Sorge-Dispositivs. Die oben formulierte Hypothese kann somit nochmals in anderer Form ohne inhaltlichen Widerspruch zur ersten Formulierung wie folgt ausgedrückt werden: 1) Corona hat die Dichteform der Isolierung des Wohnens in stationären Settings in gesteigerter Form auf die Spitze getrieben. Und in diesem Lichte kann man mit Evidenz der Meinung sein: 2) Die aktuelle Krise hält uns als Gesellschaft den Spiegel vor, dass die Transformation der Wohnformen im Alter als Normalisierung der Form des sozialen Daseins mit den Dimensionen von Selbstbestimmung, Selbstständigkeit und Teilhabe bislang nicht hinreichendgelungen ist.

Beginnen wir mit der Problematik der verdrängten Grundrechtsverletzungen im Pflegeheimsektor: ein altes Problem, das aber eskaliert unter Corona-Bedingungen. Normalität meint hier ein Verständnis von Wohnen als Ort des alltäglichen Lebens, das die moderne Gesellschaft in einem normativen Sinne für sich selbst reklamiert. Diese Normalitätsvorstellung ist geprägt von der Haltung, wonach Autonomie und der Partizipation als Merkmale dieses Lebens uns wichtig, mit guten Gründen ja geradezu „heilig" (Möbius, 2020; Schulz-Nieswandt, 2017a) seien: Gemeint ist die Würde der Person, mit Blick auf die praktische Erlebbarkeit definiert über die Dimensionen von Selbstbestimmung, Selbstständigkeit und Teilhabe. Die neuere Diskussion spricht in diesem Sinne mitunter von der „Sakralität der Person". Diese Auffassung ist grundrechtstheoretisch fundiert und mehrschichtig verankert und konstitutionell als „Verfassungsvertragsverbund" verschachtelt im Völkerrecht der UN, in der Grundrechtscharta der Unionsbürgerschaft in der EU, im bundesdeutschen Verfassungsrecht in Art. 1 und 2 GG und sodann mit Blick auf die politische Implementation konkretisiert in den Sozialgesetzbüchern (vgl. § 1 SGB I) und in den Bundeslandesgesetzgebungen, dort u. a. in den Wohn- und Teilhabegesetzen (Schulz-Nieswandt, 2016b, 2017b).

Die Pandemie bringt die Gesellschaft in einen fundamentalen Zielkonflikt. Einerseits gilt die Sorge explizit dem Schutz vulnerabler Gruppen und insbesondere dem hohen Alter. Die bedeutsame Wertigkeit dieser Dimension des sozialen Geschehens steht außer Frage. Andererseits werden Menschen im hohen Alter, zugespitzt, aber deshalb nicht falsch formuliert, in den Pflegeheimen verstärkt dem „sozialen Tod" infolge von sozialen Ausgrenzungen ausgesetzt. Anders formuliert: Die Vermeidung des biologischen Todes wird – das war die Einbringung des Rückgriffs auf Giorgio Agamben (2002) – teuer erkauft mit dem sozialen Tod. Die Forschung hat darlegen könne, wie sehr die erlebte Lebensqualität des Menschen von seiner Einbettung in soziale Beziehungen abhängt. Die Bedürftigkeit des Menschen nach Generativität, also Rollen zu spielen und dergestalt bedeutsam zu sein sowie aufgabenorientiert zu altern, ist ausgeprägt.

Die soziale Wirklichkeit, trotz der seit längerer Zeit beobachtbaren Differenzierung und der sich langsam, und eben auch widerspruchsvoll herausbildenden Vielfalt der Lebenswelt „Heim", sieht oftmals anders aus als es die Normvorstellungen unserer Rechtswelt, die soeben (vom Völkerrecht bis zu den Sozialgesetzgebungen und den Verordnungen der Bundesländer) nur aufgezählt worden ist, zwingend vorsehen. Es geht daher um die Erfahrung einer im Lichte des Gerechtigkeitsempfindens schmerzhaften Differenz, auf die sich bereits die lange Geschichte des Rückbaus „totaler Institutionen" der anstaltsförmigen Orte der sozialen Ausgrenzung als kritische Reflexion der Institutionalisierung und Hospitalisierung bis heute bezieht.

Anders formuliert: Die in der Corona-Situation – entgegen den Befunden differenzieller Gerontologie – nochmals in gesteigerter Form praktizierte pauschale Stigmatisierung der Schutzbedürftigkeit der vulnerablen Gruppe der „Alten" kappt die gerade erst im langsamen und widerspruchsvollen Wachstum befindliche Sozialraumöffnung der Heime, die an das normale Wohnen und Leben im Quartier und somit im Kontext von Nachbarschaft als lokale sorgenden Gemeinschaften anknüpft.

Was bedeutet die Praktik des Wegschließens des alten Menschen in Zeiten von Corona? Das Grundrecht des alten Menschen auf Selbstgefährdung als Ausdruck der Selbstbestimmung mit Blick auf das ebenso grundrechtlich kodifizierte Teilhaberecht und somit das Recht auf Normalität sozialer Kontaktkulturen und sozialraumorientierter Kommunikation werden massiv verletzt. Die Mehrheitsbevölkerung der sog. aktuellen „Corona-Gesellschaft" (Volkmer & Werner, 2020) erlebt noch einen öffentlichen Außenraum ihres privat-häuslichen Innenraums. Die Lebenswelt der Pflegeheime ist dagegen eine extreme Form der Ausgrenzung. Aber, nochmals: Auch ohne Corona-Virus ist die Atmosphäre in Heimen u. a. an dem Vorbild von klinischen Hygieneverordnungen von Akutkrankenhäusern orientiert. Diese hospitalisierenden Hygieneregime schreiben eine akutklinische Atmosphäre in die Altenpflegeheime ein und unterlaufen die Normalisierung des Lebens im Heim als Wohnort.

Diese pauschale Stigmatisierung der Schutzbedürftigkeit der vulnerablen Gruppe der „Alten" kappt die sich erst im zaghaften Wachstum befindende Sozialraumöffnung der Heime. Schutz und Sicherheit statt sozialer Kontakte: Das Grundrecht des alten Menschen auf Selbstgefährdung als Ausdruck der Selbstbestimmung mit Blick auf das ebenso grundrechtlich kodifizierte Teilhaberecht wird massiv verletzt. Es liegen demnach kognitive Modelle eines reduzierten Verständnisses komplex mehrdimensionaler Lebensqualitätsmodelle vor, denen auch die Reduktion der Pflege als soziale Interaktionsarbeit auf den Körper als Fokus des „satt-sauber-sicher"-Dispositivs unserer sogenannten „Altenpolitik" entspricht.

Die mitunter im Kult des Heroischen inszenierte Für-Sorge in Bezug auf den vulnerablen alten Menschen, geradezu zynisch anmutend angesichts der sonstigen chronisch fehlenden Wertschätzung der Professionen im Kontext des Fachkräftemangels, wird dergestalt teuer „erkauft" mit Praktiken des sozialen Todes des ausgegrenzten *homo patiens.*

Was sind hierbei die abgründigen Hintergründe? Was treibt diese Verfehlung der Normalität im Heimleben an (Schulz-Nieswandt, 2020d)? Auf die psychodynamische Dimension der kulturellen Grammatik der Fürsorge ist hiermit zurückzukommen. Ist es eine von den Affektordnungen der Angst und des Ekels geprägte Kultur des Umgangs mit dem hohen Alter? Wird das hohe Alter wahrgenommen als dem Tod geweihter Verfall von Geist und Körper? Geht es um Andersheit und Fremdheit? Um das Monströse? Geht es um Geruch? Um Hässlichkeit? Befremdet uns die an die übliche Sprache gebundene „Unverstehbarkeit" des Menschen mit Alzheimer-Demenz? Wird der alte Mensch vielleicht selbst als gefährlicher Keimträger stigmatisiert? In unserer Zivilisationsstufe hat sich auch schon längst und unabhängig von Corona im Umgang mit dem alten Menschen ein Muster sozialer Ausgrenzung herausgebildet, das, um an Michel Foucault (Foucault, 2005, 2015) anzuknüpfen, Altenheime an einem panoptischen Quarantänemodell orientiert. Nun kommt Corona als eine neue Stufe dieser alten Herausforderung ins Spiel (Schulz-Nieswandt, 2021). Und es kommt phänomenologisch zu einem Überdeckungs-Effekt als Metamorphose der Angstkonstellation: Im Spiegel der netzwerkartigen sozialen Verkettungen in der Diffusion der Ansteckungen wird im Namen der Sicherheit der Unversehrtheit des nackten Lebens des alten Menschen eine Kasernierung vorgenommen. Das ist die tiefenpsychologische Dimension der Hypothese, die habitushermeneutisch erschlossen werden muss.

Denken wir die Alternative im Spiegel der angesprochenen Dringlichkeit der nachholenden Differenzierung quartiersbezogener Wohnformen im Alter: Das Risikomanagement von Corona läuft nicht wie im Fall des normalen Alltags der informell (familial, nachbarschaftlich, bürgerschaftlich) und formell/professionell (infrastrukturell) vernetzten privaten Häuslichkeiten und gemeinschaftlichen Formen privaten Wohnens ab. Als Folge eines szenischen Blicks einer Imagination rückt daher eine Frage in das Zentrum der kritischen Diagnostik des Heimlebens: In welcher Lebensqualität würden die Menschen das Corona-Virus bewältigen oder eventuell auch am Virus sterben, wenn dies in lokalen Caring Communities statt in der Dichte des Heimlebens geschehen würde? Und: Hat die Gesellschaft den expliziten oder mutmaßlichen Willen der Bewohnerinnen und Bewohner überhaupt befragt?

Zu konstatieren sind: Versäumnisse, Schuld und Verantwortungsaufgaben. Die „Schuld" der Gesellschaftspolitik – und damit aller Bürgerinnen und Bürger, nicht nur, wenngleich deutlich auch „der" Politik und „der" Einrichtungsunternehmen und ihrer Träger – liegt in der über lange Zeit nicht gekonnten, wohl auch nicht wirklich gewollten Transformation der Wohnformen im Alter als Normalisierung der Form des sozialen Daseins. Das ist die Schuld des Versäumnisses. Corona hat die Dichteform der Kasernierung nur noch auf die Spitze getrieben und uns damit einen Spiegel vorgehalten. Denn die Gesellschaft ist in Bezug auf die Würde des älteren und alten Menschen nicht wirklich gut aufgestellt.

In leichter Form wird in Risikogebieten das Hygieneregime des Pflegeheims nunmehr in der ganzen Gesellschaft abgebildet: Die Menschen ziehen sich für Wochen in ihre private Häuslichkeit zurück. Das Pflegeheim wird zum Vorbild, die Gesellschaft zum Abbild. Doch im Vergleich zum Heimleben handelt es sich nur in Spezialfällen bei der Mehrheitsbevölkerung in der Corona-Krise um eine totale Quarantäne. Spazierengehen, Joggen, Einkaufen, in Grenzen auch Berufstätigkeit sind möglich. Digitale Räume (Schulz-Nieswandt, 2020m, n; kritisch: Schulz-Nieswandt, 2019d, 2020n) sind – anders als im Durchschnitt in Heimen – nutzbar. Im Fall von Corona fühlt sich die gesellschaftliche Mehrheit (die oppositionellen oder ignoranten Minderheiten sind erklärungsbedürftig) selbst gesundheitlich, ökonomisch (Iskan, 2020) mag dies anders liegen, nicht gravierend bedroht. Die Grundrechtseinschränkungen (Gephart, 2020; Kersten & Rixen, 2020; Scheibe, 2020) werden mehrheitlich bislang weitgehend akzeptiert. Die Angst vor den Keimträgern hält sich bei der Mehrheit der Bürgerinnen und Bürger anscheinend in Grenzen. Vor diesem Hintergrund fällt der politisch (zum Zusammenspiel: Lindemann, 2020 spricht von der „Ordnung der Berührung", von Staat bzw. Politik, Wissenschaft und Medien kritisch: Schrappe et al., 2020) abgeforderte solidarische Altruismus, die Risikogruppen zu schützen, relativ – beobachtet man die einerseits hedonistischen, andererseits verschwörungstheoretischen (Alt & Schiffer, 2018; Butter, 2018; Stumpf & Römer, 2020) oppositionellen Subgruppen in der Bevölkerung – einfach. Offensichtlich funktioniert (Brand et al., 2020) das auf Empathie basierende Sittengesetz von Kant recht gut. Dies würde jedoch sicherlich ganz anders aussehen, wenn es sich um Ebola oder um die Pest handeln würde. Die moralökonomischen Potenziale der Solidarität sind auch in unserer sogenannten modernen – also post-traditionellen – Gesellschaft ausgeprägt. Dazu liegt eine Fülle von soziologischen Befunden mit Blick auf Umverteilungsakzeptanz in Risikogemeinschaften, Geben und Nehmen, Spenden, freiwilliges soziales Engagement, in Generationenbeziehungen etc. vor (Schulz-Nieswandt, 2020c). Dennoch vermischt sich diese Gabe-Bereitschaft in bestimmten Handlungsfeldern dennoch mitunter mit

Begegnungs- und Berührungs-Ängsten, hierbei die affektuellen Ordnungen von Ekel und Angst zum Ausdruck bringend, insbesondere mit Blick auf Menschen mit Behinderungen, Menschen mit Demenz und Menschen im Übergangsbereich zum Tod: Begegnungsbereiche, die wohl als das „Ganz Andereals ein Fremdes" codiert werden. Breit in den modernen Kulturwissenschaften diskutiert, wird diese psychodynamische Dimension des sozialen Dramas des Alltags in der üblichen Sozialkunde des Sozialstaatsgeschehens ausgeblendet.

Der dargestellte fundamentale Zielkonflikt ist also kein tragisches Dilemma, in der es keinen Ausweg ohne massive Schuld gibt. Die durchaus vermeidbare oder zumindest reduzierbare Schuld liegt vielmehr in dem angesprochenen „Versäumnis" mit Blick auf die über lange Zeit nicht wirklich gewollte Transformation der Wohnformen im Alter als Normalisierung der Form des sozialen Daseins. Corona hat die Dichteform der Kasernierung der „Alten" eskalierend nur noch in gesteigerter Form auf die Spitze getrieben. Auf die Zukunft gerichtet kristallisiert sich eine „Verantwortung" heraus: Das Versäumte muss nachgeholt werden. Der sozialen Wirklichkeit der Pflegelandschaft im Alter ist ein anderer Geist einzuhauchen, damit ihre kranke Seele gesundet.

3   Zum Schicksal der Sozialraumöffnung in der „Corona-Gesellschaft"

Es geht aber – wie gesagt: jenseits von Corona-Zeiten – thematisch auch noch um mehr. Dazu gehört in Verbindung mit der Kommunalisierung der Steuerung des Feldes (Schulz-Nieswandt, 2020i; 1) die teilhabegrundrechtlich zwingende Idee der Sozialraumöffnung stationärer Settings. Daher sei hier exemplarisch auf das GALINDA-Projekt in Rheinland-Pfalz (Brandenburg et al., 2020a, b) verwiesen. Angemerkt sei am Rande nur: Diese Reformperspektive betrifft auch die Notwendigkeit einer Sozialraumorientierung der medizinischen Primärversorgung (Schulz-Nieswandt, 2020g, 2018b).

Mehrere Problemdimensionen sollen angeführt, können aber nicht tiefer und breiter diskutiert werden.

a) Die Pflicht zur Sozialraumöffnung
   Die Sozialraumöffnung der Heime als Wohn-Settings stationärer Langzeitpflege gehört zu den zentralen Entwicklungsaufgaben des Sektors, wenn man mit Blick auf die Innovationsbedürftigkeit der Versorgungslandschaft die normativ-rechtlichen Vorgaben unserer Kultur beachtet.

b) Sozialraumöffnung ohne Trivialitätsdenken

Sozialraumöffnung ist ein Strukturelement im Wachstum unserer Kultur des Miteinanders in den sozialen Praktiken des Umgangs mit dem höheren und hohen Alter. Es knüpft am Quartierskonzept der Care-Landschaften an und beruht auf der Differenzierung der Wohnformen im Alter jenseits der binären Codes der morphologischen Dichotomie von Privathaushalt und Heim. Ein Sozialraum ist die von sozialer Vernetzung und Einbettung geprägte Lebenswelt im Alltag des Daseins. Um diese Öffnung von Innen nach Außen, um das Da-Draußen in das Innen zu holen, dreht sich die Herausforderung des kollektiven Lernens als kulturelles Change-Management von Einrichtungen, die den Willen zur Selbstveränderung aufbringen, sich aber auch zur Fähigkeit der transgressiven Selbsttranszendenz lernend entwickeln müssen. Es ist ein Veränderungsprozess auf der institutionellen Meso-Ebene von Einrichtungen, die als solche das Setting von Care-Prozessen, in die die Mikro-Ebene der Professionen (mit ihren Habitusformen), in komplexen Interaktionsordnungen mit den Bewohnerinnen und Bewohner, Angehörigen, bürgerschaftlich Engagierten, Betreuerinnen und Betreuer und externen Regulationsakteuren der Sozialversicherungen und des Landes figurativ eingelassen, eingebunden sind. Von den Faktoren des Gelingens bzw. Scheiterns, von den Entwicklungspotenzialen und den Blockaden, den Pfadabhängigkeiten, von Unsicherheiten und Ängsten, von Offenheiten und Verschlossenheiten, von Mut, Fantasie, aber auch ökonomischen Interessen, Machtspielen, Blickverengungen etc. handelt das ganze Drama.

c) Einrichtungskulturen im „Spinnennetz des Kapitalismus"

Erforderlich scheint als struktureller Hintergrund die Explanation einer kurzen dichten Erzählung des großen Trends (Schulz-Nieswandt, 2020f): Care unter der hegemonialen Macht der Magie des kapitalistischen Geistes. Der zentrale Aspekt dieser Betrachtung ist: So, wie der Kapitalismus seine Ästhetik der Warenproduktion hervorgebracht hat, hat auch die Gemeinwirtschaft als Sorgeökonomik ihre eigene Poetik, jetzt aber als Narration des „guten Lebens". Die Marktöffnung und Wettbewerbsorientierung als ordnungspolitische Philosophie der SGB XI-Einführung war der Kardinalfehler (Schulz-Nieswandt, 2020b, f und die dort zitierte Literatur). Diese konstitutive Ursünde treibt die freien Träger in der Konkurrenz mit den privaten Leistungsträgern in das „Spinnennetz des Kapitalismus", das nun zunehmend in der Logik der unternehmerischen Formalzielorientierung von transnationalen Kapital-Anleger-Modellen kolonialisiert wird, die Bedarfsdeckungswirtschaft zum Nebenziel erklärt und das Rendite-Dispositiv als Logik des Wirtschaftens dominieren lässt. Die Vision einer dualen Wirtschaft (Gemeinwirtschaft versus Privatwirtschaft), die ganze Sektoren im Lichte des öffentlichen Interesses zum Ausnahmebereich (also Formen eines öffentlichen Gesundheitswesens oder eines ausschließlich freigemeinnützigen Pflegesektors) erklären, ist aus dem Diskurs ausgeschlossen worden.

d) Die Vision einer neuen Versorgungslandschaft
Die anzustrebende Vision ist eine nachhaltige, bedarfsgerechte Versorgungslandschaft, transsektoral (Cure und Care umfassend) integriert, multiprofessionell funktionierend, vom Hilfe-Mix formeller und informeller Ressourcen geprägt, wohnort- und netzwerkbezogen, abgestuft, um eine differenzierte Wohnlandschaft, jenseits des binären Codes privater Häuslichkeit und Heim, auf die hybriden (stambulanten) Formen heterotoper Art zentriert, lokale sorgende Gemeinschaften nachhaltig entwickelnd, eingebettet in eine Infrastrukturlandschaft, die den Kriterien der Verfügbarkeit, Zugänglichkeit, Erreichbarkeit und Akzeptanz entspricht.

e) Modernisierung des Wächterstaates
Der Gewährleistungsstaat selbst ist in seinen sozialen Praktiken zu modernisieren (Schulz-Nieswandt, 2020r, b; Schulz-Nieswandt et al., 2019a, b). Diese auf innovatives Lernen abstellende Perspektive betrifft auch die Frage der Beratungs- und Prüfbehörden, wie sie sich z. B. im Land Rheinland-Pfalz im Rahmen der WTG-Implementation im Wandel befinden. Dabei geht es einerseits um die Wächterfunktion (durchaus argumentierbar in Wahlverwandtschaft zum SGB VIII), andererseits um das sogenannte dialogische Verfahren, wodurch dergestalt die Einrichtungen zu innovativen Problemlösungen (z. B. in der Situation des Fachkräftemangels) anzuregen oder gar im Rahmen einer evaluativen Begleitung zu befähigen sind. Die Behörden sollen also eine Art von Inkubatorrolle spielen.

Kurzer Schluss
Der Beitrag argumentierte auf unterschiedlichen objekt- und metatheoretischen Ebenen angesiedelt. 1) Die Lebensqualität in stationären Wohnsettings sollte in grundsätzlicher Hinsicht wie auch unter den besonderen Bedingungen der Pandemie im Lichte der Erkenntnis der Differenz zu den normativ-rechtlichen Vorgaben einer inklusiven Anthropologie problematisierbar werden. 2) Das Thema sollte als interdisziplinär zu problematisierendes Feld sozialer Praxis begreifbar werden. 3) Die Bedeutung Kritischer Theorie als Soziologie in Verbindung mit psychoanalytischen Analyseperspektiven sollte erkennbar werden. 4) Die Notwendigkeit einer radikalen Reform des stationären Sektors sollte sich als Schlussfolgerungsperspektive abzeichnen können.

Der A-Normalitäts-Diskurs ist aus der Kulturwissenschaft und epistemologisch kritischen Psychiatrieforschung mit soziolinguistischem Blick auf die binäre Codierung und der Auswirkung stigmatisierender Ausgrenzung breit geführt worden. Noch immer werden Heime sprachstrategisch als Sonderwohnformen behandelt und oftmals gar nicht als Orte des Wohnens, sondern als Pflegeeinrichtungen bezeichnet. Hier ist eine strukturelle Fehlwahrnehmung verankert. Dies codiert die Bewohnerinnen und Bewohner zu Quasi-Patientinnen und -Patienten und das Heim zum Quasi-Krankenhaus. Der „Quasi"-Status verweist darauf, dass der Programmcode der Akutmedizin (Kampf mit dem Tod oder Maschinenbau-Arbeit im OP) hier nicht zutrifft, wenngleich die Notfallversorgungsfrequenz hoch sein mag. Hinzu kommt, dass sich die Wohndauer durch den Anstieg des Alters bei der Heimübersiedlung reduziert hat, wodurch das Heim als Geschehensort dieser letzten Grenzsituation im Lebenszyklus erlebt wird. Unter den Bedingungen von Corona hat die Problematik paternalistischer Fürsorge-Denkens im Verbund mit einem Sicherheits-Dispositiv des kulturellen Selbstverständnisses stationärer Settings mit der Abschirmung der Bewohnerinnen und Bewohner als präventive Quarantänestrategie eine weitere Eskalationsstufe angenommen: Die gut gemeinte Fürsorge für den alten Menschen steigert sich zur pauschalen Kollektivkasernierung. Die entscheidenden Fragen wurden hierbei – wirklich nur aus Zeitmangel in der Krise (?) – nicht gestellt: 1) Wie steht es um das Grundrecht des älteren und alten Menschen auf Selbstgefährdung als Ausdruck der Selbstbestimmung? 2) Welche individualisierten Lösungen im Kontext der figurativen Ketten von Selbst- und Fremdgefährdungen hätte man suchen müssen? Beispiele guter Praxis gibt es ja durchaus. 3) Wie steht es um seine grundrechtlich verstehbare Teilhabepräferenz und um die Bedürftigkeit sozialraumorientierter Kontakte? Ist nach dem (mutmaßlichen) Willen der älteren und alten Menschen gefragt worden?

Weiterführende Diskurse mit Quellen

Wir reduzieren die Menschenwürde im Alter oftmals auf den sozialen Code „satt, sauber, sicher". Wir benötigen daher einen radikalen Diskurs der Kritik des Denkens und der Verhältnisse: Mit Blick auf die Praxis muss er geführt werden mit der ministeriellen Politik, mit den Trägern der Einrichtungen, mit den Professionen in diesem Feld, mit der Bürgerschaft von Quartieren. In der Wissenschaft müssen die Disziplinen der Sozialpolitikforschung ihren Blick ebenso radikal neu ausrichtend öffnen. Und so macht sich die navigierende Dringlichkeit eines Gegenkurses deutlich, bei dem, um die Verantwortungsrolle des Gewährleistungsstaates in die Feldanalyse einzubeziehen, die Idee der Modernisierung des Wächterstaates als Figur der Aufsichtsfunktion des sozialen Rechtsstaates einen wichtigen Baustein der neuen Strukturbildung darstellen kann. Hier liegen Möglichkeit einer neuartigen gouvernementalen Perspektive vor, die innovativ ganz andere – „heterotope" (Foucault, 2013) – Räume des Lebens im Alter im Gefüge des inklusiven Gemeinwesens eröffnen können (Schulz-Nieswandt, 2016a).

Wenn in einem breiteren, sogar auf den Wandel der Form der Globalisierung abstellenden gesellschaftlichen Sinne (Badiou, 2020; Becker, 2020; Brink et al., 2020; Di Cesare, 2020; Fratzscher, 2020; Heidingsfelder, 2020; Kleve et al., 2020; Kortmann & Schulze, 2020; Welfens, 2020) darüber reflektiert wird, wie das Corona-Erlebnisgeschehen das soziale Leben sogar u. a. im Sinne von Entschleunigung und mit Blick auf ein neues, immer schon angedachtes soziales Wachstum des Wohlstands positiv anregen könnte, fragt es sich, wo die analoge Diskussion der stationären Langzeitpflege bleibt. Denn ethische (Gärtner, 2020; Kröll et al., 2020; Mierzwa, 2020a, b) und sozialpolitische Debatten (Behring & Eichenberg, 2020; Scherr, 2020) werden ja geführt. Das Deutsche Zentrum für Altersfragen und die Deutsche Gesellschaft für Gerontologie und Geriatrie (Stellungnahme vom 24. April 2020) haben sich fachpolitisch früh kritisch geäußert. Aber das blieb m. E. dennoch relativ verhalten. Der Beirat der LandesSeniorenVertretung Bayern e. V. forderte in einer Pressemitteilung vom 29. September 2020 „Besuchs- und Hygieneregelungen für Heime, die den Bewohnern ein grundgesetzkonformes selbstbestimmtes Leben und Sterben ermöglichen". Das Kuratorium Deutsche Altershilfe nahm deutlicher Stellung. Ein nachhaltig radikaler kritischer Diskurs zeichnet sich jedoch (noch) nicht ab.

Reflexionsfragen im Dialog

- Ist die negative Einschätzung des Heimsektors nicht zu undifferenziert? Es gibt doch auch gute Beispiele, oder? Gibt es nicht auch ältere Menschen, die gerne in ein Heim übersiedeln, weil sie genau diese Schutzsicherheitswelt präferieren? Das dürfte sich eine kritische Lektüre fragen. Gegensicht: Ist aber mit diesem Blick auf die differenzierte Landschaft der Heime die eigentliche Kritik an dem Sonderweltstatus der Heime ausgeräumt?
- Ist die Idee der Sozialraumbildung zu idealistisch oder gar romantisch? Werden nicht die Probleme und Grenzen einer nachhaltigen Sicherstellung von Vernetzung unterschätzt, und wäre daher die Heimkritik in einem gewissen Sinne unverantwortlich? Gegenfrage: Es fehlt an Mut und soziale Fantasie, um die alternative Welt zu denken. Immer ist alles

in der Welt auch ganz anders möglich (Grundsatz der Kontingenz und der Plastizität).

- Auch in anderer Hinsicht sei der Beitrag zugespitzt und überzogen: Zu pauschal wird Marktkritik geäußert. Was sei den die Alternative zum Kapitalismus? Woher soll den das Kapital kommen für die notwendigen Investitionen? Auch die Kritik an dem Habitus der Professionen ist unfair: Hier wird auf die Opfer schlechter Bezahlung, mieser Arbeitsbedingungen und fehlender Wertschätzung eingeprügelt. Aber, so könnte wiederum entgegnet werden: Zeigt die Forschung zum Habitus von Professionen nicht: So toll aufgestellt sind diese Berufsgruppen in ihrem Reflexions- und Metareflexionsvermögen sowie in ihren Verhaltensrepertoire – das gilt auch für Professionen in Medizin und Erziehung, Schule sowie Bildung – nicht.
- Ist die Würde und sind die anderen Konstrukte des „guten Lebens" nicht metaphysische Blasen des „Kathedersozialismus". Der Mensch sei eben anders und nicht göttlich perfektionierbar. Entsprechend ist alles graue Theorie, die sich zum Moralismus aufschwingt, während die soziale Wirklichkeit eben genau so ist, wie sie ist. Ohnehin könnte ja alles auch noch schlechter sein, obwohl vieles ja besser geworden ist als früher. Ironisierende Gegenfrage: Oder ist das alles nur Wissenschaftsfeindlichkeit der gekränkten Seele der Praxis?

Autorenkasten

Frank Schulz-Nieswandt
  Univ.-Professor
  Institut für Soziologie und Sozialpsychologie der Wirtschafts- und Sozialwissenschaftlichen Fakultät der Universität zu Köln
  Erster Prodekan
Aktuelle Veröffentlichungen:
- Schulz-Nieswandt F (2020) Gemeinwirtschaft und Gemeinwohl. Nomos, Baden-Baden.
- Schulz-Nieswandt F. (2020) Re-konstruktive Sozialforschung als strukturale Hermeneutik. Nomos, Baden-Baden
- Schulz-Nieswandt F (2020) Der Mensch als Keimträger. transcript, Bielefeld.

Arbeitsschwerpunkte: Alternsforschung; Gemeinwirtschaftslehre; Sozial-
politik im Lebenszyklus; Psychodynamische Anthropologie; Qualitative
Sozialforschung; Theologie ohne Gott.
Kontaktadresse: schulz-nieswandt@wiso.uni-koeln.de

Literatur

Agamben, G. (2002). *Homo sacer*. Suhrkamp.
Alt, C., & Schiffer, C. (2018). *Angela Merkel ist Hitlers Tochter. Im Land der Verschwörungs-theorien* (5. Aufl.). Hanser.
Badiou, A. (2020). *Nach Corona: Für eine Politik der Zukunft*. Passagen.
Becker, G. (2020). *Zeitenwende. Eine kulturpsychologische Analyse der Coronavirus-Krise*. Edition Tag & Traum.
Benoy, Ch. (Hrsg.). (2020). *COVID-9 – Ein Virus nimmt Einfluss auf unsere Psyche*. Kohlhammer.
Bering, R., & Eichenberg, C. (Hrsg.). (2020). *Die Psyche in Zeiten der Corona-Krise*. Klett-Cotta.
Brand, T., Follmer, R., & Unzicker K. (2020). *Gesellschaftlicher Zusammenhalt in Deutsch-land 2020*. Bertelsmann Stiftung.
Brandenburg, H., Bode, I., & Werner, B. (2014). *Soziales Management in der stationären Altenhilfe*. Huber.
Brandenburg, H. u. a. (2020a). *Gutes Altern in Rheinland-Pfalz (GALINDA). Kulturwan-del und Quartiersöffnung in der stationären Langzeitpflege – ein Beitrag zu sorgen-den Gemeinschaften. Endbericht und Anlagenband*. PTHV. Herausgegeben vom Land Rheinland-Pfalz: Ministerium für Soziales, Arbeit, Gesundheit und Demografie. Berichte aus der Pflege Nr. 27 – Juni 2020. Mainz.
Brandenburg, H. u. a. (Hrsg.). (2020b). *Organisationskultur und Quartiersentwicklung*. Springer VS (i. D.).
Brink, A. u. a. (Hrsg.). (2020). *Lehren aus Corona. Impulse aus der Wirtschafts- und Unternehmensethik*. Nomos.
Butter, M. (2018). *„Nichts ist, wie es scheint". Über Verschwörungstheorien* (4. Aufl.). Suhrkamp.
Di Cesare, D. (2020). *Souveränes Virus. Die Atemnot des Kapitalismus*. Konstanz University Press im Wallstein Verlag.
Foucault, M. (2005). *Mikrophysik der Macht* (8. Aufl.). Suhrkamp.
Foucault, M. (2013). *Die Heterotopien. Der utopische Körper* (4. Aufl.). Suhrkamp.
Foucault, M. (2015). *Die Strafgesellschaft*. Suhrkamp.
Fratzscer, M. (2020). *Die neue Aufklärung. Wirtschaft und Gesellschaft nach der Corona-Krise* (2. Aufl.). Berlin Verlag.
Freud, S. (1981). *Massenpsychologie und Ich-Analyse*. Fischer.

Gärtner, C. (2020). *Klima, Corona und das Christentum.* transcript.

Gephart, W. (Hrsg.). (2020). *In the Realm of Corona-Normativities.* Klostermann.

Goffman, E. (1973). *Asyle* (22. Aufl.). Suhrkamp.

Haas, J. G. (2020). *COVID-19 und Psychologie.* Springer.

Heidingsfelder, M. (Hrsg.). (2020). *Corona. Weltgesellschaft im Ausnahmezustand.* Velbrück.

Heiland, K. (Hrsg.). (2020). *Prinzip Infektion. Atmosphärische Übertragung in Gesellschaft, Kunst und Psychoanalyse.* Psychosozial-Verlag.

Heinerl, B. (2020). Das Coronavirus. Überlegungen zu einem bedrohlichen Fremdkörper. *Forum Der Psychoanalyse, 36,* 319–331.

Hindrichs, S., & Rommel, U. (2020). *Pflegerische Versorgung bei COVID-19.* Vincentz Network.

Iskan, St. (Hrsg.). (2020). *Corona in Deutschland. Die Folgen für Wirtschaft, Gesellschaft und Politik.* Kohlhammer.

Kaltenegger, J. (2016). *Lebensqualität in stationären Pflegereinrichtungen fördern.* Kohlhammer.

KDA: Schulz-Nieswandt, F. u. a. (Hrsg.). ProAlter 51 (3) 2019. *Hygiene in der stationären Pflege.* medhochzwei.

KDA: Schulz-Nieswandt, F. u. a. (Hrsg.). ProAlter 52 (3) 2020. *Wie Corona überholte Wohnsettings und soziale Spaltungen sichtbar macht.* medhochzwei.

Kersten, J., & Rixen, St. (2020). *Der Verfassungsstaat in der Corona-Krise.* Beck.

Klein, M. (1983). Bemerkungen über einige schizoide Mechanismen. In M. Klein (Hrsg.), *Seelenleben des Kleinkindes und andere Beiträge zur Psychoanalyse* (S. 131–163). Klett-Cotta.

Kleve, H., & u. a. (Hrsg.). (2020). *Lockdown: das Anhalten der Welt. Debatte zur Domestizierung von Wirtschaft, Politik und Gesundheit.* Carl-Auer.

Kortmann, B., Schulze, G. G., & G. G. (Hrsg.). (2020). *Jenseits von Corona. Unsere Welt nach der Pandemie – Perspektiven aus der Wissenschaft.* transcript.

Kristeva, J. (1990). *Fremde sind wir uns selbst.* Suhrkamp.

Kröll, W. u. a. (Hrsg.) (2020). *Die Corona-Pandemie. Ethische, gesellschaftliche und theologische Reflexionen einer Krise.* Nomos.

LeBon, G. (1982). *Psychologie der Massen.* (1895). 15. Aufl. Kröner.

Lindemann, G. (2020). *Die Ordnung der Berührung. Staat, Gewalt und Kritik in Zeiten der Coronakrise.* Velbrück.

Mierzwa, R. (2020a). *Empathische Ethik. Ein Entwurf für die Post-Corona-Zeit.* Tectum in Nomos.

Mierzwa, R. (2020b). *Armut und die Corona-Krise.* Tectum.

Möbius, M. (2020). *Die heilige Ordnung der Menschenwürde. Die Sakralität der Person verstehen, begründen, problematisieren.* Nomos.

Nussbaum, M. (1998). *Gerechtigkeit oder Das gute Leben* (10. Aufl.). Suhrkamp.

Okan, O. u. a. (2020). Gesundheitskompetenz der Bevölkerung im Umgang mit der Coronavirus-Pandemie. *Monitor Versorgungsforschung* (03/20), 40–45.

Reuschenbach, B. (Hrsg.). (2020). *Pflegewissenschaft/Sonderausgabe: Die Corona-Pandemie.* hpsmedia.

Scheibe, P. (2020). *Grundrechte in Quarantäne. Ein Virus infiziert den Rechtsstaat.* Dietz.

Scherr, A. (2020). Corona-Krise. *Sozial Extra, 44*(3), 172–176.

Schrappe, M. u. a. (2020). *Thesenpapier 4.0: Die Pandemie durch SARS-CoV-2/Covic 19 – der Übergang zur chronischen Phase.* Köln u. a.

Schulz-Nieswandt, F. (2016a). *Hybride Heterotopien. Metamorphosen der „Behindertenhilfe".* Nomos.

Schulz-Nieswandt, F. (2016b). *Inclusion and local community building in the context of European social policy and international human social right.* Nomos.

Schulz-Nieswandt, F. (2017a). *Menschenwürde als heilige Ordnung. Eine dichte Re-Konstruktion der sozialen Exklusion im Lichte der Sakralität der personalen Würde.* transcript.

Schulz-Nieswandt, F. (2017b). *Personalität, Wahrheit, Daseinsvorsorge. Spuren eigentlicher Wirklichkeit des Seins.* Königshausen & Neumann.

Schulz-Nieswandt, F. (2018a). *Morphologie und Kulturgeschichte der genossenschaftlichen Form. Eine Metaphysik in praktischer Absicht unter besonderer Berücksichtigung der Idee des freiheitlichen Sozialismus.* Nomos.

Schulz-Nieswandt, F. (2018b). *Biberacher „Unsere Brücke e. V." Redundanz im bunten Flickenteppich der Beratung, Fallsteuerung und Netzwerkbildung oder Modell der Lückenschließung?* Nomos.

Schulz-Nieswandt, F. (2018c). *Lokale generische Strukturen der Sozialraumbildung. § 20h SGB V und § 45d SGB XI im Kontext kommunaler Daseinsvorsorge.* Nomos.

Schulz-Nieswandt, F. (2018d). *Zur Metaphysikbedürftigkeit empirischer Alter(n)ssozialforschung.* Nomos.

Schulz-Nieswandt, F. (2018e). Märkte der Sozialwirtschaft. In K. Grunwald & A. Langer (Hrsg.), *Handbuch der Sozialwirtschaft* (S. 739–755). Nomos.

Schulz-Nieswandt, F. (2019a). Daseinsvorsorge. In F. Ross, M. Rund, & J. Steinhaußen (Hrsg.), *Alternde Gesellschaften gerecht gestalten. Stichwörter für die partizipative Praxis* (S. 219–227). Budrich.

Schulz-Nieswandt, F. (2019b). *Person – Selbsthilfe – Genossenschaft – Sozialversicherung – Neo-Korporatismus – Staat.* Nomos.

Schulz-Nieswandt, F. (2019c). *Gestalt-Fiktionalitäten dionysischer Sozialpolitik. Eine Metaphysik der Unterstützungstechnologien im Kontext von Krankenhausentlassung und der Idee eines präventiven Hausbesuchs als Implementationsetting.* Nomos.

Schulz-Nieswandt, F. (2019d). *Das Gemeindeschwesterplus-Experiment in Modellkommunen des Landes Rheinland-Pfalz. Der Evaluationsbericht im Diskussionskontext.* Nomos.

Schulz-Nieswandt, F. (2019e). *Die Formung zum Homo Digitalis. Ein tiefenpsychologischer Essay zur Metaphysik der Digitalisierung.* Könighausen & Neumann.

Schulz-Nieswandt, F. (2019f). Hygieneregime und Normalisierung des Lebens im Heim. *ProAlter, 51*(3), 14–17.

Schulz-Nieswandt, F. (2020a). *Pflegepolitik gesellschaftspolitisch radikal neu denken. Gestaltfragen einer Reform des SGB XI. Grundlagen, Kontexte, Eckpunkte, Dimensionen und Aspekte.* www.kda.de.

Schulz-Nieswandt, F. (2020b). *Der Gewährleistungsstaat zwischen Wächterfunktion und Innovationsinkubator. Interdisziplinäre Reflexionen zum Kulturwandel des Beratungsansatzes der Beratungs-und Prüfbehörden nach dem Landesgesetz über Wohnformen und Teilhabe des Landes Rheinland-Pfalz (LWTG).* Springer.

Schulz-Nieswandt, F. (2020c). *Gemeinwirtschaft und Gemeinwohl.* Nomos.

Schulz-Nieswandt, F. (2020d). *Der Mensch als Keimträger. Hygieneangst und Hospitalisierung des normalen Wohnens im Pflegeheim.* transcript.

Schulz-Nieswandt, F. (2020e). *Gefahren und Abwege der Sozialpolitik im Zeichen von Corona. Zur affirmativen Rezeption von Corona in Kultur, Geist und Seele der „Altenpolitik".* www.kda.de.

Schulz-Nieswandt, F. (2020f). *Der Sektor der stationären Langzeitpflege im sozialen Wandel. Eine querdenkende sozialökonomische und ethnomethodologische Expertise.* Springer.

Schulz-Nieswandt, F. (2020g). Pflegereform reicht nicht: Radikale Strukturreform der medizinischen Versorgung ist ebenso notwendig! Gegen Strukturkonservative Kapazitätspolitik Der Corona-Krise. *Proalter, 52*(2), 7–8.

Schulz-Nieswandt, F. (2020h). *Siegfried Katterle (1933–2019). Sein Werk im Lichte der politischen Theologie von Paul Tillich.* Duncker & Humblot.

Schulz-Nieswandt, F. (2020i). Sozialrechtliche Möglichkeiten der Sozialraumorientierung In G. Lämmlin & G. Wegner (Hrsg.), *Kircher im Quartier: die Praxis* (S. 273–282). Evangelische Verlagsanstalt.

Schulz-Nieswandt, F. (2020j). Corona und die Verdichtung der Kasernierung alter Menschen. In M. Volkmer & K. Werner (Hrsg.), *Die Corona-Gesellschaft. Analysen zur Lage und Perspektiven für die Zukunft* (S. 119–123). transcript.

Schulz-Nieswandt, F. (2020k). Kasernierung alter Menschen in Zeiten von Corona. *ProAlter, 52*(3), 5–7.

Schulz-Nieswandt, F. (2020l). *Selbsthilfeförderung im ländlichen Raum. Das Fallbeispiel der KISS in der Trägerschaft von „Soziales Netzwerk Lausitz".* Nomos.

Schulz-Nieswandt, F. (2020m). *Digitalisierung der Selbsthilfe. Sozialrechtliche Fragen und ethische Dimensionen ihrer öffentlich-rechtlichen Förderung.* Nomos.

Schulz-Nieswandt, F. (2020n). Die Altenberichte der Bundesregierung. Themen, Paradigmen, Wirkungen. In K. Aner & U. Karl (Hrsg.), *Handbuch Soziale Arbeit und Alter* (S. 639–651, 2., überarb. u. aktual. Aufl.). Springer VS.

Schulz-Nieswandt, F. (2020o). *Rekonstruktive Sozialforschung als strukturale Hermeneutik.* Nomos.

Schulz-Nieswandt, F. (2020p). *Die Genossenschaftsidee und das Staatsverständnis von Hermann Schulze-Delitzsch (1808–1883) im Kontext des langen 19. Jahrhunderts der Sozialreform.* Duncker & Humblot.

Schulz-Nieswandt, F. (2020q). Zur Bedeutung der Psychodynamik für die Sozialpolitik des Alter(n)s in Forschung und reflexiver Praxis. *Psychotherapie Im Alter, 17*(3), 355–365.

Schulz-Nieswandt, F. (2020r). Die Missbrauchsaufsicht des Gewährleistungsstaates anders denken. *ProAlter, 52*(4), 33–34.

Schulz-Nieswandt, F. (2021). *Der alte Mensch als Verschlusssache. Corona und die Verdichtung der Kasernierung in Pflegeheimen.* transcript.

Schulz-Nieswandt, F., & Greiling, D. (2019). Sozialwissenschaftliche Perspektiven auf Öffentliches Wirtschaften In H. Mühlenkamp, u. a. (Hrsg.), *Handbuch Öffentliche Wirtschaft* (S. 397–428). Nomos.

Schulz-Nieswandt, F., Köstler, U., & Mann, K. (2019a). *Evaluation des Beratungsansatzes der Beratungs-und Prüfbehörden nach dem Landesgesetz über Wohnformen und Teilhabe des Landes Rheinland-Pfalz (LWTG) Abschlussbericht.* https://msagd.rlp.de/fileadmin/msagd/19.03.31_Abschlussbericht_Beratungsansatz_BP-LWTG.pdf. Zugegriffen: 21. Febr. 2020.

Schulz-Nieswandt, F., Köstler, U., & Mann, K. (2019b). *Projekt „Prozessbegleitung von Praxiskonzepten zur Fachkraftquote"* im Auftrag des Ministeriums für Soziales, Arbeit, Gesundheit und Demografie (MSAGD) Rheinland-Pfalz. Köln (work in progress).

Schulz-Nieswandt, F., Köstler, U., & Mann, K. (2021). *Kommunale Pflegepolitik. Eine Vision.* Kohlhammer.

Sen, A. (2020a). *Ökonomie für den Menschen.* Hanser.

Sen, A. (2020b). *Elemente einer Theorie der Menschenrechte.* Reclam.

Sonntag, S. (2012). *Krankheit als Metapher & Aids und seine Metaphern.* Fischer.

Spitzer, M. (2020). *Pandemie. Was die Krise mit uns macht und was wir daraus machen.* mvg.

Stegbauer, C., & Clemens, I. (Hrsg.). (2020). *Corona-Netzwerke. Gesellschaft im Zeichen des Virus.* Springer.

Stumpf, S., & Römer, D. (2020). *Verschwörungstheorien im Diskurs.* Beltz.

Taylor, St. (2020). *Die Pandemie als psychologische Herausforderung.* Psychosozial-Verlag.

Volkmer, M., & Werner, K. (Hrsg.). (2020). *Die Corona-Gesellschaft. Analysen zur Lage und Perspektiven für die Zukunft.* transcript.

Welfens, P. J. J. (2020). *Corona-Weltrezession. Epidemiedruck und globale Erneuerungs-Perspektiven.* Springer VS.

Gibt es die Corona-Krise eigentlich?

Till Jansen, Hermann Brandenburg und Sabine Ursula Nover

Zusammenfassung

In dem Beitrag wird aus soziologischer Sicht die Frage aufgeworfen, ob es *die* Corona-Pandemie überhaupt gibt. Dabei wird die wissenschaftliche Evidenz zur Existenz und Gefährlichkeit des Corona-Virus nicht problematisiert. Allerdings wird mit einem systemischen Blickwinkel darauf insistiert, dass die Pandemie mit höchst unterschiedlichen und zum Teil widersprüchlichen Anforderungen an Einzelne und Gruppen verbunden ist. Entsprechend unterschiedlich sind die Erfahrungen, die gerade gemacht werden bzw. gemacht worden sind. Insofern kann also nicht von *der* einen Corona-Krise gesprochen werden, die alle gleichermaßen trifft. Im Gegenteil – die Komplexität und soziale Ungleichheit in den Auswirkungen des Virus sind mittlerweile offenkundig. Wenn aber die Effekte plural sind, dann sollten es die Konsequenzen am Ende auch sein. Denn nur so können die identifizierten *Corona-Krisen*, differenziert und in ihrer Kausalität zu anderen Miseren betrachtet, zu Veränderungen führen.

T. Jansen (✉)
Organisationssoziologie, Universität Witten/Herdecke, Witten/Herdecke, Deutschland
E-Mail: Till.Jansen@uni-wh.de

H. Brandenburg · S. U. Nover
Pflegewissenschaft, PTHV, Vallendar, Deutschland
E-Mail: hbboxter@t-online.de

S. U. Nover
E-Mail: snover@pthv.de

Schlüsselwörter

Corona-Pandemie • Gesellschaftlicher Umgang mit Unsicherheit •
Krisenmanagement • Rolle der Massenmedien • Komplexität von
Gesellschaft • Lernfähigkeit

Die Corona-Pandemie gibt es (nicht)!

Fraglos, *die* Corona-Pandemie gibt es. Etwas anderes will auch dieser Artikel nicht
behaupten. Weder handelt es sich um eine Erfindung, noch um eine Verschwörung, mit deren Hilfe Bill Gates unsere Gedanken kontrollieren möchte. Corona,
das ist ein klar umrissenes Phänomen. Eines jedoch, auf das uns eine stringente
und wirksame Antwort zu fehlen scheint. Man weiß, womit man es zu tun hat.
Doch was man damit macht, ist weit weniger klar. Die zu Beginn der Pandemie
diskutierte Herdenimmunität scheint keine Lösung zu sein, da eine Durchseuchung
wohl den Kollaps des Medizinsystems bedeuten würde. Auch eine Impfung allein
ist wenig aussichtsreich, denn Mutationen sorgen für zusätzliche Ungewissheiten.
Hinzu kommt drittens, dass der Impfstoff weltweit ungleich verteilt ist und wir
auch nach dem Abflauen der Pandemie in Deutschland und Europa mit Restriktio-
nen rechnen müssen. Corona wird sich also nicht so einfach aus der Welt schaffen
lassen. Und die richtige Strategie in der Corona-Krise scheint schwer zu finden – das
zeigen jedenfalls die Debatten in der Virologie und Epidemiologie um nur einige
der mit der Thematik befassten medizinischen Spezialdisziplinen zu nennen. Und
diese medizinische Perspektive ist nur eine Seite der Medaille. Hinzu kommt der
Blick auf die Wirtschaft, die Erziehung und Bildung, die Familien, letztlich den
gesellschaftlichen Zusammenhalt insgesamt.

Was aber, wenn das Problem genau an dieser Stelle liegt? Was, wenn wir keine
eindeutige Antwort haben, weil es *die* Corona-Krise – zumindest die eine – überhaupt nicht gibt? Wenn es, wenn überhaupt, eine Vielzahl von Corona-Krisen gibt,
die ihre je eigene Wirklichkeit entfalten und ihre je eigenen Herausforderungen
mit sich bringen? Wenn die Corona-Pandemie und die Corona-Krisen gar etwas
Unterschiedliches sind?

Das ist erst einmal nicht unmittelbar plausibel. So kann man nicht wirklich sinnvoll bestreiten, dass wir mittlerweile sehr viel über das Virus, seine Entstehung,
seine Auswirkung und seine Gefährlichkeit wissen. Dieses (naturwissenschaftli-
che) Wissen ist exorbitant angewachsen und wir lernen jeden Tag dazu. Dennoch ist
es für breite Teile der Öffentlichkeit irritierend, dass es nicht *die* absolute und endgültige wissenschaftliche Wahrheit gibt, sondern unsere Erkenntnis „revisionsoffen
und auf falsifikatorische Selbstüberholung hin angelegt ist" (Strohschneider, 2020,
S. 152). Das Virus ist aber keine Konstruktion, es ist real, es ist wirklich in der Welt.

Kein Zweifel. Und weil es so ist und das Virus auch bestimmte Wirkungen zeigt, muss man auch eine angemessene Form des Umgangs finden können, so man die entsprechenden Informationen hat. Freilich kann der Bekämpfung der Pandemie nicht alles untergeordnet werden. Man muss Prioritäten setzen und Faktoren, wie die Auswirkung von Maßnahmen auf die Wirtschaft, auf Familien und Partnerschaften sowie letztlich die politische Durchsetzungsmöglichkeit, in Rechnung stellen. Doch nach Abwägung aller Fakten und vorliegenden Erkenntnisse, so könnte man sagen, ließe sich eine angemessene und stringente Strategie formulieren – ob nun als europaweit einheitliche oder doch eher als dezentrale (Kompetenznetzwerk Public Health, 2020).

Genau diese Annahme kann man jedoch mit Fug und Recht in Zweifel ziehen. Denn auch wenn es das Corona-Virus gibt, so ist es doch als einheitliches Phänomen kaum darstellbar, denn *die* Krise gibt es eben nicht. Das trifft vor allem auf die Konsequenzen zu, die aus dem Virus zu ziehen sind. Die provozierende Frage im Titel unseres Beitrags ist also durchaus ernst gemeint. Wir müssen von einer Pluralität unterschiedlicher Corona-Krisen ausgehen – und zwar allein schon deshalb, weil uns die Corona-Krise stets nur in einer bestimmten Form der Bezugnahme, der gesellschaftlichen Reflexion zugänglich ist. Das meint auch, aber nicht nur, die unterschiedlichen diskursiven Positionen, die in den Massenmedien entfaltet werden. Darüber hinaus ist die Corona-Krise auch das, was jenseits der Medien in den unterschiedlichsten alltäglichen Settings stattfindet. Politik, Wirtschaft, Schulen und Eltern, Universitäten, Ärztinnen und Ärzte erleben unterschiedliche Corona-Pandemien. Auch Vertreterinnen und Vertreter unterschiedlicher medizinischer Fachgebiete legen den Finger in unterschiedliche Wunden, sprechen konsequenterweise nicht immer mit einer Stimme. Das gilt auch für die Pflege, auf der hier der Schwerpunkt liegen soll. Die Corona-Krise, die eine, gibt es nicht. – Und vielleicht liegt gerade hier die größte Herausforderung. Möglicherweise ist es nicht allein die gesundheitliche Bedrohung, die berufliche Belastung oder die Einschränkung des Privatlebens, welche als bedrohlich oder irritierend erlebt wird. Corona konfrontiert uns letztlich mit der Einsicht in die Struktur unserer Gesellschaft,[1] die nicht anders kann als inkohärent zu beobachten und zu agieren. Wir haben in der funktional differenzierten Gesellschaft die Zentralperspektive schon längst verloren, die Idee, wenn nicht einer Instanz, so doch zumindest die Möglichkeit der einen Rationalität, die eine richtige, klare, eindeutige Antwort geben könnte.

---

[1] Womit im Übrigen auch ein autoritärer Staat wie China gemeint ist, der letztlich vor denselben Problemen steht, sie jedoch nur anders, nicht aber unbedingt besser, handhabt.

Gleichzeitig jedoch schafft *Corona* etwas Merkwürdiges. Denn auch, wenn es eine Pluralität von Corona-Krisen gibt, so wird der Terminus doch eine Art Attraktor, dem es gelingt, Verbindungslinien und Kopplungen zu schaffen, die vorher nicht da gewesen sind. *Corona* irritiert, lenkt gewohnte Blicke in ungewohnte Richtungen und wirft Fragen auf, die zuvor nicht da gewesen sind. So mag zwar, wie Nassehi (2020) anmerkt, auch in und nach der Krise alles beim Alten bleiben, weil die Gesellschaft in ihren Routinen weiter operiert. Ob diese Routinen aber in derselben Form konfiguriert bleiben, bleibt abzuwarten. Genau hier mag für die Pflege auch die sprichwörtliche Chance liegen, die in der (oder den) Krise(n) liegt. Denn die politische und mediale Aktualität, die sie zur Zeit erfährt, hat sie eben jenem merkwürdigen Attraktor namens *Corona* zu verdanken.

Corona-Krisen in der Pflege[2]

Zwischen März und April 2020, noch zu Beginn der Corona-Krise, d. h. bei der ersten Welle, haben wir Masterstudierende des Studiengangs Pflegewissenschaft an der PTHV um ihre Eindrücke und Erlebnisse gebeten. Diese Studentinnen und Studenten sind alle seit langen Jahren in der Praxis tätig. Sie konnten uns mit ihren Beobachtungen, die keinen Anspruch auf Repräsentativität erheben, erste Einblicke in ihren Alltag ermöglichen. Unsere Frage: Was sind die Herausforderungen, die Sie in ihrer täglichen Arbeit erleben? Die Antwort verweist auf eine Pluralität pflegerischer Gegenwarten,[3] in denen Corona wie auch die im Lockdown ergriffenen Maßnahmen sehr unterschiedlich erscheinen. Das Spektrum der Reaktionen, und das ist vielleicht der wesentliche Einblick, ist dabei weniger auf *einer* Skala zu messen. Vielmehr lassen sich die Erfahrungen mit Corona grundsätzlich verschieden beschreiben, denn es gab zumindest beim ersten Lockdown noch sehr unterschiedliche Betroffenheiten. Konkret: Manche Kliniken berichten über nur geringe Anforderungen, bei anderen zeigten sich bereits erste Engpässe. Das galt auch für die Pflegeheime, bei denen die ersten Hotspots bereits bekannt waren.

Schauen wir uns die einzelnen Berichte einmal genauer an. Die einfachsten und von der Krise am stärksten gezeichneten Dokumente stammen dabei weniger von den Intensiv- oder Corona-Stationen, auf die sich die öffentliche Debatte konzentrierte, sondern vielmehr aus der stationären Altenpflege. Dort beschreibt der Leiter eines Pflegeheims die Eskalation eines Infektionsgeschehens, die von einem ersten Verdachtsfall über erste positive Tests bis zu einer Ausbreitung des

---

[2] Wir danken den Studierenden dafür, dass Sie uns Einblick in ihren Alltag ermöglicht haben und uns ihre Aufzeichnungen zur Verfügung gestellt haben.

[3] Wir verwenden den Begriff der Gegenwarten im Folgenden im Anschluss an das Konzept einer Gesellschaft der Gegenwarten von Armin Nassehi (2011).

Virus bei fast allen Bewohnerinnen und Bewohnern und großen Teilen der Mitarbeiterschaft führte. Es mangelt an Personal, an Schutzausrüstung, an Räumen zur Isolation und medizinischer Begleitung. Selbst im Fall eines Ausbruchs steht keine ausreichende Schutzausrüstung zur Verfügung. Eine angemessene Sterbebegleitung kann nicht mehr gewährleistet werden. Mitarbeitende und Heimleitung fühlen sich von den Behörden und der Politik im Stich gelassen, leiden an Überlastung und fachlicher wie auch seelischer Überforderung. Das Heim steht kurz vor dem Kollaps, und die Leitung wünscht sich, dass die Politik von Anfang an konsequentere Maßnahmen ergriffen hätte. Sie klagt darüber, dass es keine ausreichenden Pandemiepläne gegeben habe und kein frühzeitiges Besuchsverbot realisiert wurde. Auch die aus ihrer Sicht mangelnde Vorbereitung für den Ernstfall sei in der Krise deutlich geworden. Vor allem aber habe es keine klaren Verantwortlichkeiten gegeben. Ausreichend geschultes ärztliches Personal habe auch nicht zur Verfügung gestanden. Diese ganze Situation wurde als unerträglich und hochgradig belastend beschrieben. Vor allem der Gedanke an eine mögliche eigene Infektion (und damit auch der Übertragung des Virus auf andere Personen) sei bedrückend. Dies wurde auch von anderen Studierenden, die Erkrankte und Sterbende begleiteten, als äußerst belastend charakterisiert.

Diese Eindrücke kontrastieren mit denen einer anderen Studierenden, die in einem anderen Heim arbeitet, in dem es jedoch zu dem Zeitpunkt der Erhebung zu keinem Ausbruch gekommen war. Hier geht die Klage in die andere Richtung. Die Vorgaben durch die Politik würden den Arbeitsalltag behindern und seien praktisch kaum umsetzbar. Außerdem änderten sie sich zu schnell. Das Besuchsverbot würde von vielen Angehörigen nicht beachtet oder angezweifelt. Geteilt wurde das Gefühl des Verlassen-Seins und der Orientierungslosigkeit.[4]

Dieses Gefühl prägt schließlich auch den Bericht von einer Intensivstation, die in Folge eines ersten Corona-Patienten in eine Corona-Station umgewandelt wurde. Hier fehlten die Routinen. Fachliche und emotionale Überforderung prägten die Stimmung unter den Pflegenden. Der Sturm blieb zwar aus, die Unsicherheit hing jedoch weiter in der Luft.[5]

Corona, das ist in diesen Fällen eher mit dem Gefühl des Absurden verbunden, das Camus' Pest prägt. Mit Beckett könnte man auch sagen: Warten auf Corona ist Warten auf Godot.

---

[4] Nochmals soll an dieser Stelle der Hinweis erfolgen, dass sich unsere Beobachtungen auf den Beginn der Pandemie beziehen, wir skizzieren hier nicht die Gesamtentwicklung. Vielmehr besteht unser Anliegen darin auf die Differenziertheit der Erlebnisse und Reaktionsweisen zu verweisen, und galt auch bereits für das Frühjahr 2020.

[5] So auch Hower et al., 2020.

Corona ist ein merkwürdiger Wolpertinger. Es gibt Corona und doch gibt es
Corona nicht. Man muss damit leben – und doch muss der Alltag doch irgendwie
weitergehen, als gäbe es Corona nicht.

Die Konsequenzen dieses Mit-ohne-Corona-Lebens werden in einem Bericht
aus der Psychiatrie deutlich. Corona scheint auch hier der anwesende Abwesende
zu sein. Die Konsequenzen laufen jedoch nicht auf ein Gefühl genereller Unsicherheit und Absurdität hinaus. Vielmehr führen die Präventionsmaßnahmen nicht nur
zu Mehrbelastungen, sondern zu Einschränkungen bei der therapeutischen Arbeit.
Gruppentherapien und andere gemeinsame Aktivitäten fallen aus. Ausgänge sind
nicht mehr erlaubt. Belastungen und Erprobungen sind eingestellt worden. Ebenso
finden keine Besuche mehr statt. Kommt es zu einer richterlichen Anhörung von
Notfallpatientinnen und -patienten, die die geschlossene Station verlassen möchten,
findet diese per Telefon statt. „Die Patienten", so der Student, „empfinden das als
zutiefst verstörend." Sie zögen sich in sich selbst zurück, und da selbst gemeinsames
Essen nicht mehr stattfände, brächen die sozialen Kontakte fast vollständig ab.

Corona wird hier also zu einer direkten und unmittelbaren Gefahr. Corona ist
eine Belastung für die Gesundheit der Patientinnen und Patienten – und zwar nicht
für die physische, sondern für die psychische. Dabei wird nicht Corona als krank-
machend wahrgenommen, sondern die ergriffenen Maßnahmen. Was sich im Fall
der Sterbebegleitung in den Pflegeheimen abzeichnete, findet hier seine Zuspitzung.
Maßnahmen, die eine Erkrankung verhindern sollen, haben psychische Belastungen
und Isolation zur Folge – mit entsprechenden Auswirkungen.

Was also ist die Corona-Krise? Eine Pandemie? Offenbar. In der Reaktion auf
die Bedrohung durch Corona werden jedoch eine Menge Maßnahmen ergriffen,
die ihre Wirkung nicht nur in epidemiologischer Hinsicht entfalten. Vielmehr wird
Corona zur Chiffre, zum Imaginativ und gleichzeitig zur konkreten politischen
Maßnahme, mit denen wir gute pflegerische Praxis verhindern – denn was anderes
ist die systematische Verhinderung einer angemessenen Sterbebegleitung und die
Einschränkung des Patientenkontaktes? Um gute Pflege zu betreiben, könnte man
sagen, verschlechtern wir die Pflege. Denn Seuchenprävention und menschliche
Nähe schließen sich aus. Die Maßnahmen zur Gesundung führen an anderer Stelle
ihr Gegenteil herbei. Das wird nirgendwo so deutlich wie in der Psychiatrie. Um
gesund zu bleiben, machen wir uns krank. Die Corona-Pandemie – das kann sowohl
eine tatsächlich grassierende Infektion, aber auch eine generalisierte Unsicherheit,
eine administrative Überforderung oder aber der Sand im Getriebe der eigenen pflegerischen Arbeit aufgrund politischer Erwägungen sein. Corona ist dann einmal
ein Erreger und ein Krankheitsbild, dann aber auch wieder ein Abstraktum, das zu
administrativen Maßnahmen führt, die ihrerseits Krisen produzieren.

Lässt sich daraus ableiten, dass die entsprechenden Maßnahmen falsch und übertrieben sind? Im Hinblick auf den ersten, von uns aufgeführten Fall, lässt sich dieser Schluss kaum ziehen. Doch im Umkehrschluss kann man ebenso wenig sagen, dass die Maßnahmen richtig und angemessenen sind. Was sich jedoch feststellen lässt ist eine Pluralität der Corona-Krisen, die mit Corona ihre je eigene Krisenhaftigkeit verbinden. Problematisch erscheint jeweils etwas anderes. Während es in einem Fall tatsächlich der Ausbruch der Krankheit und die damit einhergehende personelle, materielle und emotionale Überforderung ist, ist es im anderen Fall gerade das Ausbleiben des Geschehens. Während im ersten Fall die Krankheit krank macht, ist es im zweiten Fall das Warten darauf oder gar die getroffenen Hygienemaßnahmen. *Die* Corona-Krise gibt es nicht. Es gibt nur Corona-Krisen.

Viele Gegenwarten, viele Rationalitäten
Diese Situation lässt sich auf weitere gesellschaftliche Bereiche extrapolieren. Das beginnt bei der Wissenschaft. So beschreibt etwa der Direktor für Rechtsmedizin der Universitätsklinik Hamburg (Püschel, 2020), wie die Seuchenprävention die Seuchenprävention behindert. Die Empfehlung des Robert Koch Instituts, keine Leichen zu obduzieren, führte dazu, dass tatsächlich – zumindest zu Beginn der Krise – nur in Hamburg systematisch obduziert wurde. Wie sich später (durch die Obduktion) herausstellte, waren die Leichen jedoch so gut wie nicht mehr infektiös.[6] Auch im Zuge der etwa 200 bis dahin vorgenommenen Obduktionen[7] sei es zu keiner Infektion der Mitarbeiter des Instituts gekommen, obwohl nur die regulären Schutzmaßnahmen getroffen worden seien. Sorgfältige Händehygiene nach dem Kontakt

---

[6] Man kann allerdings darüber streiten, wie lang ein Verstorbener bereits erkrankt gewesen sein muss, um nicht mehr infektiös zu sein. Diskutiert wird eine Zeitdauer von vier Wochen. Hierzu hat sich Püschel in dem o. g. Vortrag nicht geäußert. Weitere Informationen zu Covid-19 auf der Homepage der Deutschen Gesellschaft für Gerontologie und Geriatrie https://www.dgeg-online.de/nc/covid-19-news.html oder der Homepage des Robert Koch Instituts https://www.rki.de/DE/Content/InfAZ/N/Neuartiges_Coronavirus/nCoV.html.

[7] Eine aktuellere Hamburger Untersuchung des Instituts für Rechtsmedizin am Universitätsklinikum Eppendorf (Leitung: Benjamin Ondruschka) berichtet von 735 Todesfällen, die 2020 in Hamburg in Zusammenhang mit dem Corona-Virus gebracht wurden. Davon wurden 665 obduziert. Das Ergebnis: 618 der Obduzierten waren *an* dem Virus gestorben, die übrigen 47 Personen starben *mit* dem Virus. Das unterstreicht noch einmal die Gefährlichkeit des Virus. Denn obwohl die meisten der Verstorbenen auch Vorerkrankungen hatten – bei mehr als 90 % dieser Gruppe war das Virus für ihren Tod verantwortlich. Ohne Covid-19 hätten diese Personen länger gelebt. Vgl. hierzu die Medienberichte in der Badischen Zeitung v. 20.02.2021 und auf Spiegel online (https://www.spiegel.de/wissensch aft/medizin/woran-covid-19-kranke-sterben-massen-obduktion-in-hamburger-krankenhaus-a-241cab60-6b49-4927-aaac-56088a44bd9d?utm_source=pocket-newtab-global-de-DE, letzter Abruf am 23.02.2021).

würde, so Püschel, ausreichen, damit es zu keiner Infektion käme. Bei Befürchtungen könne man den Betroffenen (und den Pflegenden bzw. den Angehörigen) eine Maske aufsetzen und den Abstand einhalten.[8]

Die Seuchenschutzmaßnahmen führten somit nicht nur zu einer Vorsicht in der Distanz zu den Körpern der Toten, die sich im Nachhinein als übertrieben erwiesen hat, sondern damit in der Folge auch zu einem geringeren Wissenszuwachs, was die Wirkung des Virus betrifft. Unwissenheit, mag man zugespitzt sagen, generiert Unwissenheit, die wiederum zu schlechten Entscheidungen führt. Gleichzeitig ließe sich anführen, dass jene Unwissenheit über die Ansteckungsgefahr, die von den Toten ausgeht, die Entscheidung des Obduktionsverbots gut begründete. Gerade weil man nicht wusste, wie ansteckend die Toten waren und die Pandemie sich unkontrolliert auszubreiten drohte, galt es, das eigene Wissen nicht zu vertiefen. So schreibt von Foerster (1989, S. 30): „Nur *die* Fragen, die prinzipiell unentscheidbar sind, können *wir* entscheiden. Wieso? Ganz einfach: die entscheidbaren Fragen sind ja schon entschieden, und zwar durch die Spielregeln, in denen Fragen und Regeln der Beantwortung bestimmt sind."

Doch selbst wenn von den Toten ein erhöhtes Ansteckungsrisiko ausgehen würde, würde sich die Frage stellen, ob es nicht gelte, dieses Risiko in Kauf zu nehmen, um etwas über die Krankheit zu erfahren. Welches Risiko ist größer? Nicht zu wissen, womit man es zu tun hat und die Gefahr der Ausbreitung zu minimieren, oder aber eine erhöhte Gefahr der Ausbreitung in Kauf zu nehmen, dann aber zu wissen, womit man es zu tun hat? Die Wissenschaft trifft hier vielleicht eine andere Antwort als der Seuchenschutz, die Epidemiologie eine andere als die Rechtsmedizin. In gewisser Weise kann man dabei sogar sagen, dass die Pathologie keine Krise erlebt. Corona ist vielmehr als neuer, interessanter Forschungsgegenstand zu betrachten. Seuchenschutz scheint unter diesem Blickwinkel als wissenschaftsfeindlicher Hemmschuh. Selbst die Wissenschaft hat verschiedene Corona-Krisen (vgl. z. B. Kortmann & Schulze, 2020).

Das gilt auch für die öffentliche und politische Debatte. Zunächst einmal müssen wir uns vor Augen führen, dass wir vieles, was wir über die Welt wissen, aus den Medien erfahren. Und solange man nicht unmittelbar persönlich oder im beruflichen Umfeld mit der Corona-Krise konfrontiert wird, bleibt die Bedrohung (obwohl sie real ist) zunächst abstrakt. Aber umso wichtiger ist es für die Politik, dass sie für die Durchführung bestimmter Maßnahmen, z. B. die Einhaltung der AHA-Regeln,

---

[8] Weitere Informationen des Rechtsmediziner Klaus Püschel im Internet unter: https://www.youtube.com/watch?v=mPM1CZlvN10,
https://www.youtube.com/watch?v=-9XTOg_rkOE&t=148s, https://www.youtube.com/watch?v=170lOpoIu-k.

Kontakteinschränkungen oder Tests, die notwendige Akzeptanz breiter Bevölkerungsgruppen erhält. Für die Politik ist damit die mediale Aufmerksamkeit das entscheidende Faktum (Luhmann, 2000, S. 274 ff.), da sich in einer Demokratie politische Maßnahmen an der öffentlichen Meinung messen.

Das heißt aber auch, dass die Maßnahmen zusammen mit einem Kippen der öffentlichen Meinung an Legitimität verlieren. Außergewöhnliche Maßnahmen lassen sich in einer Demokratie (und sogar in einer Diktatur) nur solange halten, wie diese von einer entsprechend medial erregten und erregbaren Öffentlichkeit getragen werden. Hier ergibt sich eine Herausforderung. Denn wenn es *die* Corona-Krise nicht gibt, bleibt der Hinweis auf die gemeinsame Krise begrenzt überzeugend. Die Politik und Medien müssen *die* Corona-Krise in gewisser Weise überhaupt erst produzieren. Um in einer Krise handlungsfähig zu werden und große Teile der Bevölkerung „mitzunehmen", gilt es, dem unterschiedlichen Erleben unterschiedlicher gesellschaftlicher Gegenwarten entgegen zu arbeiten.

Dennoch bleibt das differenzierte Erleben, bleiben *die* Krisen bestehen. Zudem nutzt sich mediale Krisenhaftigkeit mit der Zeit ab und muss immer wieder neu gefüttert werden, wenn der Neuigkeitswert sinkt. Genau das geschieht auch, wenn wir etwa – jetzt im März 2021 – an die Diskussion über die Mutationen denken oder die Frage, wie am Ende weltweit das Virus „besiegt" werden kann. Denn 16 % der Staaten haben 60 % des Impfstoffs für sich gesichert; die Frage wird kommen, wie die ärmeren Länder, d. h. große Teile Afrikas, Asiens und Südamerika langfristig die Krise bewältigen können. Das Differenzerleben zwischen unterschiedlichen Gegenwarten bleibt jedoch bestehen und die Politik muss damit umgehen. Ob wir in Deutschland eine Aufhebung der Maskenpflicht in Innenstädten trotz steigender Fallzahlen erleben werden, wie es z. B. die Ministerpräsidentin Belgiens bereits im September 2020 angekündigt hatte, bleibt abzuwarten (Gutschker, 2020). In jedem Fall gilt: „Wir lernen, mit dem Risiko des Corona-Virus in unserer Gesellschaft zu leben"(ebd.). Und das bedeutet auch, dass die Kosten der Erkrankung (Arbeitsausfall, Ansteckung und Krankenhausaufenthalte) überwiegend sozialisiert werden, während die Kosten von Lockdown und Reiseeinschränkungen trotz aller Subventionen weitgehend privatisiert werden. Der Anstieg der Zahlen wird dann jedoch die unterschiedlichen Gegenwarten beeinflussen, das Warten auf Godot wird vielleicht dem unmittelbaren Krankheitserleben weichen und die öffentliche Meinung wird sich wieder wenden. Gesellschaftliche Gegenwarten – und das ist das Problem – sind nicht synchron. Aus soziologischer Sicht könnte man an dieser Stelle zu dem vorläufigen Resümee kommen, dass die Krise dann vorbei ist, wenn man sich daran gewöhnt hat, mit dem Risiko (wie mit vielen anderen Risiken) zu leben – was wiederum nicht heißt, dass man sich nicht an Gesichtsmasken, Abstand und Hygienemaßnahmen gewöhnt. Man legt schließlich auch den Sicherheitsgurt im

Auto an, ohne zu klagen – was bei der Einführung der Anschnallpflicht noch anders war. Wenn wir also vom „Krisen- zum Risikomanagement" übergehen, lässt sich die Frage, ob es Corona gibt, tatsächlich mit einer gewissen Berechtigung stellen. Corona wird dann etwas wie der sprichwörtliche Sack Reis, der in China umfällt. Man kümmert sich solange nicht, wie man es für nicht relevant hält und/oder betroffen ist. Und obwohl am Corona-Virus Menschen sterben und nicht wenige langfristig an den Spätfolgen leiden – die Corona-Pandemie wird nicht mehr als Krise wahrgenommen, die uns alle in Atem hält. Es ist zu einer neuen Normalität geworden, an die wir uns angepasst haben. Konsequenz: Die Corona-Krise hört dann auf, eine zu sein, wenn sie nicht mehr als solche behandelt wird – was keineswegs nur eine radikalkonstruktivistische Binsenweisheit ist. Ähnlich wie die schwere Grippewelle 2017/2018, die über 25.000 Tote zu beklagen hat, kann Corona langsam wieder verschwinden. Sicher, im Moment (Juni 2021) hat die Krise in Deutschland fast 90.000 Menschen das Leben gekostet – und es werden mehr werden. Aber der Zeitpunkt ist absehbar, vor allem nach Durchführung der Impfungen in Deutschland, dass die Corona-Krise dann nicht mehr als Krise wahrgenommen wird. Und zwar nicht unbedingt, weil Corona und die damit verbundenen Gefahren weg wären, sondern schlichtweg, weil neue Routinen die alten Routinen abgelöst haben. Krisen sind und bleiben das Außerordentliche, dass auf die Dauer nicht tragbar ist, sondern Routine wird – was nicht ausschließt, dass man nicht dauerhaft von ihr beunruhigt sein kann, wie von drohenden Atomkriegen. Wir überführen dann Unsicherheit in Risiko und machen es damit zu einer kalkulierbaren Angelegenheit, die an die dafür zuständigen Manager übergeben wird (Baecker, 1999, S. 254). Das jedoch hängt eben davon ab, wie lange die öffentliche Aufmerksamkeit von Corona fasziniert wird.

Aber – gibt es die Corona-Krise vielleicht doch?
Der (vielleicht gar nicht so) erstaunliche Befund, den Nassehi (2020) bereits im Mai 2020 formulierte, lautet also vielleicht: Alles ist anders. Alles ist so, wie zuvor. Das heißt, dass es Corona zwar gibt, aber eben doch nur als eine Gegenwart, als eine Wirklichkeit neben einer Vielzahl anderer Wirklichkeiten. Mit dem Abflauen der medialen Attraktivität rücken diese anderen Gegenwarten zunehmend wieder in den Fokus und fordern ihr Eigenrecht. „Was sollten sie auch sonst tun?" (ebd.). Doch selbst, wenn die Aufmerksamkeit anhält, geht eben alles weiter wie zuvor. Die Wirtschaft beklagt die wirtschaftlichen Folgen, Virologen und Epidemiologinnen streiten sich über Strategien, Politiker präsentierten sich als Krisenmanager, Lehrerinnen und Erzieher beklagen die Verwahrlosung der Kinder.

Und schon nach der ersten Welle wurden Forderungen danach laut, auch Menschen in der Altenpflege das Recht auf Selbstgefährdung einzuräumen (Schulz-Nieswandt, 2020) und/oder darauf hinzuweisen, dass die Seuchenschutzmaßnahmen im Hinblick auf die psychosozialen Folgen aber auch die Behinderung therapeutischer Maßnahmen schlimmer seien als die Gefahr von Corona (Bundesarbeitsgemeinschaft der Seniorenorganisationen, 2020). Übertriebenes Krisenmanagement hieße in diesem Sinne Suizid aus Angst vor Tod. Was, so fragt man, ist ein Leben wert, in dem man auf Sozialkontakte verzichtet und gleichzeitig beschleunigt physisch abbaut, weil man weder Sport treiben noch Physiotherapie durchführen kann? Die Gesellschaft fordert Gegenwarten ohne Corona-Krise ein. Man möchte seinen Enkelkindern ohne Maske begegnen, gemeinsam am Tisch sitzen und sich wieder bewegen können wie früher. Das impliziert dann auch, dass man die (mögliche) Ansteckungsgefahr für den vorsichtigeren Nachbarn mit in Kauf nimmt.

Die Corona-Krise gibt es nicht. Diese Aussage wird dann weniger Ausdruck einer Affinität zu Verschwörungstheorien, als vielmehr die Selbstbehauptung einer Gesellschaft der Gegenwarten, die letztlich nichts anderes ist als die Normalität derselben. „Die Corona-Krise gibt es nicht" heißt nicht, dass es keine Corona-Pandemie gäbe. Die Aussage heißt vielmehr, dass es Corona hier und jetzt nicht gibt, dass Corona vielleicht anderswo existieren mag und dass sich auch andere damit zu befassen haben (die Politik, die Heimleitung, das RKI), dass man es selbst aber nicht zu tun gedenkt – ebenso wenig, wie man sich ständig mit den möglichen Folgen des eigenen Übergewichts, des Klimawandels oder des eigenen Alters befassen möchte. Gesellschaft der Gegenwarten heißt: Gesellschaft des jeweiligen Hier und Jetzt. Die Krise ist dann anderswo und zu einem anderen Zeitpunkt.

Schluss

Und doch: Gibt es *die* Corona-Krise, die eine, nicht schon dadurch, dass wir uns alle darauf beziehen, dadurch, dass wir alle glauben, dass es die eine Krise gibt? Die Soziologie würde hier auf das Thomas-Theorem verweisen: Real ist, was wir für real halten, weil es eine reale Wirkung entfaltet. Wenn also jede Gegenwart auch ihre eigene Krise oder Krisenhaftigkeit hat, so werden durch die Pandemie doch Verbindungslinien gezogen, die zuvor noch nicht existierten. Das Stichwort „systemrelevant" geistert durch die Diskurse und verweist plötzlich auf andere Gegenwarten, die stets als gegeben vorausgesetzt wurden. Gerade hier können neue Chancen für die Pflege liegen. Das mediale Pathos der *Corona-Heldinnen und -Helden,* der Hinweis auf die Bedeutung von Pflegeheimen und Intensivstationen, die entsprechende politische Aufmerksamkeit bieten hier Chancen, auf Probleme hinzuweisen, die mit Corona überhaupt nichts zu tun haben. In dieser Hinsicht hat man es dann plötzlich nicht mehr mit einer unverbundenen Pluralität zu tun. Vielmehr führt Corona zusammen und fokussiert. Die eine Krise – oder zumindest die Rede davon – schließt kurz und wirkt wie ein Attraktor, der eine eigene Dynamik zu entfachen vermag.

Dieser trifft in der Pflege auf eine Situation, die in den letzten Jahren vor allem von gegenläufigen Bewegungen gekennzeichnet war. Auf der einen Seite fordern eine wissenschaftliche und berufspolitische Trajektorie zunehmende Professionalisierung und Akademisierung. Die gestiegenen fachlichen Anforderungen an die Pflegearbeit wurden in Expertenstandards und Leitlinien kondensiert, die Ausbildung in der Altenpflege, der Kinderkrankenpflege sowie der Erwachsenenpflege in einer „generalistischen" Variante zusammengefasst, eine Vielzahl von Pflegestudiengängen etabliert. Auf der anderen Seite wurden die Krankenhäuser zu Profitcentern umfunktioniert, zwischen 1995 und 2006 insgesamt 51.000 Pflegestellen wegrationalisiert, die Zahl der Patientinnen und Patienten um 6 % erhöht und die Verweildauer von 13,3 Tagen 1992 auf 7,3 Tage 2017 reduziert (Brandenburg et al., 2021). Aktuell kommen nur 19 Pflegende auf 1000 Fälle, in Japan sind es 53,1 Pflegende und selbst im OECD-Durchschnitt sind es 31,9. Deutschland nimmt im europäischen Vergleich – vor Israel und Ungarn – den drittletzten Platz ein. Auch in der stationären Altenpflege beobachten wir ähnliche Tendenzen einer Arbeitsverdichtung, internationale Konzerne haben den deutschen Markt längst betreten. Ein besonderes Augenmerk sollte auf Private-Equity-Unternehmen liegen. Allein im Jahr 2017 wechselten bei den drei größten Transaktionen auf dem deutschen „Pflegemarkt" mehr als 20.000 Pflegeplätze im Wert von ca. zwei Mrd. EUR den Besitzer und werden aktuell von einigen wenigen Finanzinvestoren verantwortet (Evans & Scheuplein, 2019). Sowohl eine berufspolitische Stärkung wie auch eine (mit Kosten verbundene) Akademisierung scheinen hier nicht naheliegend und sind politisch offensichtlich nicht gewollt. Entsprechend sieht das Ergebnis, 30 Jahre, nachdem die ersten Pflegestudiengänge aufgebaut wurden, bescheiden aus (Schaeffer & Hurrelmann, 2019). Die Situation ist also prekär, wurde aber dennoch so getragen. So stellt sich die Frage, ob Corona hier als *Game Changer* fungieren kann.

Im Hinblick auf die Pflegewissenschaft kann Corona und die hiermit verbundene Einsicht in eine Pluralität pflegerischer Gegenwarten mit einigem Glück als Anregung zur Selbstreflexion begriffen werden. Es geht hier um einen praxeologischen Zugang (vgl. grundlegend Schatzki et al., 2001; für einen Überblick: Jonas, 2020), der sich etwa in den Arbeiten von Mol (2006), Taylor (2010) und Moser (2010) ausdrückt. Denn erst eine Pflegewissenschaft, die im Sinne einer soziologischen Aufklärung (Luhmann, 1970) über ihre eigene Praxis zu sagen vermag, was Pflege eigentlich leistet und worin sie sich von anderen Disziplinen, Professionen und Rationalitäten unterscheidet, kann diese auch entsprechend für andere

Gegenwarten übersetzen (Renn, 2006). Hier kann dann die Binsenweisheit, dass in jeder Krise auch eine Chance liegt, gelten. Denn Corona schafft Aufmerksamkeit, generiert politische Relevanz. Ob diese Verbindung, die durch den Attraktor Corona geschaffen wird, allerdings tatsächlich Änderungen mit sich bringt, oder ob doch alles weitergeht wie bisher, wird sich erst zeigen. Das Virus triff auf hochkomplexe Gesellschaften – da kann es keine für alle hilfreichen oder gar gültigen Antworten geben. Das ist eine anstrengende, vielleicht sogar bittere Konsequenz. Sie zwingt uns, alle anderen Gewiss- und Gewohnheiten auf den Prüfstand zu legen, indem sie darauf verweist, dass *die* Corona-Krise weder isoliert betrachtet noch isoliert gelöst werden kann. Und sie gibt uns die Chance, Lernfähigkeit zu beweisen.

Reflexionskasten

Die Corona-Krise gibt es nicht. Vielmehr sieht Corona aus unterschiedlichen gesellschaftlichen Gegenwarten anders aus. Entsprechend möchten wir dazu anregen, die eigene Gegenwart nicht zu verabsolutieren, sondern sie im Kontext zu begreifen. So möchten wir zu folgenden Fragen anregen:

- In welcher Corona-Krise leben Sie? Was macht diese Krise aus und wie verhält sie sich zu ‚benachbarten' Krisen?
- Welche blinden Flecken entstehen in der Krise, in der Sie leben? Was sehen Sie nicht?
- Wie können Sie eine ‚Übersetzung' ermöglichen? Von ihrem Erleben in andere Corona-Krisen und andersherum?

Autorenkasten

PD Dr. Till Jansen
  Wissenschaftlicher Mitarbeiter, Universität Witten/Herdecke
Aktuelle Veröffentlichungen:

- Jansen, Till; Feißt, Martin & Vogd, Werner (2020). "Logische Kondensation" – Zur Interpretation von Mehrdeutigkeit in der Kontexturanalyse am Beispiel eines schizophrenen Patienten in der forensischen Psychiatrie. Forum Qualitative Sozialforschung/Forum: Qualitative Social Research, 21(3), Art. 13, http://dx.doi.org/10.17169/fqs-21.3.3504.

- Jansen, Till (2020): Angst vor Corona – Bedrohung der Pflege durch die Logik eines Affekts. Pflegewissenschaften. Sonderausgabe Corona, S. 53–56.

Arbeitsschwerpunkte: Organisationssoziologie, Systemtheorie, Qualitative Methoden
Kontaktadresse: Till.Jansen@uni-wh.de

Univ.- Prof. Dr. Hermann Brandenburg
  Lehrstuhl für Gerontologische Pflege
  Pflegewissenschaftliche Fakultät, Philosophisch-Theologische Hochschule Vallendar
Aktuelle Veröffentlichungen:
- Brandenburg, H.; Lörsch, M.; Bauer, J.; Ohnesorge, B.; Grebe, C. (2021) (Hrsg.). Organisationskultur und Quartiersöffnung in der stationären Langzeitpflege. Heidelberg: Springer.
- Brandenburg, H. & Dichter, M. (2020). Lebensqualität im Alter bei Menschen mit Demenz: Erklärungsmodelle und Konsequenzen. In: Kolland, F. & Dorner, T. (Hrsg.). Gesundheitliche Lebensqualität im Alter. Implikationen für die Gesundheitsförderung. Wien: Manz, 131–147.

Arbeitsschwerpunkte: Gerontologische Pflege (konzeptionelle und wissenschaftstheoretische Fragen), Qualitätssicherung/Qualitätsentwicklung in Heimen, Lebensqualität und Interventionsformen bei Menschen mit Demenz
Kontaktadresse: hbboxter@t-online.de

JProf. Dr. Sabine Ursula Nover
  Lehrstuhl für Methodologie und Qualitative Methoden in der Pflege- und Gesundheitsforschung
  Pflegewissenschaftliche   Fakultät,   Philosophisch-Theologische Hochschule Vallendar
Aktuelle Veröffentlichungen:
- Nover, S. U. (2021): Mia oder Paro? Zum Einsatz von Hunden und Robotern in der Therapie von Menschen mit Demenz. In: Proft, I./von Heereman, H./Nover. S. (Hrsg.) (2021): „Digitalisierung – Technik – Verantwortung". Ostfildern: Patmos-Verlag, im Druck

- Nover, S. U./Panke-Kochinke, B. (2021) (Hrsg.): Qualitative Pflege-forschung. Eigensinn – Morphologie – Gegenstandsangemessenheit. Erscheint 6.2021 im Nomos-Verlag, Baden-Baden
- Nover, S. U. (2020): Verstehen als Erkenntnisprinzip in der qualitativen Sozialforschung. Theorie – Methodologie – Methode. In: dieselbe (Hrsg.): Theoriegeleitete Forschungswege in der Pflegewissenschaft. Springer: Wiesbaden S. 9–42

Arbeitsschwerpunkte: Methodologie visueller Forschungsmethoden, methodische Zugänge zu vulnerablen Personen, Rekonstruktive Auswertungsverfahren

Kontaktadresse: snover@pthv.de

Literatur

Baecker, D. (1999). *Organisation als System*. Suhrkamp.

Blank, E. (13. August 2020). Corona: Das Virus kehrt nach Neuseeland zurück. *Neue Züricher Zeitung*.

Brandenburg, H., Bossle, M., & Winter, M. (2021). Die (Alten)-Pflege braucht eine Zukunft. Ein dringender Appell an die deutsche Politik. *Zeitschrift Für Medizinische Ethik, 67*(1), 77–85.

Bundesarbeitsgemeinschaft der Seniorenorganisationen. (2020). *Soziale Isolation von Menschen in Pflegeheimen beenden!* https://www.bagso.de/fileadmin/user_upload/bagso/06_Veroeffentlichungen/2020/Stellungnahme_Soziale_Isolation_Pflegeheime.pdf. Zugegriffen: 15. Febr. 2021.

Foerster, Hv. (1989). Wahrnehmung. In J. Baudrillard, H. Böhringer, V. Flusser, Hv. Foerster, F. Kittler, & P. Weibel (Hrsg.), *Philosophien der neuen Technologie* (S. 27–40). Merve.

Evans, M., & Scheuplein, C. (2019). Private-Equity-Investitionen im Pflegesektor: Relevanz, Dimensionen und Handlungserfordernisse. *Institut Für Arbeit Und Technik, 8*, 1–12.

Gutschker, T. (24. September 2020). Belgien verabschiedet sich von der Maskenpflicht. *Frankfurter Allgemeine Zeitung*. https://www.faz.net/aktuell/politik/ausland/corona-belgien-verabschiedet-sich-von-der-maskenpflicht-16969891.html. Zugegriffen: 15. Febr. 2021.

Hower, K. I., Pförtner, T. -K., & Pfaff, H. (2020). *Pflegerische Versorgung in Zeiten von Corona- Drohender Systemkollaps oder normaler Wahnsinn? Wissenschaftliche Studie zu Herausforderungen und Belastungen aus der Sichtweise von Leitungskräften*. Universität zu Köln. http://www.imvr.de/uploads/Pflegerische_Versorgung_in_Zeiten_von_Corona_Ergebnisbericht.pdf. Zugegriffen: 15. Febr. 2021.

Jonas, M. (2020). „Care" praxeologisch – Vom Einfluss praxistheoretischer Ansätze und Konzepte auf die empirische Untersuchung gesellschaftlicher Praxisfelder. In U. Nover

(Hrsg.), *Theoriegeleitete Forschungswege in der Pflegewissenschaft. Methodologie und Forschungspraxis bei Praxeologie, Hermeneutik und Ethnografie* (S. 43–74). Springer.

Kompetenznetzwerk Public Health. (2020). *COVID-19: Vom zentralen zum dezentralen Infektionsschutz? Klare Kommunikation, Kompetenzvermittlung und geteilte Verantwortung. Empfehlungen von 24 Fachgesellschaften aus dem Kompetenznetz Public Health zu COVID-19 an die politisch Verantwortlichen.*

Luhmann, N. (1970). Soziologische Aufklärung. In N. Luhmann (Hrsg.), *Soziologische Aufklärung 1. Aufsätze zur Theorie sozialer Systeme* (S. 66–91). Westdeutscher Verlag.

Luhmann, N. (2000). *Die Politik der Gesellschaft.* In A. Kieserling (Hrsg.). Suhrkamp.

Nassehi, A. (2011). *Gesellschaft der Gegenwarten. Studien zur Theorie der modernen Gesellschaft II.* Suhrkamp.

Nassehi, A. (4. Mai 2020). Das Virus ändert alles, aber es ändert sich nichts. *Zeit Online.* https://www.zeit.de/kultur/2020-05/corona-massnahmen-lockerungen-kontaktverbot-lockdown-social-distancing. Zugegriffen: 15. Febr. 2021.

Mol, A. (2006). *The logic of care. Health and the problem of patient choice.* Routledge.

Moser, I. (2010). Perhaps tears should not be counted but wriped away. On quality and improvement in dementia care. In A. Mol, I. Moser, & J. Pols (Hrsg.), *Care in practice. On tinkering in clinics, homes and farms* (S. 277–300). transcript.

Püschel, K. (3. September 2020). *Rechtsmedizinische Perspektiven auf Corona* [Vortrag auf der Onlinekonferenz der Deutschen Gesellschaft für Gerontologie und der Deutschen Gesellschaft für Geriatrie].

Renn, J. (2006). *Übersetzungsverhältnisse.* Velbrück Wissenschaft.

Schaeffer, D., & Hurrelmann, K. (2. Oktober 2019). Pflege in den Hörsaal. In keinem Gesundheitsberuf fehlen so viele Fachkräfte – und in keinem ist die Ausbildung so veraltet. *ZEIT,* 41, 48.

Schatzki, T., Knorr-Cetina, Kv., & Savigny, E. (Hrsg.). (2001). *The practice turn: Contemporary theory.* Routledge.

Schulz-Nieswandt, F. (2020). *Gefahren und Abwege der Sozialpolitik im Zeichen von Corona. Zur affirmativen Rezeption von Corona in Kultur, Geist und Seele der „Altenpolitik".* Kuratorium Deutsche Altershilfe (Hrsg.). Wiehr.

Strohschneider, P. (2020). *Zumutungen. Wissenschaft in Zeiten von Populismus, Moralisierung und Szientokratie.* kursbuch.edition.

Taylor, J. (2010). On recognition, caring, and dementia. In A. Mol, I. Moser, & J. Pols (Hrsg.), *Care in practice. On tinkering in clinics, homes and farms* (S. 27–56). transcript.

Weiterführende Literatur

Kortmann, B., & Schulze, G. (2020). *Jenseits von Corona. Unsere Welt nach der Pandemie – Perspektiven aus der Wissenschaft.* transcript.

https://dg-pflegewissenschaft.de/wp-content/uploads/2020/08/184-0011_S1_Soz_Teilhabe_Lebensqualitaet_stat_Altenhilfe_Covid-19_2020-08.pdf.

https://www.awmf.org/uploads/tx_szleitlinien/184-0021_S1_Haeusliche-Versorgung-soziale-Teilhabe-Lebensqualitaet-bei-Menschen-mit-Pflegebedarf-COVID19-Pandemie_2020-12.pdf.

Care & Corona: Altenpflegearbeit in Zeiten des Virus

Diana Auth

Zusammenfassung

Sorgearbeiten sind in der Corona-Krise erheblich unter Druck geraten. In diesem Aufsatz steht die Sorgearbeit gegenüber pflegebedürftigen Menschen im Vordergrund. Die informelle und die professionelle Pflegearbeit werden auf ihre gleichstellungspolitischen Auswirkungen infolge der Corona-Pandemie untersucht. Im Kontext der häuslichen Pflegearbeit zeigt sich, dass die Belastungen im Frühjahr 2020 durch die Kontaktbeschränkungen und den Lockdown enorm zugenommen haben. Viele pflegende Angehörige berichten über Mehrbelastungen durch den Wegfall von Dienstleistungen und Hilfestrukturen im nahen Wohnumfeld, z. B. Kurzzeitpflege. Die pflegepolitischen Maßnahmen zur Vereinbarkeit von Beruf und Familie haben weniger bewirken können als informelle Regelungen mit den Arbeitgebern, wie Home-Office und Arbeitszeitverkürzungen. Die professionelle Pflegearbeit in ambulanten Diensten und Pflegeheimen ist seit Ausbruch der Pandemie durch besondere (Arbeits-)Bedingungen und -Belastungen gekennzeichnet. Die beruflich Pflegenden erfahren als systemrelevanter Beruf eine hohe gesellschaftliche Anerkennung und öffentliche Wertschätzung. Es ist jedoch zum jetzigen Zeitpunkt noch offen, ob daraus auch eine strukturelle Aufwertung erfolgt, z. B. in Form höherer tariflich vereinbarter Löhne.

D. Auth (✉)
Sozialwesen, FH Bielefeld, Bielefeld, Deutschland
E-Mail: diana.auth@fh-bielefeld.de

© Der/die Autor(en), exklusiv lizenziert durch Springer Fachmedien
Wiesbaden GmbH, ein Teil von Springer Nature 2022
V. Breitbach und H. Brandenburg (Hrsg.), *Corona und die Pflege,*
Vallendarer Schriften der Pflegewissenschaft 10,
https://doi.org/10.1007/978-3-658-34045-2_9

Schlüsselwörter

Care • Pflegearbeit • Altenpflege • Häusliche Pflege • Professionelle Pflege • Corona

1   Einleitung: Care & Corona

Care, also alle Arten von bezahlten und unbezahlten Sorgetätigkeiten, sind im Zuge der Corona-Pandemie unter Druck geraten. Mütter und/oder Väter mussten ihre Kinder in der Phase der Kitaschließungen bzw. des Home-Schoolings im Frühjahr 2020 selbst betreuen, was oft nur mit Hilfe von Home-Office, Arbeitszeitverkürzungen, Erwerbsunterbrechungen, und/oder (unbezahltem) Urlaub gelang. Erzieherinnen und Erzieher im Notbetrieb waren einer erhöhten Ansteckungsgefahr ausgesetzt, weil die Einhaltung der Abstandsregeln sowie das Maskentragen bei Kita-Kindern nur schwer umsetzbar sind. Auch die Versorgung vulnerabler Gruppen, wie Menschen mit Behinderungen oder psychisch Kranken, bereitete unter Corona-Bedingungen erhebliche Schwierigkeiten. Dasselbe gilt für den Umgang mit pflegebedürftigen Menschen, die im Mittelpunkt dieses Aufsatzes stehen. Pflegebedürftige weisen ein erhöhtes Risiko auf, schwer an Covid-19 zu erkranken und u. U. daran zu sterben. Für pflegende Angehörige und professionell Pflegende bedeutet dies eine erhöhte Vorsicht im Umgang mit den älteren, oft multimorbiden hilfebedürftigen Menschen. Sowohl die Bedingungen häuslicher Pflege als auch die Arbeitsbedingungen in ambulanten Pflegediensten und stationären Einrichtungen mussten der erhöhten Ansteckungsgefahr angepasst werden. Auch wenn mit der gewählten Schwerpunktsetzung die Perspektive der Pflegebedürftigen in den Hintergrund tritt, sind sie aufgrund ihrer Einstufung als Risikogruppe prägend für die Ausübung der Pflegearbeit – gerade auch im Unterschied zur Kinderbetreuung.

Sorgearbeiten, zu denen die Altenpflegearbeit zählt, weisen einige Spezifika auf. Dazu zählt, dass sie in hohem Maße geschlechtlich geprägt sind. Die überwiegende Mehrheit der Care-Arbeitenden, egal ob bezahlt oder unbezahlt, ist weiblich. Gleichwohl vollzieht sich hier ein Wandel. Sowohl im Bereich der Kinderbetreuung als auch in der Altenpflege lassen sich in den letzten beiden Jahrzehnten durchaus gleichstellungspolitische Fortschritte verzeichnen. Der Anteil der Männer, die Sorgearbeit leisten, nimmt kontinuierlich zu. Es stellt sich daher die Frage, welche gleichstellungspolitischen Auswirkungen die Corona-Pandemie auf die Care-Arbeit hat. Dieser Frage soll im Folgenden anhand der informellen und der formellen Altenpflegearbeit nachgegangen werden.

Um die Bedingungen der Altenpflegearbeit in Zeiten von Corona aus gleich-stellungspolitischer Perspektive zu betrachten, werde ich im ersten Schritt die informelle Altenpflegearbeit in dem Blick nehmen. Im Hinblick auf die häusliche Kinderbetreuung wird intensiv darüber gestritten, inwieweit die Corona-Pandemie zu einer Retraditionalisierung geführt hat (vgl. u. a. Bünning et al., 2020; Kohlrausch & Zucco, 2020). Es stellt sich die Frage, ob und welche Gender-Effekte im Hinblick auf die häusliche Altenpflege erkennbar sind. In Bezug auf die professionelle Altenpflegearbeit in ambulanten Diensten und Pflegeheimen, die im zweiten Schritt untersucht wird, steht im Zentrum, welche Chancen die Corona-Pandemie für die strukturelle Aufwertung der weiblich geprägten (Alten-)Pflegearbeit bietet.

2 Informelle Altenpflegearbeit in Zeiten von Corona

Informelle Altenpflegearbeit vor der Pandemie
Informelle Altenpflegearbeit wird zu zwei Dritteln von Frauen geleistet. Der Anteil ist jedoch seit 1998 um elf Prozentpunkte zurückgegangen. Das heißt im Umkehrschluss, der Anteil der pflegenden Männer hat zugenommen: Im Jahr 1998 waren 20 % der Hauptpflegepersonen männlich, im Jahr 2016 sind es bereits 31 %. Mehr als verdoppelt hat sich dabei der Anteil der pflegenden Söhne (von 5 % auf 11 %), abgenommen hat demgegenüber die Pflege durch Schwiegertöchter (TNS Infratest Sozialforschung, 2017, S. 56). Man könnte den Wandel so beschreiben, dass nun jeder Sohn und jede Tochter für die Pflege seiner bzw. ihrer Eltern(teile) selbst die Hauptverantwortung trägt.

Mit zu diesem gleichstellungspolitisch positiven Wandel beigetragen hat die Einführung der Pflegeversicherung Mitte der 1990er Jahre und – daraus resultierend – der Ausbau der ambulanten Pflegeinfrastruktur. Viele Männer, die pflegen, sind weiterhin (Vollzeit) erwerbstätig. Sie weisen ein umfassendes Pflege-Arrangement auf, das oftmals aus anderen Familienmitgliedern oder Nachbarn, ambulanten Pflegediensten sowie weiteren sozialen Diensten besteht (Auth et al., 2016; Klott, 2010). Frauen dagegen sind in höherem Maße bereit, pflegebedingt ihre Erwerbstätigkeit zu reduzieren, zu unterbrechen oder gar aufzugeben, um ihre Angehörigen zu pflegen (Auth et al., 2020; Keck, 2012, S. 149 ff.). Aber auch hier ist ein Wandel erkennbar, denn auch Frauen sind nun verstärkt erwerbstätig und wollen dies auch bleiben, während sie ihre Mütter oder Väter häuslich pflegen. Waren im Jahr 1989 noch 64 % der Hauptpflegepersonen nicht-erwerbstätig, so sind es im Jahr 2016 nur noch 35 % (TNS Infratest Sozialforschung, 2017, S. 59).

Informelle Altenpflegearbeit in Zeiten der Pandemie
Vor diesem Hintergrund – mehr pflegende Männer und mehr erwerbstätige Pflegende – müssen nun die Veränderungen und die pflegepolitischen Maßnahmen
während der Corona-Pandemie betrachtet werden. Zunächst einmal kann man
feststellen, dass sich die Bedingungen in der häuslichen Altenpflege infolge des
Lockdowns und der Kontaktbeschränkungen im Frühjahr 2020 geändert haben.
Da die Pflegebedürftigen zur Risikogruppe gehören, sehen sich häuslich Pflegende der Gefahr ausgesetzt, ihre Angehörigen anzustecken, wenn Sie weiter
arbeiten gehen (müssen) oder sonstige (notwendige) Kontakte eingehen. Des Weiteren sind viele Pflegende selbst bereits im fortgeschrittenen Alter. Mehr als zwei
Drittel der Hauptpflegepersonen ist über 55 Jahre alt (Rothgang & Müller, 2019,
S. 57), d. h., die informell Pflegenden weisen selbst häufig bereits Erkrankungen
auf und zählen zur Risikogruppe (Eggert et al., 2020, S. 3).

Ein Teil der Haushalte mit Pflegebedürftigen reagierte mit der Beendigung
der Inanspruchnahme ambulanter Pflegedienstleistungen.[1] Diejenigen Angehörigen, die weiterhin einen ambulanten Dienst in Anspruch nehmen oder aufgrund
der häuslichen Pflegesituation nehmen müssen, sehen die pflegebedürftige Person einer höheren Ansteckungsgefahr ausgesetzt. Schwierigkeiten bereitete im
Frühjahr auch die Einreise von (illegalen) sog. „24-Stunden-Betreuungskräften"
aus Osteuropa (zur sog. 24-Std.-Pflege vgl. u. a. Lutz, 2007; Rossow & Leiber,
2019). Sie kamen oft nicht, weil Einreiseverbote bestanden, Quarantänemaßnahmen notwendig waren oder drohten und weil sie Angst vor einer Infizierung in
Deutschland hatten. Wolf-Ostermann und Rothgang (2020, S. 45) berichten in
ihrer Studie, dass es bei über 40 % der befragten ambulanten Dienste Haushalte
gibt, die auf sog. 24-Stunden-Kräfte aus dem Ausland zurückgreifen. Ein Drittel
der ambulanten Pflegedienste berichtet nach Ausbruch der Pandemie vom Fehlen
dieser Hilfs- und Betreuungskräfte. Nach Einschätzung der ambulanten Pflegedienste ist ein Teil der Pflegehaushalte aufgrund des Fehlens von ausländischen
Betreuungskräften, geschlossenen Tagespflegeeinrichtungen und/oder geringerer
Inanspruchnahme ambulanter Leistungen in einer prekären Pflegesituation (vgl.
auch Hower et al., 2020, S. 21). Auch Angehörige, die einen Übergang in eine
stationäre Versorgung geplant hatten, waren mit dem Problem der phasenweisen
Aufnahmeverbote in Pflegeheimen konfrontiert und mussten warten, was u. U.
ebenfalls mit einer prekären Pflegesituation einherging.

---

[1] Im Hinblick auf die ambulanten Pflegedienste zeigt die Befragung von Wolf-Ostermann
und Rothgang (2020, S. 43 f.), dass in knapp der Hälfte der Dienste weniger Grundpflege-
leistungen nachgefragt wurden.

Pflegepolitische Maßnahmen infolge der Pandemie

Die Große Koalition unter Gesundheitsminister Spahn (CDU) reagierte im Frühjahr 2020 auf die besonderen Schwierigkeiten in der häuslichen Pflege. Um die Infektionsgefahr zu verringern, wurden alle Kontakte zwischen Akteuren der Pflegeversicherung und den Pflegehaushalten eingestellt. Dazu zählten die Begutachtungen durch den MDK, die zwischen April und September 2020 nicht mehr stattfanden. Pflegebedürftige wurden stattdessen auf Aktenbasis eingestuft (Bundestag, 2020a). Seit Oktober 2020 sind Hausbesuche wieder möglich. Es gab zwischen März und September auch keine Beratungsbesuche und Pflegeschulungen mehr. Informationen wurden entweder telefonisch oder per Video weitergegeben. Einige Angebote der Pflegeversicherung, wie Tagespflege oder Kurzzeitpflege, wurden auf der Basis landesrechtlicher Vorordnungen ausgesetzt. In dieser Phase der Pandemie waren die sozialen Teilhabemöglichkeiten der häuslich versorgten Pflegebedürftigen stark eingeschränkt. Seit Frühsommer 2020 können die Angebote wieder unterbreitet werden, wenn einrichtungsbezogene Hygienekonzepte vorliegen.

Aufgrund der besonderen Prekarität in Pflege-Arrangements mit erwerbstätigen Pflegenden, die durch die eingeschränkte Nutzung von ambulanten Diensten, Tagespflegeangeboten und sonstigen Hilfen entstand, ergriffen Familienministerin Giffey (SPD) und Gesundheitsminister Spahn Maßnahmen zur besseren Vereinbarkeit von Beruf und Pflege unter Corona-Bedingungen. Beschlossen wurden im Rahmen des Zweiten Infektionsschutzgesetzes einige Maßnahmen für häuslich Pflegende, wie die Verlängerung der Inanspruchnahme der kurzzeitigen Arbeitsverhinderung und die Ausdehnung der Zahlung von Pflegeunterstützungsgeld von zehn auf 20 Tage, wenn pandemiebedingte akute Pflegesituationen zu bewältigen waren (BMFSFJ, 2020a; Bundestag, 2020b). Zudem wurde die Ankündigungsfrist für die Nutzung von Pflegezeit und Familienpflegezeit beim Arbeitgeber von acht Wochen auf zehn Tage verkürzt. Des Weiteren war es möglich, die (Familien-)Pflegezeit flexibler, d. h. kurzfristig zu nutzen, wenn der Arbeitgeber dem zustimmt. Auch die Mindestarbeitszeit von 15 Wochenstunden konnte vorübergehend unterschritten werden. Diese Akutmaßnahmen, die zunächst nur bis Ende September galten, wurden Anfang September durch das Krankenhauszukunftsgesetz bis Ende 2020 verlängert. Darin wurde auch festgelegt, dass die (Familien-)Pflegezeit einmalig nach einer beendeten (Familien-)Pflegezeit erneut genutzt werden kann, wenn der Arbeitgeber dem zustimmt und wenn die erste Inanspruchnahme im Zusammenhang mit der Pandemie gestanden hat (BMFSFJ, 2020b; Bundesrat, 2020).

Auch für Pflegebedürftige, die ambulante Pflegedienste in Anspruch nehmen, wurden Maßnahmen ergriffen. Pflegebedürftige, die in Pflegegrad 1 eingestuft sind, konnten den Entlastungsbetrag (125 EUR) auch anderweitig, z. B. für haushaltsnahe Dienstleistungen, verwenden (Bundestag, 2020b). Auch diese Regelung, die zunächst nur bis Ende September galt, wurde bis Ende 2020 verlängert (BMG, 2020b; Bundesrat, 2020). Zudem wurde die Möglichkeit, nicht in Anspruch genommene Entlastungsleistungen anzusparen, einmalig um drei Monate verlängert.

Auswirkungen der Pandemie auf die informelle Altenpflegearbeit: Empirie

Um die Auswirkungen der Pandemie auf die informelle Altenpflegearbeit zu untersuchen, hat das Zentrum für Qualität in der Pflege im Rahmen einer quantitativen Befragung zwischen Ende April und Anfang Mai 2020 1000 pflegende Angehörige zwischen 40 und 85 Jahren befragt (Eggert et al., 2020). In der Stichprobe sind 61 % Frauen, also etwas weniger als laut Statistik häuslich pflegen. Des Weiteren gehen 58 % der Befragten einer Erwerbstätigkeit nach, 70 % davon arbeiten mehr als 30 h pro Woche. In knapp der Hälfte der Fälle ist ein ambulanter Pflegedienst in das Pflegearrangement integriert.

Knapp ein Drittel der Befragten berichtet, dass sich die Pflegesituation bedingt durch die Pandemie verschlechtert hat. Das gilt insbesondere, wenn Pflegebedürftige mit Demenz zu betreuen sind. Zu den Maßnahmen, deren Umsetzung den pflegenden Angehörigen schwer fällt, zählen beispielsweise die Kontaktverlagerung auf (Video-)Telefonie und das Tragen eines Mund-Nasen-Schutzes im Umgang mit den Pflegebedürftigen. Demgegenüber gelingt es ihnen gut, körperlichen Kontakt zur pflegebedürftigen Person oder Kontakte zu anderen Menschen zu vermeiden. Die Corona-Krise stellt auch eine Herausforderung für das bestehende Pflege-Arrangement dar. Ca. 40 % der pflegenden Angehörigen berichten über Mehrbelastungen durch den Wegfall von Dienstleistungen und Hilfestrukturen im nahen Wohnumfeld. Dazu zählen beispielsweise Tagespflegeangebote (85 %), andere Gesundheitsdienstleister (65 %), ambulante Pflegedienste (20 %), Hilfen durch Verwandte (31 %) oder Nachbarn (43 %) sowie Probleme mit der sog. „24-Stunden-Pflegekraft" (5 %) (Eggert et al., 2020).

Die Pandemie hat auch die Vereinbarkeit von Beruf und Pflege erschwert: 28 % der Befragten sind im Home-Office oder arbeiten mehr von zuhause aus als vorher, 18 % haben sich vollständig oder teilweise freistellen lassen oder befinden sich in Kurzarbeit, 7 % haben die Arbeitszeit reduziert und 4 % haben Urlaub genommen. Keiner der Befragten hat die kurzzeitige Arbeitsverhinderung genutzt. Fast zwei Drittel der Befragten fühlen sich von ihrem Arbeitgeber gut unterstützt. Über die Hälfte der erwerbstätigen pflegenden Angehörigen hat Angst, sich am Arbeitsplatz anzustecken und damit das Infektionsrisiko für den pflege-bedürftigen Angehörigen zu erhöhen. Die Autoren und Autorinnen der Studie schlussfolgern, dass die ohnehin schon stark belasteten pflegenden Angehöri-gen durch die Pandemie, insbesondere durch die Kontaktbeschränkungen und die Quarantänemaßnahmen, noch stärker in Mitleidenschaft gezogen werden. Auch die Vereinbarkeit von Beruf und Pflege ist während der Pandemie für viele pflegende Angehörige schwieriger geworden (Eggert et al., 2020).

> „So droht die Belastung für erwerbstätige pflegende Angehörige zu steigen, wenn sie weiterhin im Unternehmen arbeiten müssen und parallel dazu Unterstützungsange-bote wie Tagespflegeeinrichtungen oder ehrenamtliche Unterstützung nicht mehr zur Verfügung stehen. Zugleich ist konzentriertes Arbeiten vermutlich deutlich schwieri-ger im Home-Office zu realisieren, wenn zeitgleich eine betreuungsintensive Pflege-situation im selben Haushalt stattfindet und möglicherweise parallel noch Kinder zu versorgen sind." (Eggert et al., 2020, S. 23)

Eggert et al. rechnen mit verstärkten Erwerbseinschränkungen, sollte die Pande-mie weiter fortdauern. Daher seien Möglichkeiten der flexiblen Arbeitsgestaltung sowie die Aufrechterhaltung pflegerischer Dienstleistungen und wohnortnaher Hilfestrukturen wichtig und notwendig (Eggert et al., 2020, S. 24 ff.).

Um die Situation pflegender Angehöriger zu verbessern, wurden von poli-tischer Seite die kurzzeitige Arbeitsverhinderung, die Pflegezeit und die Fami-lienpflegezeit ausgedehnt und flexibilisiert. Hierbei handelt es sich allerdings eher um medienwirksame Maßnahmen denn um tatsächlich greifende Hilfen. Bereits vor der Pandemie haben nur wenige erwerbstätige Pflegende die Maß-nahmen in Anspruch genommen (TNS Infratest Sozialforschung, 2017, S. 65 ff.). Die Befragung von Eggert et al. (2020) zeigt deutlich auf, dass die ergriffenen pflegepolitischen Maßnahmen weitgehend ins Leere laufen. Die erwerbstätigen pflegenden Angehörigen nutzen in höherem Maße die zeitlichen und räumli-chen Flexibilisierungsangebote, die ihnen die Unternehmen (oft informell) bieten (insbesondere Home-Office).

3 Formelle Altenpflegearbeit in Zeiten von Corona

Formelle Altenpflegearbeit vor der Pandemie
Infolge der Corona-Krise wurde den Beschäftigten in den Care-Berufen beson-dere Aufmerksamkeit zuteil. Die gesellschaftliche Notwendigkeit und Unver-zichtbarkeit der beruflichen Sorgearbeit wurde in hohem Maße deutlich.

Pflege(fach)kräfte, Erzieher und Erzieherinnen sowie Krankenpfleger und Krankenpflegerinnen zählen – wie auch Verkäufer und Verkäuferinnen – zur kritischen Infrastruktur, zur notwendigen Grundversorgung und zur Daseinsvorsorge. Dadurch erhielten die Beschäftigten eine höhere Wertschätzung. Es wurde auch deutlich, dass in vielen der systemrelevanten Berufe mehrheitlich Frauen arbeiten – und zwar bei eher niedriger Bezahlung, schlechten Arbeitsbedingungen, geringen Aufstiegschancen und einem hohen Risiko, im Alter zu verarmen. Das gilt auch für Beschäftigte in der Altenpflege. 84 % der Beschäftigten in Pflegeheimen und 86 % der Beschäftigten in ambulanten Diensten sind weiblich (Statistisches Bundesamt, 2018, S. 10, 15). Betrachtet man die Bezahlung, stellt man fest, dass Pflegekräfte unterdurchschnittlich verdienen. Das Bruttomonats-Entgelt einer in Vollzeit beschäftigten Altenpflegerin beträgt ca. 3000 EUR. Damit liegt es gut 100 EUR niedriger als der gesamtgesellschaftliche Durchschnitt bei den Frauen und gut 400 EUR unterhalb des gesamtgesellschaftlichen Durchschnitts. Altenpflegehelferinnen verdienen gerade mal knapp 2135 EUR brutto. Damit verdienen sie knapp 1000 EUR weniger als Frauen durchschnittlich in Deutschland verdienen und knapp 1300 EUR weniger als der Median in Deutschland (vgl. Tab. 1). Positiv festzuhalten ist allerdings, dass der Abstand zwischen den Löhnen in der Altenpflege und dem gesamtgesellschaftlichen Median in den letzten Jahren deutlich geringer geworden ist (Auth, 2020b, S. 316 f.) – vermutlich als Folge des Fachkräftemangels.

Pflegepolitische Maßnahmen vor der Pandemie

Dass die Löhne in der Altenpflege niedrig sind, ist nicht erst seit der Corona-Pandemie bekannt. Die Große Koalition – genauer: das Gesundheits-, das Familien- und das Arbeitsministerium – hatte bereits im Jahr 2018 mit der „Konzertierten Aktion Pflege" auf diesen Missstand aufmerksam gemacht und Abhilfe versprochen. Im Rahmen eines Sofortprogramms wurden 2019 zunächst die Finanzmittel für 13.000 neue Stellen für Pflegefachkräfte in Pflegeheimen (aus dem Etat der Krankenversicherung) bereit gestellt (Auth, 2020a, S. 76 f.).

Tab. 1 Bruttomonats-Entgelte (Median) in Altenpflegeberufen (Vollzeit) (2019)

	Männer	Frauen	Gesamt
Altenpfleger/innen	3122 EUR	3000 EUR	3023 EUR
Altenpflegehelfer/innen	2186 EUR	2135 EUR	2146 EUR
Gesamt	3560 EUR	3117 EUR	3401 EUR

Quelle:Bundesagentur für Arbeit, 2020

Die Anhebung der Löhne erwies sich jedoch als schwieriges Terrain. Der Großteil der Beschäftigten in der Altenpflege ist entweder bei einem privaten Träger angestellt, bei dem so gut wie keine Tarifverträge gelten, oder die Pflegekräfte arbeiten bei einem kirchlichen Träger, bei dem der sog. Dritte Weg gilt. Danach werden die Löhne in paritätisch von Beschäftigten und Dienstgebern besetzten Arbeitsrechtlichen Kommissionen ausgehandelt und in Arbeitsvertragsrichtlinien (AVR) (statt in Tarifverträgen) festgehalten. Gewerkschaften als Arbeitnehmervertretung sind nicht involviert und die Beschäftigten besitzen kein Streikrecht. Aufgrund des dementsprechend geringen Geltungsbereichs von Tarifverträgen – nur 40 % der Beschäftigten in der Pflegebranche arbeiten unter den Bedingungen eines Tarifvertrags – ist es nicht einfach möglich, einen Tarifvertrag für allgemeingültig zu erklären. Im Rahmen des Pflegelöhneverbesserungsgesetzes wurden im Oktober 2019 zwei Modelle einer politischen Lohnanhebung in der Pflegebranche vereinbart. Zum einen die Tarifvertragslösung, wonach ver.di und die neu gegründete Bundesvereinigung Arbeitgeber in der Pflegebranche (BVAP) einen Tarifvertrag abschließen. Aufgrund des Selbstbestimmungsrechts der Kirchen müssen zwei kirchliche Kommissionen dem Tarifvertrag zustimmen, damit dieser dann über das Arbeitnehmer-Entsendegesetz vom Bundesarbeitsministerium für allgemeingültig erklärt werden kann. Zum Zweiten wurde in dem Gesetz die Mindestlohn- bzw. Kommissionslösung festgeschrieben, wonach Lohnuntergrenzen für Pflegekräfte – auch für Pflegefachkräfte – durch eine Kommission festgelegt werden sollen.

Die Tarifvertragslösung war von Anfang an die politisch präferierte Lösung. Da die Aushandlung von Löhnen aber in den originären Bereich der Tarifautonomie fällt, sind die Möglichkeiten politischer Einflussnahme begrenzt. Ver.di und die neu gegründete BVAP, in dem u. a. die AWO, der ASB, die Volkssolidarität sowie der Diakonische Dienstgeber in Niedersachsen Mitglieder sind, begannen im Herbst 2019 mit der Aufnahme von Tarifverhandlungen. Zeitgleich wurde an der Kommissionslösung gearbeitet. Im Januar 2020 wurden die Empfehlungen der Pflegekommission für Lohnuntergrenzen in der Pflege veröffentlicht und im April vom Bundesarbeitsministerium per Verordnung angehoben. Dabei wurden erstmalig auch Mindestlöhne für Pflegefachkräfte festgelegt. Seit Juli 2021 gilt für Pflegefachkräfte im Westen und im Osten ein Mindestlohn von 15 EUR. Pflegehilfskräfte in Ost und West verdienen seit September 2021 12 EUR, qualifizierte Pflegehilfskräfte mit mindestens einjähriger Ausbildung 12,50 EUR. Auch der Urlaubsanspruch wurde über den gesetzlichen Mindesturlaubsanspruch hinaus erhöht (BMAS, 2020).

Formelle Altenpflegearbeit in Zeiten der Pandemie

Die Arbeit in Pflegeheimen und in ambulanten Diensten ist seit Ausbruch der Pandemie durch besondere (Arbeits-)Bedingungen und -Belastungen gekennzeichnet. Es müssen Schutzmaßnahmen berücksichtigt werden, um eine Ansteckung der Pflegebedürftigen zu verhindern. Zu Beginn der Pandemie gab es nicht wenige Corona-Ausbrüche in Pflegeheimen, die zum Teil mit einer hohen Zahl an Toten einhergingen. Etwa die Hälfte der an Covid-19 gestorbenen Personen im Frühjahr 2020 lebte in Pflegeheimen. Daher hatten die Beschäftigten häufig Angst, durch eine Infektion die Pflegebedürftigen anzustecken. Umgekehrt wiesen die Beschäftigten aufgrund des Infektionsgeschehens aber auch eine sechs Mal so hohe Gefahr auf, sich selbst zu infizieren (Wolf-Ostermann und Rothgang, 2020, S. 55). Zu Beginn der Pandemie waren die Ursachen dafür noch fehlende Schutzkleidung und Testkapazitäten. Zudem dauerte die Übertragung der Testergebnisse noch mehrere Tage (Hower et al., 2020, S. 7 ff.; Wolf-Ostermann & Rothgang, 2020, S. 22 f.).

Um die prekäre Situation in den Pflegeheimen unter Kontrolle zu bekommen, reagierten die Bundesländer im März mit Besuchsverboten und Aufnahmestopps in Pflegeheimen. Die Kontaktsperren betrafen Besucher und Besucherinnen, Angehörige, Ehrenamtliche sowie medizinische und sonstige Dienstleister, wie Ärzte und Ärztinnen oder die Fußpflegedienstleister (Wolf-Ostermann & Rothgang, 2020, S. 24 f.). Für die stationär versorgten Pflegebedürftigen gingen diese Schutzmaßnahmen allerdings mit vermehrter Vereinsamung und sozialer Isolation einher. Die Teilhabemöglichkeiten der Pflegebedürftigen waren erheblich eingeschränkt. Im Frühsommer wurden die Kontaktbeschränkungen aufgrund der sozialen und gesundheitlichen Folgen der Kontaktsperren wieder gelockert. Die Pflegeheime konnten wieder öffnen, wenn ein einrichtungsbezogenes Schutz- und Hygienekonzept entwickelt und genehmigt wurde.

Auswirkungen der Pandemie auf die formelle Altenpflegearbeit: Empirie

Welche Auswirkungen die Pandemie im Frühjahr auf die Altenpflegebranche hatte, wurde in drei Studien untersucht. Hower et al. (2020) haben in ihrer Studie die Herausforderungen und Belastungen sowie die Bewältigungsstrategien aus der Sicht von gut 500 Leitungskräften in ambulanten und stationären Pflegeeinrichtungen untersucht. Wolf-Ostermann und Rothgang (2020) haben eine bundesweite Online-Befragung in der Pflegebranche mit über 700 Pflegediensten, knapp 100 teilstationären Einrichtungen und gut 800 Pflegeheimen durchgeführt. Last not least haben Evans et al. (2020) 80 Entscheider und Entscheiderinnen in der ambulanten und stationären Altenpflege in NRW danach befragt, vor welche Herausforderungen sie infolge der Pandemie gestellt worden sind.

Die Ergebnisse zeigen, dass die meisten Pflegeheime und ambulanten Dienste auf die Pandemie nicht vorbereitet waren (Wolf-Ostermann & Rothgang, 2020, S. 25, 46 f.). Dennoch waren durchaus Krisen-Bewältigungsressourcen vorhanden. Genannt wurden insbesondere ein hohes Team-Engagement, mitarbeiterorientierte Kommunikations- und Motivationsstrategien, die fachlichen Kompetenzen der Beschäftigten, aber auch die Motivation durch die öffentliche Aufwertung. Bei den Beschäftigten ist durch die Herausforderungen der Pandemie ein größerer Zusammenhalt erkennbar, der Krankenstand ist niedriger und es werden weniger Konflikte ausgetragen (Evans et al., 2020; vgl. auch Hower et al., 2020, S. 34).

Trotz der hohen Motivation zeigen die Studien, dass ein beträchtlicher Mehraufwand durch die Umsetzung der Hygienemaßnahmen und durch die Kontaktbeschränkungen zu bewältigen ist. Dieser beträgt für eine Pflegekraft im Pflegeheim ca. eine Stunde pro Schicht, bei den ambulanten Diensten ca. 40 Minuten (Wolf-Ostermann & Rothgang, 2020, S. 22 f., 44). Knapp die Hälfte der Leitungspersonen berichten über eine höhere Arbeitsdichte und -intensität. Beispielsweise führten die Kontaktverbote zu Mehrarbeit in den Einrichtungen, weil die Unterstützung der Pflegebedürftigen durch Angehörige, Freunde oder Ehrenamtliche nun durch die Pflegekräfte ersetzt werden musste. Des Weiteren wird die Einhaltung von Hygienemaßnahmen als Belastung beschrieben, insbesondere im Rahmen der häuslichen Versorgung von Pflegebedürftigen durch ambulante Dienste. Die sowieso schon hohe physische und psychische Belastung der Pflegekräfte hat an Intensität noch zugenommen, berichten viele Leitungskräfte. So stelle die „Konfrontation mit der eigenen Hilflosigkeit gegenüber Sterbenden Covid-19-Erkrankten" (Hower et al., 2020, S. 17) eine besondere Belastung für die Pflegenden dar.

Infolge der Pandemie muss nicht nur mehr Arbeit bewältigt werden – diese Mehrarbeit muss zudem mit weniger Personal gestemmt werden. Die sowieso schon knappen Personalressourcen wurden durch die Corona-bedingten Personalausfälle noch knapper (Hower et al., 2020, S. 19; Wolf-Ostermann & Rothgang, 2020, S. 22). Die Leitungskräfte erleben die Infektionsgefahr von Pflegekräften in hohem Maße als Belastung, denn dadurch wurde die Aufrechterhaltung der Versorgung der Pflegebedürftigen gefährdet. Ein Teil der Pflegekräfte ist zudem höheren Alters, gehört zur Risikogruppe und fällt u. U. aus (Hower et al., 2020, S. 7 ff.).

Bei den teilstationären Einrichtungen und den ambulanten Diensten war jedoch nicht Mehrarbeit, sondern Umsatzeinbrüche das Problem. Die teilstationären Einrichtungen waren besonders von den Schließungen betroffen, sodass hier in knapp einem Drittel der befragten Einrichtungen über Kurzarbeit berichtet wurde (Wolf-Ostermann & Rothgang, 2020, S. 34).

Die befragten Leitungskräfte nehmen die öffentliche Aufmerksamkeit und Anerkennung durchaus wahr (Hower et al., 2020, S. 21 f.), und auch die Pflege-Prämie erhält Zustimmungswerte von über 80 %. Es wird allerdings auch die Befürchtung geäußert, dass die Prämie statt höherer Tariflöhne ausgezahlt wird (Wolf-Ostermann & Rothgang, 2020, S. 30 f., 51 f., 58). Die Entscheider und Entscheiderinnen sind skeptisch, ob die öffentliche Wertschätzung der Altenpflege tatsächlich zu einer strukturellen Aufwertung des Berufsfeldes führt (Evans et al., 2020). „Klatschen und schöne Bilder genügen nicht zur Aufwertung der Berufsgruppen", berichtet ein Entscheider (Hower et al., 2020, S. 23).

Die Ergebnisse der Studien zeigen zusammenfassend deutlich, dass die Arbeitsbelastungen in der Altenpflege durch die Pandemie enorm angestiegen sind. Da die beruflich Pflegenden bereits in der Vergangenheit hohen Belastungen ausgesetzt waren (Feldmann, 2018; Schmucker, 2020), sollten nun *„[w]eitgreifende Maßnahmen, die die Arbeitsbedingungen, das Einkommen oder die Arbeitszeiten der Pflege adressieren, [...] schnell Gegenstand der politischen Entscheidungen sein."* (Wolf-Ostermann & Rothgang, 2020, S. 60).

Pflegepolitik in Zeiten der Pandemie

Und was hat die Politik bislang unternommen? Die Einrichtungen in der Altenpflege erhalten seit Frühjahr 2020 die Möglichkeit, pandemiebedingte Mehraufwände über die Pflegeversicherung abzurechnen. Zudem kann von der vertraglich und gesetzlich vorgeschriebenen Personalausstattung abgewichen werden (Bundestag, 2020a). Damit soll verhindert werden, dass neue Patienten und Patientinnen abgewiesen werden müssen. Kritisiert wird die Regelung von Gewerkschaften und Pflegeverbänden, weil durch die Möglichkeit der Unterschreitung von Mindeststandards die bedarfsgerechte Versorgung gefährdet und die Belastungsgrenze der Pflegekräfte überschritten wird (Hower et al., 2020, S. 2; poppress, 2020).

Um die stark belastete Berufsgruppe der Pflegenden zu würdigen, wurde im Rahmen des Zweiten Infektionsschutzgesetzes im Mai 2020 eine steuerfreie Pflege-Prämie für Beschäftigte in der Altenpflege beschlossen. Pflegende erhielten einmalig einen Bonus von bis zu 1500 EUR. Davon wurden 1000 EUR über die Pflegeversicherung finanziert, die restlichen 500 EUR durch Zuschüsse der Länder (BMG, 2020b). Die genaue Höhe des Zuschusses richtete sich nach der Art des Beschäftigungsverhältnisses (Teilzeit oder Vollzeit) und nach der Art der Tätigkeit (prozentualer Anteil der Pflege- und Betreuungstätigkeit) (BMG, 2020a).[2]

Im April wurden die Tarifverhandlungen zwischen ver.di und der BVAP Corona-bedingt ausgesetzt und erst im September 2020 wieder aufgenommen. Ausgehandelt wurde ein Tarifvertrag, der eine Steigerung der Stundenlöhne von Pflegefachkräften in drei Schritten auf 18,50 EUR und für Pflegehelferinnen und Pflegehelfer mit ein- bis zweijähriger Ausbildung auf 15,00 EUR, für Pflegehilfskräfte ohne Ausbildung auf 14,15 EUR vorsieht. Geht man von einer 39-Std.-Woche aus, dann erhält eine Altenpflegerin ab Anfang 2023 3137 EUR brutto im Monat. Damit liegt der Wert allerdings nur leicht über dem gesamtgesellschaftlichen Median für Vollzeit beschäftigte Frauen (Bezugsjahr: 2019). Zudem ist die Erhöhung des Urlaubsanspruchs auf 28 Tage, ein Urlaubsgeld von 500 EUR, eine jährliche Sonderzahlung und die sofortige Angleichung der Ost-Löhne an Westniveau vorgesehen. Im nächsten Schritt wurden die arbeitsrechtlichen Kommissionen der Caritas und der Diakonie angehört. Der Tarifvertrag soll Mitte 2021 in Kraft treten (BVAP, 2020; Verdi, 2020). Im Februar 2021 hat die Arbeitsrechtliche Kommission der Caritas den Tarifvertrag abgelehnt. Daraufhin hat die Große Koalition im Rahmen des Gesundheitsversorgungsweiterentwicklungsgesetzes beschlossen, dass Pflegeheime und ambulante Dienste ab September 2022 nur noch dann einen Versorgungsvertrag erhalten, wenn sie ihre Beschäftigen nach Tarif entlohnen.

4   Fazit

Re-Traditionalisierung der informellen Pflegearbeit?

Insgesamt kann festgehalten werden, dass es bislang erst wenig empirische Erkenntnisse zur Situation häuslich Pflegender gibt. Anders als die Sorgearbeit gegenüber Kindern wird die Situation in der häuslichen Altenpflege trotz der deutlichen Einschränkungen und Schwierigkeiten kaum von der Care-Forschung in den Blick genommen. Während eine beträchtliche Anzahl von Studien die These von der „Re-Traditionalisierung" des Geschlechterverhältnisses in Familien mit Kindern diskutiert (vgl. u. a. Bünning et al., 2020; Kreyenfeld, 2020; Möhring, 2007), bleiben die häuslich pflegenden Frauen und Männer außen vor. Eine Auswertung der bislang einzigen pflegewissenschaftlichen Studie zur

---

[2] Nach heftiger Kritik wurde im Rahmen des Krankenhauszukunftsgesetzes auch ein Bonus von 1000 EUR für Pflegekräfte in Kliniken eingeführt, wenn dort Covid-19 Patientinnen und Patienten behandelt wurden (Bundesrat, 2020).

häuslichen Altenpflege entlang der Geschlechterlinie ist geplant, steht aber noch aus.

Da Frauen bereits vor der Corona-Krise in höherem Maße bereit waren, ihre Erwerbstätigkeit pflegebedingt zu unterbrechen, zeitlich einzuschränken oder gar aufzugeben, ist damit zu rechnen, dass sie dieses Verhalten auch in der Pandemie an den Tag legen. Interessant ist das Verhalten der pflegenden Männer, die bislang tendenziell bemüht waren, die Pflege rund um die Erwerbstätigkeit zu arrangieren. Nutzen diese Männer in Anbetracht der erhöhten Ansteckungsgefahr und des Wegfalls von Tagespflegeangeboten die Möglichkeiten von Home-Office und/oder Erwerbseinschränkungen oder versuchen sie eher, die häusliche Pflege in der Krisenphase auf andere (weibliche) Angehörige, Nachbarn etc. zu verlagern? Weitere Forschungen sind notwendig, um diese Fragen zu beantworten. Da Pflege-Arrangements aus Geschlechterperspektive vielfältiger sind als familiäre Aufteilungen von Kinderbetreuungsarbeit, ist die These von der Re-Traditionalisierung hier zunächst einmal kaum sinnvoll diskutierbar. Dennoch besteht auch hier die Gefahr, dass in dieser krisenhaften Situation in höherem Maße Frauen (als Töchter oder Schwiegertöchter) beruflich zurückstecken, um ihre Brüder, (Ehe-)Männer oder Partner zu entlasten. Gleichwohl steckt in der Krise auch eine Chance für einen weiteren gleichstellungspolitischen Wandel. Wenn Männer, insbesondere Söhne, ihre erwerbsarbeitsbezogenen Flexibilitätsspielräume nutzen (können), um sich um ihre pflegebedürftigen Angehörigen zu kümmern, könnte dies Pflege-Arrangements auch nachhaltig verändern, z. B. wenn die (Ehe-)Partnerinnen oder Schwestern aufgrund ihrer Tätigkeiten in systemrelevanten Berufen zuhause nicht helfen können. Diese Beobachtung wurde im Rahmen der Studien zur Aufteilung von Kinderbetreuungsarbeit deutlich, wie Michèle Tertilt im Rahmen eines Interviews erläutert (Ulrike Baureithel, 2020) – und diese „Gender-Revolution", wie Tertilt sie bezeichnet, wäre durchaus auch in der häuslichen Pflege denkbar und möglich.

Von der öffentlichen Wertschätzung zur strukturellen Aufwertung formeller Altenpflegearbeit?

Das mehrheitlich weibliche Pflegepersonal ist durch eingeschränkte Personalkapazitäten, pandemiebedingte Mehrarbeit und Arbeitsverdichtung an oder über der Belastungsgrenze angelangt. Es ist ein gesamtgesellschaftliches Problem, die pflegerische Versorgung aufrechtzuerhalten und den Pflegebedürftigen gesundheitlichen Schutz einerseits und soziale Teilhabe andererseits zukommen zu lassen. Dabei stellt sich die Frage, ob es gelingt, aus der öffentlichen Wertschätzung eine strukturelle Aufwertung der Altenpflegearbeit zu erreichen. Jutta Allmendinger, die Präsidentin des WZB, ist hier allerdings eher skeptisch:

„Ich glaube mittlerweile die Worte nicht mehr, dass die systemrelevanten Berufe eine ganz andere Tarifierung bekommen. Das sind 72 % Frauen. Wenn wir über die Automobilindustrie sprechen, über die ganzen Zulieferer, dann sind das reine Männerjobs, jedenfalls zu mehr als 75 %. Die Frauen werden eine entsetzliche Retraditionalisierung weiter erfahren. Ich glaube, dass wir das nicht mehr so schnell aufholen, sondern drei Jahrzehnte verlieren." (Jutta Allmendinger in: Anne Will, 2020).

Es besteht demnach die Gefahr der Rückkehr zum Alltag, zum „Normalzustand". Pflegende würden demnach wieder in Vergessenheit geraten, überlagert werden durch andere „wichtigere" Probleme, wie Arbeitslosigkeit, Konjunktureinbrüche, niedrige Steuereinnahmen, Klimawandel etc. Für eine solche Sichtweise spricht, dass die Altenpflege keine Berücksichtigung im Konjunkturpaket erfahren hat. Auch die befragten Führungskräfte in den drei empirischen Studien zur Situation in Pflegeeinrichtungen sind skeptisch, ob eine strukturelle Aufwertung der Pflegeberufe gelingt.

Es gibt aber auch Argumente für eine strukturelle Aufwertung: Die Corona-Pandemie wirkt wie ein Window of Opportunity für die Aufwertung der weiblich geprägten Pflegearbeit. Mittlerweile wurden die Tarifverhandlungen für die Pflegebranche wieder aufgenommen und ein Tarifvertrag ausgehandelt. Nachdem die Arbeitsrechtliche Kommission der Caritas den Tarifvertrag überraschenderweise abgelehnt hatte, ist pflegepolitisch schnell ein alternativer Weg zu höheren bzw. tariflich vereinbarten Löhnen gefunden worden. Die Zahlung von Tariflöhnen würde zu einer Verringerung des Gender Wage Gaps beitragen. Um für die Durchsetzung der eigenen Interessen zu kämpfen, wäre allerdings eine stärkere gewerkschaftliche und (gesellschafts-)politische (Selbst-)Organisierung der Pflegenden notwendig. Und auch die Heimbetreiber und die Wohlfahrtsverbände stehen in der Pflicht, höhere Löhne zu zahlen und für bessere Arbeitsbedingungen zu sorgen.

Reflexionskasten

- Unter welchen Bedingungen kann eine strukturelle Aufwertung von beruflicher Sorge-/Pflegearbeit gelingen?
- Wie kann es gelingen, Sorge-/Pflegearbeit stärker zwischen den Geschlechtern umzuverteilen und eine bessere Vereinbarkeit von Beruf und Care/Pflege für Männer und für Frauen zu gewährleisten?

- Wie könnte eine Reform der Pflegeversicherung aussehen, die eine finanzierbare und qualitativ hochwertige Versorgung der Pflegebedürftigen gewährleistet, die es den Pflegenden ermöglicht, unter würdigen Arbeitsbedingungen zu arbeiten, die pflegende Angehörige nicht überfordert und die die finanzielle Leistungsfähigkeit der Beitragszahlenden berücksichtigt?

Autorenkasten

Diana Auth
  Prof., Dr. habil., Professur für Politikwissenschaft, insbes. Sozialpolitik, Fachbereich Sozialwesen, FH Bielefeld.
Aktuelle Veröffentlichungen:

- Auth D, Brüker D, Discher K, Kaiser P, Leiber S, Leitner S (2020). Sorgende Angehörige: eine intersektionale Analyse. Reihe: Arbeit – Demokratie – Geschlecht: Bd. 28. Münster: Westfälisches Dampfboot.
- Auth, D. (2020a). Politikfeld „Pflege". In Bundeszentrale für politische Bildung (Hrsg.), Pflege: Praxis, Geschichte, Politik. APuZ: Band 10497 (S. 67–81). Bonn: Bundeszentrale für politische Bildung.
- Auth D (2017). Pflegearbeit in Zeiten der Ökonomisierung. Wandel von Care-Regimen in Großbritannien, Schweden und Deutschland. Reihe: Arbeit – Demokratie – Geschlecht: Bd. 23. Münster: Westfälisches Dampfboot.

Arbeitsschwerpunkte: Vergleichende Wohlfahrtsstaatsforschung, Gender Studies, Pflegeforschung und soziale Gerontologie, Policy-Forschung: Arbeits-, Sozial- und Familienpolitik
Kontaktaddresse: FH Bielefeld, Fachbereich Sozialwesen, Interaktion 1, D-33619 Bielefeld, diana.auth@fh-bielefeld.de

Literatur

AGVP. (2020). *Zum Abschluss der Tarifverhandlungen Ver.di/AWO und Co. erklärt Thomas Greiner, Präsident des Arbeitgeberverbandes Pflege.* https://arbeitgeberverband-pflege. de/aktuelles/. Zugegriffen: 5. Febr. 2021.

Auth, D. (2020a). Politikfeld „Pflege". In Bundeszentrale für politische Bildung (Hrsg.), *Pflege: Praxis, Geschichte, Politik.* APuZ: Band 10497 (S. 67–81). Bundeszentrale für politische Bildung.

Auth, D. (2020b). Prekarisierung der Pflege(arbeit) = Armut der Pflegenden? In R.-M. Dackweiler, A. Rau, & R. Schäfer (Hrsg.), *Frauen und Armut – Feministische Perspektiven* (S. 303–324). Budrich.

Auth, D., Brüker, D., Discher, K., Kaiser, P., Leiber, S., & Leitner, S. (2020). *Sorgende Angehörige: Eine intersektionale Analyse.* Reihe: Arbeit – Demokratie – Geschlecht: Bd. 28. Westfälisches Dampfboot.

Auth, D., Dierkes, M., Leiber, S., & Leitner, S. (2016). Trotz Pflege kein Vereinbarkeitsproblem? Typische Arrangements und Ressourcen erwerbstätiger pflegender Söhne. *Zeitschrift Für Sozialreform, 62*(1), 79–110.

Baureithel, U. (2020). „Es wird mehr moderne Paare geben als bisher". Interview mit Michèle Tertilt. *Der Freitag.* https://www.freitag.de/autoren/ulrike-baureithel/es-wird-mehr-moderne-paare-geben-als-bisher. Zugegriffen: 5. Febr. 2021.

BVAP. (2020). *Tarifvertrag für die Altenpflege rückt näher!* https://www.arbeitgeber-pflege. de/news/tarifvertrag-fuer-die-altenpflege-rueckt-naeher. Zugegriffen: 5. Febr. 2021.

BMAS. (2020). *Höhere Mindestlöhne für Beschäftigte in der Altenpflege.* https://www.bmas. de/DE/Presse/Pressemitteilungen/2020/hoeherer-mindestlohn-in-altenpflege.html. Zugegriffen: 5. Febr. 2021.

BMFSFJ. (2020a). *Vereinbarkeit von Pflege und Beruf. Akuthilfe für pflegende Angehörige beschlossen.* Pressemeldung des BMFSFJ. https://www.bmfsfj.de/bmfsfj/aktuelles/ alle-meldungen/akuthilfe-fuer-pflegende-angehoerige-beschlossen/155552. Zugegriffen: 5. Febr. 2021.

BMFSFJ. (2020b). *Corona-Pandemie. Akuthilfen für pflegende Angehörige sollen verlängert werden.* Pressemeldung des BMFSFJ. https://www.bmfsfj.de/bmfsfj/aktuelles/alle-meldungen/akuthilfen-fuer-pflegende-angehoerige-sollen-verlaengert-werden/160232. Zugegriffen: 5. Febr. 2021.

BMG. (2020a). *Pflegebonus.* https://www.bundesgesundheitsministerium.de/pflegebonus. html. Zugegriffen: 5. Febr. 2021.

BMG. (2020b). *Kabinett beschließt Entwurf eines Zweiten Gesetzes zum Schutz der Bevölkerung bei einer epidemischen Lage von nationaler Tragweite.* Pressemeldung des BMG. https://www.bundesgesundheitsministerium.de/presse/pressemitteilungen/2020/2-quartal/2-gesetz-zum-schutz-der-bevoelkerung.html. Zugegriffen: 5. Febr. 2021.

BPA. (2020). *Brüderle: „Miniminderheiten können nicht über die Tarifautonomie von Mehrheiten bestimmen".* https://www.bpa-arbeitgeberverband.de/Presse.590.0.html?&tx_ttn ews%5Btt_news%5D=489&cHash=f645ccdd36c5eefe82bed39fcabac02d. Zugegriffen: 5. Febr. 2021.

Bundesagentur für Arbeit. (2020). *Entgelt-Atlas.* http://statistik.arbeitsagentur.de/SiteGl
obals/Forms/Suche/Einzelheftsuche_Formular.html?topic_f=beschaeftigung-entgelt-ent
gelt. Zugegriffen: 5. Febr. 2021.

Bundesrat. (2020). *Gesetz für ein Zukunftsprogramm Krankenhäuser (Krankenhauszukunftsgesetz – KHZG).* https://www.bundesrat.de/SharedDocs/beratungsvorgaenge/2020/0501-
0600/0528-20.html?nn=4732016&cms_topNr=528%2F20#top-528/20. Zugegriffen: 5.
Febr. 2021.

Bundestag. (2020a). *Gesetz zum Ausgleich COVID-19 bedingter finanzieller
Belastungen der Krankenhäuser und weiterer Gesundheitseinrichtungen (COVID-
19-Krankenhausentlastungsgesetz (Teil 1, Nr. 14).* https://www.bgbl.de/xaver/bgbl/start.
xav?startbk=Bundesanzeiger_BGBl&start=%2F%2F%2A%5B%40attr_id=%27bgbl120
s0580.pdf%27%5D#__bgbl__%2F%2F*%5B%40attr_id%3D%27bgbl120s0580.pdf%
27%5D__1604045445735. Zugegriffen: 5. Febr. 2021.

Bundestag. (2020b). *Zweites Gesetz zum Schutz der Bevölkerung bei einer epidemischen Lage
von nationaler Tragweite.* In Bundesgesetzblatt (Teil 1, Nr. 23), 1018–1036.

Bünning, M., Hipp, L., & Munnes, S. (2020). *Erwerbsarbeit in Zeiten von Corona.*
WZB. https://wzb.eu/de/forschung/dynamiken-sozialer-ungleichheiten/arbeit-und-fuerso
rge/corona-alltag. Zugegriffen: 5. Febr. 2021.

Eggert, S., Teubner, C., Budnick, A., Gellert, P., & Kuhlmey, A. (2020). *Pflegende Angehörige in der COVID-19-Krise. Ergebnisse einer bundesweiten Befragung.* Zentrum für
Qualität in der Pflege. https://www.zqp.de/corona-pflegende-angehoerige/. Zugegriffen:
5. Febr. 2021.

Evans, M., Becka, D., & Schmidt, C. (2020). *Pflege ist systemrelevant? Ergebnisse
einer Ad hoc-Studie.* https://www.iat.eu/presse/2020/altenpflege-und-corona-pandemie-
10072020.html. Zugegriffen: 5. Febr. 2021.

Feldmann, J. (2018). Die Situation von Pflegekräften in Deutschland. Stress und Arbeits-
druck nehmen zu. *baua aktuell* (2), 3.

Hower, K. I., Pförtner, T. -K., & Pfaff, H. (2020). *Pflegerische Versorgung in Zeiten von
Corona – Drohender Systemkollaps oder normaler Wahnsinn? Wissenschaftliche Studie
zu Herausforderungen und Belastungen aus der Sichtweise von Leitungskräften.* https://
kups.ub.uni-koeln.de/11201/. Zugegriffen: 5. Febr. 2021.

Keck, W. (2012). *Die Vereinbarkeit von häuslicher Pflege und Beruf.* Huber.

Klott, S. (2010). *„Ich wollte für sie sorgen": Die Situation pflegender Söhne: Motivation,
Herausforderungen und Bedürfnisse.* Mabuse-Verlag.

Kohlrausch, B., & Zucco, A. (2020). *Die Corona-Krise trifft Frauen doppelt. Weniger Erw-
erbseinkommen und mehr Sorgearbeit.* WSI Policy Brief Nr. 40. https://www.wsi.de/de/
faust-detail.htm?sync_id=8906. Zugegriffen: 5. Febr. 2021.

Kreyenfeld, M. u. a. (2020). *Coronavirus & Care: How the Coronavirus Crisis Affected
Fathers' Involvement in Germany.* SOEP Papers 1096. https://www.diw.de/de/diw_01.c.
794187.de/publikationen/soeppapers/2020_1096/coronavirus___care__how_the_corona
virus_crisis_affected_fathers____involvement_in_germany.html. Zugegriffen: 5. Febr.
2021.

Lutz, H. (2007). *Vom Weltmarkt in den Privathaushalt: Die neuen Dienstmädchen im Zeitalter
der Globalisierung.* Budrich.

Möhring, K. u. a. (2007). *Die Mannheimer Corona-Studie: Schwerpunktbericht zu Erwerbstätigkeit und Kinderbetreuung: Die Mannheimer Corona-Studie.* https://www.mzes.uni-

mannheim.de/d7/en/publications/report/die-mannheimer-corona-studie-schwerpunktberi
cht-zu-erwerbstatigkeit-und-kinderbetreuung. Zugegriffen: 5. Febr. 2021.

Poppress. (2020). *Gesundheitsminister Spahn setzt wegen Corona die Personaluntergrenzen in der Pflege aus.* https://www.poppress.de/politik/2020/03/12/gesundheitsm
inister-spahn-setzt-wegen-corona-die-personaluntergrenzen-in-der-pflege-aus/110819/.
Zugegriffen: 5. Febr. 2021.

Rossow, V., & Leiber, S. (2019). Kein Schattendasein mehr. Entwicklungen auf dem Markt
für „24-Stunden-Pflege". *Aus Politik und Zeitgeschichte, 69*(33–34), 37–42. https://www.
bpb.de/shop/zeitschriften/apuz/294935/pflege. Zugegriffen: 5. Febr. 2021.

Rothgang, H., & Müller, R. (2019). *BARMER-Pflegereport 2019: Ambulantisierung
der Pflege.* https://www.barmer.de/presse/infothek/studien-und-reports/pflegereport.
Zugegriffen: 5. Febr. 2021.

Schmucker, R. (2020). Arbeitsbedingungen in Pflegeberufen. In J. Klauber, A. Schwinger, S.
Greß, A. Kuhlmey, & K. Jacobs (Hrsg.), *Pflege-Report 2019* (S. 49–60). Springer.

Statistisches Bundesamt. (2018). *Pflegestatistik 2017: Pflege im Rahmen der Pflegeversicherung. Deutschlandergebnisse.* Statistisches Bundesamt. https://www.destatis.de/DE/The
men/Gesellschaft-Umwelt/Gesundheit/Pflege/_inhalt.html. Zugegriffen: 5. Febr. 2021.

TNS Infratest Sozialforschung. (2017). *Studie zur Wirkung des Pflege-Neuausrichtungs-
Gesetzes (PNG) und des ersten Pflegestärkungsgesetzes (PSG I).* https://www.bundesges
undheitsministerium.de/service/publikationen/pflege.html. Zugegriffen: 5. Febr. 2021.

Verdi. (2020). *ver.di und Arbeitgeberverband BVAP einigen sich auf Mindestbedingungen
für die Altenpflege – Tarifvertrag soll auf die gesamte Pflegebranche erstreckt werden.* https://www.verdi.de/presse/pressemitteilungen/++co++ed8682e4-f8e9-11ea-b845-
001a4a16012a. Zugegriffen: 5. Febr. 2021.

Will, A. (2020). *Raus aus dem Corona-Stillstand – hat die Regierung hierfür den richtigen Plan?* https://daserste.ndr.de/annewill/archiv/Raus-aus-dem-Corona-Stillstand-hat-
die-Regierung-hierfuer-richtigen-Plan,erste11520.html. Zugegriffen: 5. Febr. 2021.

Wolf-Ostermann, K., & Rothgang, H. (2020). *Zur Situation der Langzeitpflege in
Deutschland während der Corona-Pandemie: Ergebnisse einer Online-Befragung
in Einrichtungen der (teil)stationären und ambulanten Langzeitpflege.* Universität Bremen. https://www.uni-bremen.de/fb11/corona-update-fb11/zur-situation-der-lan
gzeitpflege-in-deutschland-waehrend-der-corona-pandemie. Zugegriffen: 5. Febr. 2021.

Weiterführende Literatur

Zur Pflege allg.: Bundeszentrale für Politische Bildung. (2020). Pflege. Praxis –
Geschichte – Politik. Bonn: BPB (mit vielen grundlegenden Beiträgen zur Geschichte,
Kultur und Politik pflegerischer Versorgung; https://www.bpb.de/shop/buecher/schriften
reihe/306145/pflege).

Zu Care-Arbeit: Aulenbacher, B., Riegraf, B., Theobald, H. (Hrsg.). (2014). Sorge: Arbeit,
Verhältnisse, Regime. Soziale Welt. Sonderband 20. Baden-Baden: Nomos.

Zur beruflichen Pflegearbeit: Rudolph, C., Schmidt, K. (2019). Interessenvertretung
und Care. Voraussetzungen, Akteure und Handlungsebenen. Münster: Westfälisches
Dampfboot (Sammelband zur professionellen Pflegearbeit aus geschlechter-, arbeits-
und migrationspolitischer Perspektive); Schroeder, W. (2018). Interessenvertretung in

der Altenpflege. Zwischen Staatszentrierung und Selbstorganisation. Wiesbaden: Springer VS (Ergebnisse einer Befragung Beschäftigter in der Altenpflege).

Zur häuslichen Pflegearbeit: Auth, D., Brüker, D., Discher, K., Kaiser, P., Leiber, S. & Leitner, S. (2020). Sorgende Angehörige: Eine intersektionale Analyse. Reihe: Arbeit – Demokratie – Geschlecht: Bd. 28. Münster: Westfälisches Dampfboot (Ergebnisse einer qualitativen Studie zu pflegenden Angehörigen).

Pflegeheim und Corona: Lockdown eines zwischenmenschlich komplexen Feldes

Viktoria Christov

Zusammenfassung

Durch Corona erhält die zwischenmenschliche Komplexität in Pflegeheimen neue Sichtbarkeit und Relevanz. Welches Miteinander wurde hier eigentlich ‚abgeriegelt' und so nochmals verdichtet? Und auf welcher zwischenmenschlichen Basis baut eine Bewältigung der Krise auf? Dieser Ausgangssituation widmet sich der ethnologische Beitrag u. a. mittels Einblicken in die Teilnehmende Beobachtung unter Bewohnerinnen und Bewohnern sowie in die Mitarbeit im Pflegeheim. Er fordert Interventionen und Methoden, die dem Pflegeheim ganzheitlich und langfristig zu zwischenmenschlicher Entlastung und Verbesserung verhelfen.

Schlüsselwörter

Pflegeheim • Ethnologie • Teilnehmende Beobachtung • Zwischenmenschlichkeit • Konflikt

V. Christov (✉)
Ethnologie, independent scholar, Heidelberg, Deutschland
E-Mail: viktoria.christov@posteo.de

1   Einleitung

Als Ethnologin schrieb ich meine erste wissenschaftliche Arbeit über die kulturellen Auswirkungen des Meeresspiegelanstiegs in Mikronesien. Das Studium
beendete ich mit einem Einzug in ein deutsches Pflegeheim und einer Feldforschung über das dortige Zusammenleben. So eine thematische Kurve ist möglich,
wenn auch nicht besonders üblich. Doch was will man tun, wenn man im Pflegeheim als einer Art institutionellen Mischung aus Häuslichkeit, Wohnheim,
Krankenhaus, Psychiatrie und Hospiz – für sich persönlich – das ‚komplexeste
Feld der Welt' entdeckt zu haben meint?

Über zehn Jahre der theoretischen und praktischen Auseinandersetzung mit
jenem Feld vermittelten mir vor allem einen Eindruck von der dort vorherrschenden zwischenmenschlichen Komplexität, aber auch den daraus resultierenden
Herausforderungen und – oftmals nur bedingt entlastenden – Bewältigungsstrategien einer Bewohner- und Mitarbeiterschaft. Angesichts der Lockdowns infolge
von Corona verlangt dieser Beitrag nach einem neuen Blick auf die zwischenmenschliche Basis in Pflegeheimen und nach einem dort ansetzenden sowohl
symbolischen, als auch praktischen ‚Ent-Locken' entlastender Interventionen und
Methoden. Dieser Interventionen und Methoden bedarf es, um zwischenmenschliche Ressourcen, Erfolge und Sicherheiten zurück in den Pflegealltag zu holen
und dem Pflegeheim so die Chance zu geben als Institution von Grund auf stabil
und – auch über Corona hinaus – krisensicher in die Zukunft zu gehen.

Da der ethnologische Ansatz in dieser inter- und multidisziplinären Betrachtung von Corona im Kontext Pflege womöglich noch irritieren mag, möchte ich
mit ein paar Sätzen zum Fach beginnen. Auch als Sozial- und Kulturanthro-
pologie bekannt, lässt sich die Ethnologie als die „Wissenschaft vom kulturell
Fremden" (Kohl, 2012) beschreiben. Forschende verlassen seit über einhundert
Jahren ihre Lehnsessel und Schreibtischstühle, um ‚ins Feld' zu ziehen und dort
Strukturen und Bedeutungen menschlichen Seins und Wirkens zu erfragen, zu
erleben, zu beschreiben und zu vergleichen (Kohl, 2012). Anders als in vielen Nachbardisziplinen begeben sie sich seit jeher auf die Suche nach einer
emischen Perspektive, also einer Innensicht (Kohl, 2012). Qualitative Methode
und Schlüsselkompetenz der Wahl ist die Teilnehmende Beobachtung, also das
Dabei-Sein mit allen Sinnen über einen längeren Zeitraum hinweg (Hauser-
Schäublin, 2008). Ziel ist es, Kooperationen zu schaffen, die auf Vertrauen
basieren (Forschungs*objekte* werden zu Forschungs*partnerinnen und -partnern),*
und Erkenntnisse zu erhalten, die über Daten aus reinen Interviews und/oder der
Beobachtung von Einzelsituationen hinausgehen (Bierschenk et al., 2013). Von
der forschenden Person verlangt dies ein stetes und durchaus herausforderndes

Abwägen von Nähe und Distanz innerhalb des Feldes sowie eine entsprechend kritische Reflexion der persönlichen Position, Prägung, Grenze, Wirkung und Verantwortung (Hauser-Schäublin, 2008). Forschungsprozesse werden somit im Vorfeld, aber auch in deren Verlauf bewusst ans Forschungsfeld angepasst, was dazu führt, dass sich relevante Fragestellungen u. U. auch erst nach einem Feldaufenthalt formulieren lassen (Beer, 2008). Eine gewisse Portion an Flexibilität, Offenheit und Fehlertransparenz erhält folglich einen wichtigen Stellenwert, wenn es darum geht, ein kulturelles System und seine Dynamik auf ethnologischem Weg zu verstehen (Beer, 2008). In einer globalisierten Welt, in der sich Kulturen gegenseitig durchdringen und verändern (Kohl, 2012), ‚Feld' und ‚Heimat' teilweise nicht mehr klar voneinander zu trennen sind (Beer, 2008) und Fremdheit prinzipiell zum relationalen Begriff geworden ist (Bierschenk et al., 2013), kann längst nicht mehr nur das räumlich Ferne als ‚kulturell fremd' und somit von ethnologischem Interesse gelten (Kohl, 2012). So verhilft der durch den Perspektivenwechsel geprägte Blick der Ethnologie mittlerweile auch maßgeblich zur „Exotisierung des Eigenen" (Hirschauer, 2013) und damit zu neuen Erkenntnissen im Nahen und (vermeintlich) Bekannten. Folglich führt Sie dieser ethnologische Beitrag zu Corona und die Pflege nicht in ein fernes Land, sondern in ein anderes, sehr komplexes Feld: nämlich das Pflegeheim unserer Nachbarschaft.

Auf den nächsten Seiten lade ich Sie in vier Schritten zu einem neuen Blick auf die Zwischenmenschlichkeit besagten Feldes ein. Im ersten Schritt erwartet Sie ein Einblick in meine ethnologische, qualitative Forschung von 2013 unter Bewohnerinnen und Bewohnern eines integrativen Pflegeheims. Daran anknüpfend, nehme ich Sie im zweiten Schritt mit in mein Erleben als Mitarbeiterin und Koordinatorin der Sozialen Betreuung, ebenfalls vor Corona. Der dritte Schritt soll sich Ihrem ganz persönlichen Erleben im Rahmen der Corona-Krise öffnen. Hier formuliere ich insbesondere Fragen zu den Auswirkungen auf ein Miteinander im Pflegeheim, die sich mir als Beobachterin ‚von außen' stellen. Der vierte und somit letzte Schritt befasst sich mit dem Ausblick auf einen notwendigen Wandel, der einer Bewohner- und Mitarbeiterschaft im Rahmen des Pflegeheims langfristig zu einer zwischenmenschlichen Entlastung und Verbesserung verhilft.

Dabei sind zwei Besonderheiten zu beachten. Erstens erheben die Blickwinkel, aus welchen die zwischenmenschlichen Phänomene des Pflegeheims im Folgenden betrachtet werden, nicht den Anspruch, allgemeingültige Sichtweisen zu enthüllen, die auf jedes einzelne Mitglied einer entsprechenden Gruppe (hier eine Bewohner- und Mitarbeiterschaft) in jedweder Einrichtung 1:1 zu übertragen wären. Durch eine Annäherung öffnet sich vielmehr der Raum für Reflexionen, Vergleiche und Übertragbarkeiten. Zweitens möchte ich einen deutlichen Schwerpunkt auf die Perspektive der Bewohnerschaft legen, da sie als

Forschungsgegenstand in der ethnologischen und gerontologischen Forschung
lange unterrepräsentiert war (Van Eeuwijk, 2003) und in der Verbindung bei-
der Fächer noch großes Erkenntnispotenzial bereit hält (Becker, 2016).[1] Weil
besagte Perspektive gleichzeitig die Grundlage für all meine theoretischen und
praktischen Überlegungen der vergangenen Jahre und somit auch für die hiesige
Auseinandersetzung mit „Corona und danach" darstellt, wird uns die Corona-
Berichterstattung eines Pflegeheimbewohners als roter Faden durch die Kapitel
begleiten. Jenen Bewohner, den ich hier Herrn Siebert[2] nenne, kenne ich seit
mehreren Jahren; seit Anfang 2020 stehe ich mit ihm in E-Mail-Kontakt.

10.04.2020 um 11:34 Uhr /// Mail von Herr Siebert

Hallo liebe Frau Viktoria,

*soweit alles klar. Noch kein bekannter Infektionsfall hier im Haus. Es wurden schon
mehrere Tests gemacht, zum Glück negativ. Trotzdem gibt es ja eine Verschärfung der
Landesregierung, was die Ausgangsbeschränkungen der Bewohner anbetrifft. [...] Wir
haben nur einen ca. 1,5 m breiten Streifen im Garten zur Verfügung; das ist schon ein
bisschen „Knastfeeling". Mir gehen langsam auch die Marotten der anderen Bewohner
und Pflegekräfte etwas auf die Nerven – zunehmend! [...].*

Ich wünsche Ihnen besinnliche Feiertage.

Herzliche Grüße [...]

2   Zusammenleben im Pflegeheim: Ergebnisse einer ethnologischen Annäherung

11.04.2020 um 21:16 Uhr /// Mail von Herr Siebert

*[...] mein Tischnachbar belabert mich ununterbrochen und gnadenlos mit seinen Sor-
gen, die ich mittlerweile schon 100 Mal gehört habe. Auf der anderen Seite beobachte
ich bei solchen Menschen oft eine erschreckende Intoleranz gegenüber anderen. Ich
muss halt gut gelaunt sein. [...].*

Pflegeheimbewohner Herr Siebert berichtet von seinem Lebensalltag inmitten der
Corona-Krise 2020.

---

[1] Was die große Resonanz zu Ursula Koch-Straubes „Fremde Welt Pflegeheim: Eine ethnologische Studie" (2002) bereits zeigte.
[2] Trotz des Austausches mit meinem Feld über mein wissenschaftliches Arbeiten und Anliegen, habe ich mich entschlossen einen bestmöglichen Schutz zu gewährleisten und entsprechende Einrichtungen und Personen zu anonymisieren.

Reflexionskasten

- Was löst dieses Zitat bei Ihnen aus?
- Fällt es Ihnen leicht, sich in seine Situation hineinzuversetzen?
- Übertragen Sie die Beschreibung womöglich auch auf sich selbst, einen persönlichen Moment im Homeoffice oder ein Frühstücksgespräch mit dem Partner oder der Mitbewohnerin während des Lockdowns?

Die Corona-Krise hat weltweit etliche gemeinsame Erfahrungsmomente geschaffen. Viele von uns wurden räumlich und auch sozial auf das Hier und Jetzt zurückgeworfen ohne Aussicht auf greifbare Veränderungen oder eigene erfolgversprechende Lösungsansätze. Die Situation im Pflegeheim weist jedoch in diverser Hinsicht Besonderheiten auf. Auch dort wurde 2020 Vieles auf den Kopf gestellt. Dass ein stark begrenztes Miteinander zur dichten und steten Herausforderung wird, dass jedoch, war bereits vor Corona vielerorts gegeben (Christov, 2016; Bonifas, 2016 u. v. a.). Die einleitenden Worte von Herr Siebert könnten so auch aus einem beliebigen anderen Jahr stammen, ganz ohne vorherrschende Corona-Krise.

Die Frage, wie sich das Zusammenleben von Bewohnerinnen und Bewohnern eines Pflegeheims gestaltet und auch anfühlt, stellte sich mir 2012 zum ersten Mal. Als Ethnologie-Studentin und ehrenamtliche Hospizbegleiterin im Pflegeheim wunderte ich mich damals über die Atmosphäre in den Wohnbereichen. Ich fragte mich, was es war, das mich da befremdete und seltsam agieren ließ. 2013 entstand daraus eine erste Fragestellung, die mich zu meiner Forschung und dem Einzug in ein Doppelzimmer bewog: Warum wird das Miteinander von einem Schweigen beherrscht? Warum existiert zwischen den Bewohnerinnen und Bewohnern eine offensichtliche Distanz?

Drei Wochen der Teilnehmenden Beobachtung als ‚Mitbewohnerin'[3] in einem integrativen Pflegeheim und anschließende Interviews mit Bewohnerinnen und

---

[3] Für die Teilnehmende Beobachtung als junge, nicht pflegebedürftige Forscherin entwickelte ich mehrere Methoden, die mir die Annäherung an eine Innenperspektive ermöglichen sollten. Dazu zählte u. a. eine räumlich-zeitliche Begrenzung (das Halten an Essens- und Schlafenszeiten etc.), eine Begrenzung von Privilegierung (wie das Eindämmen ausgiebiger Gespräche mit dem Personal) sowie die partielle Begrenzung meines Wissens (die bewusste Aussparung von Fachkenntnissen, wie Diagnosen oder biografischen Details, um im Miteinander kein entsprechendes Wissen vorauszuhaben) (Christov, 2016). Die Anwendung dieser Methoden zugunsten einer klaren Positionierung im Feld und der Fokussierung auf *eine* Perspektive – in meinem Fall jene der Bewohnerschaft – stellt mitunter einen grundlegenden Unterschied zur Herangehensweise Koch-Straubes (2002) dar.

Bewohnern unterschiedlicher kognitiver Voraussetzung gaben mir einen Eindruck, der über Worte hinausreichte. Ich begann zu erahnen, was zwischenmenschlich passiert, wenn unterschiedliche Menschen mit unterschiedlichen Geschichten, Fähigkeiten, Einschränkungen, Wahrnehmungen, Zielen und mit der Hilfebedürftigkeit als kleinsten gemeinsamen Nenner langfristig und oft bis zu ihrem Lebensende in einer Struktur aufeinandertreffen, die angesichts der entstehenden Ansprüche zu häufig zu kleine Spielräume und Ressourcen aufweist. So bedingt allein die Kombination aus relativ unflexiblen Wohnraumbelegungen, Sitzordnungen und Tagesprogrammen ein menschliches Zusammentreffen, das in seinem Gelingen und in seiner Qualität allzu häufig zu einer Frage des Zufalls wird (vgl. Sachweh, 1999).

Ansatzweise bewusst wurde mir dies bereits nach meiner ersten Nacht im Pflegeheim, als mir von einer Mitarbeiterin ein fester Platz an einem der Frühstückstische zugewiesen wurde. Neben mir saß eine Dame, die sehr schwer hörte. Ihr war deutlich daran gelegen, ihre Mitbewohnerinnen und Mitbewohner durch kurze Kommentare und allerhand nonverbale Signale zurechtzuweisen und mich bei alledem auf ihrer Seite zu wissen. Es war dieselbe Dame, mit der ich nun ein Doppelzimmer teilte, was mir mein erstes intensives Gefühl des kommunikativen Drucks auf kleinem Raum einhandelte.

Im Laufe der darauffolgenden Wochen beobachtete und erlebte ich immer mehr solcher intensiven und vielschichtigen Begegnungen, die das Bild ergänzten, aber auch irritierten. Auf den ersten Blick bewegten sich all diese Interaktionen zwischen zwei Polen: einer allgemeinen Passivität und einem vorherrschenden Schweigen (auch in Reaktion auf verbale Angriffe) auf der einen Seite und einer gegenseitigen situativen und oft kurzfristig aufflammenden Bevormundung, Zurechtweisung, Beschwerde und unsensiblen Behandlung auf der anderen Seite. Diese Beobachtungen waren im Grunde nichts Neues, denn sie bestätigten nur das, was viele andere bereits vor mir beschrieben hatten (darunter Berlé, 1992; Koch-Straube, 2002; Lambert, 1997; Sachweh, 1999). Neu war mir jedoch, wie und vor allem warum sich meine eigene Kommunikation in diesem Miteinander veränderte und inwiefern sich dies mit den anschließenden Erzählungen von Bewohnerinnen und Bewohnern im Rahmen der Interviews deckte.

Eine Veränderung meiner Kommunikation wurde vor allem durch die „sehr intensive[n] Erfahrungen mit dem Schweigen" ausgelöst, die „mir dessen Wert und Vielseitigkeit buchstäblich nahebrachten" (Christov, 2016, S. 124; Zusatz der Autorin).[4] War dieses Schweigen zu Beginn noch eine Anpassung an das Verhalten vieler meiner Mitbewohnerinnen und Mitbewohner, verwandelte es sich immer mehr zu einer Art Selbstläufer. So ermöglichte es mir, „in gewissen Situationen an mich gerichtete unangenehme Themen wie Spott und Kritik über Dritte subtil zu zerstreuen, kognitiv bedingten Missverständnissen und Konflikten vorzubeugen oder zeitweise einfach unbehelligt zu bleiben – kurz gesagt: eine provisorische Sicherheit und Harmonie herzustellen" (S. 124).

Diese Zweckmäßigkeit des Schweigens (als eine Entscheidung sich nicht verbal äußern zu *wollen*) wurde auch in den anschließenden Interviews zentral. Demnach berichtete eine Mehrzahl der von mir Befragten von einer Kommunikation mit Mitbewohnerinnen und Mitbewohnern, die zur Zumutung oder Belanglosigkeit geworden sei. So seien persönliche kommunikative Bemühungen in der Vergangenheit allzu oft „in emotionalen Fehlverläufen, unpassenden kommunikativen Rahmenbedingungen, lästigen und unangenehmen Themen oder der eigenen Inkompetenz – kurz gesagt in Enttäuschungen" (S. 127) gemündet. Viele reagierten auf diese dargestellten Enttäuschungen mit einem Rückzug (räumlich und/oder kommunikativ). Während die einen diesen Rückzug situativ vornahmen, um sich so selbst zu schützen, entschieden sich die anderen für einen grundsätzlichen Rückzug und somit zu einer Resignation. Diese Entscheidung, nicht mehr in eine kommunikative Initiative mit Mitbewohnerinnen und Mitbewohnern investieren zu wollen, fußte dabei u. a. auf der Verallgemeinerung einschneidender Erfahrungen, also deren Übertragung auf zukünftige Kontakte.

Als Belanglosigkeit wurde eine verbale Kommunikation untereinander wiederum wahrgenommen, sofern während der bisherigen Lebensspanne und somit schon *vor* dem Einzug ins Pflegeheim wenig bis kein Interesse am Austausch mit anderen bestanden hatte. Verblüffend ähnlich wirkte hier jedoch die betonte Gleichgültigkeit vieler Befragter, durch die zwar angegeben wurde, dass besagter Austausch „wurst" (S. 110) sei, die im Rahmen des restlichen Interviews jedoch zeigte, dass sie Erwartungen an eine Kommunikation keinesfalls heruntersetzten. Sie wurde hier viel mehr zur effektiven Strategie, um mit im Interview geschilderten negativen Umständen und aktuellen inneren Konflikten zumindest kurzfristig umgehen zu können – „Man ist jetzt fremd. (–) Fremd in der Masse. (…) Aber ich- da ich nichts höre, ist mir das wurst." (S. 110). Lediglich ein kleiner Teil der

---

[4] Die folgenden Zeilen des Kapitels fassen zentrale Erkenntnisse aus meinem Buch „Gemeinschaft und Schweigen im Pflegeheim: Eine ethnologische Annäherung" (2016) zusammen.

Interviewten gab an, sich trotz Defiziten und Enttäuschungen um eine Kommunikation mit anderen zu bemühen, um daraus u. a. eine Bestätigung der eigenen Gutmütigkeit oder sozialen Kompetenz zu schöpfen.

Diese tendenziell negative Wahrnehmung des gegenseitigen Austausches ging bei den Befragten mit entsprechenden Haltungen gegenüber einer potenziellen Gemeinschaft einher. Sie zeigten sich in der Art, wie über das Zusammenleben gesprochen wurde. Hier kam vor allem eine empfundene Differenz und Unsicherheit gegenüber den anderen zum Tragen. Als persönliche Überlegenheitshaltung gründete diese Differenz insbesondere auf „dem Widerwillen, sich ganz mit einer Bewohnerschaft zu identifizieren, die mit gewissen Altenheimklischees (z. B. einer Unselbstständigkeit oder strengen Gerüchen) behaftet ist" (S. 125). Schwerer zu greifen äußerte sich eine empfundene Differenz hingegen bei Personen, die sich zwar als anders und besonders wahrzunehmen schienen, sich dabei aber in keine klare Hierarchie zur Mitbewohnerschaft setzten. Ausschlaggebend hierfür war, dass sie ihre eigene Andersartigkeit nicht in erhaltenen Fähigkeiten begründet sahen, sondern in ihren besonderen Einschränkungen und Schicksalsschlägen, die sie so zu „privilegierten Unterprivilegierten" (S. 126) machten. Eine Bezugnahme zu oder ein Vergleich mit anderen machte für sie somit wenig Sinn.

Wie die Differenz rührte auch die Unsicherheit gegenüber Mitbewohnerinnen und Mitbewohnern laut der Interviews von zweierlei Ursachen her. Während die Unsicherheit der einen in einer persönlichen, vor allem kognitiven Einschränkung begründet lag, bestimmte Informationen zu einzelnen Personen zu behalten und abzurufen, gründete die Unsicherheit der anderen in von ihnen benannten institutionellen Defiziten, wie der fehlenden Informationsweitergabe zu Namen, Neueinzügen und Todesfällen. Unter diesen Umständen schien es all jenen Personen schwer, eine eigene konkrete Haltung zu ihrem Umfeld und einer potenziellen Gemeinschaft herzustellen sowie sich selbst darin zu positionieren. Nur ein kleiner Teil der Befragten berichtete hingegen vom Empfinden einer Gleichheit aller. Dies bedeute jedoch nicht, dass alle gleich wären, sondern vielmehr, dass alle ihre Eigenheiten besäßen. Da das aber schon immer so gewesen sei im Leben, gelte es auch jetzt, sich in Nachsicht zu üben.

Was ist also das Fazit, wie gestaltet sich ein Zusammenleben im Pflegeheim aus der Perspektive von Bewohnerinnen und Bewohnern? Es zeigt sich, dass dem ersten Anschein einer gegenseitigen Distanz auch eine empfundene Distanz vieler zugrunde liegt. Da einer Bewohnerschaft durch ein gemeinsames Wohnen und Programm nicht automatisch ein Wir-Gefühl gegeben ist, bleibt auch das Wort ‚Gemeinschaft' in erster Linie eine Zuschreibung von außen.

Folglich ist auch das Schweigen von Bewohnerinnen und Bewohnern des Pflegeheims viel mehr als ein Effekt situativer Müdigkeit, einer schweren Gemütslage oder der Unmöglichkeit, sich verbal zu äußern. So gründet es ebenfalls in individuellen Reflexionen und Haltungen gegenüber einer komplexen, dichten und gemütvollen Umwelt. Leicht zugänglich und anwendbar, wird es für viele zu einem wichtigen kommunikativen Mittel, zur Bewältigungsstrategie und Kompetenz, um vor allem in potenziell riskanten und enttäuschenden Interaktionen mit Mitbewohnerinnen und Mitbewohnern eine provisorische Sicherheit und Harmonie herzustellen. Dabei ermöglicht es nicht nur jenen einen relativ sicheren Aufenthalt in der Gruppe, die sich (potenziellen) Konflikten oder Ähnlichem entziehen möchten, sondern schafft auf diese Weise auch jenen ein Umfeld des Schweigens und somit geringen verbalen Widerstandes, die eigene Gedanken und Gefühle ungefiltert z. B. in Form von Bevormundung und Beschwerde äußern wollen. Weil das Schweigen als Bewältigungsstrategie so jedoch die *Vermeidung* einer verbalen Konfrontation, Aussprache und Klärung bedeutet, bleibt das Bedürfnis nach einer untereinander tatsächlich empfundenen Sicherheit und Harmonie einem beachtlichen Teil der im Pflegeheim lebenden Bewohnerschaft unerfüllt.

3   Mitarbeit im Pflegeheim

All diese Erkenntnisse und die daraus entstehenden neuen Fragen führten mich ein paar Jahre später zur Koordination der Sozialen Betreuung. Trotz Energie und Tatendrang hatte ich Sorge, ob ich in meiner neuen Rolle und Funktion – gemeinsam mit Kolleginnen und Kollegen – *tatsächlich* Spielräume und Ressourcen finden würde, um das komplexe Miteinander für eine Bewohnerschaft insofern zu ‚entzerren‘, dass individuelle und gemeinsame Erfolgserlebnisse sowie eine als gut empfundene Zwischenmenschlichkeit wieder Platz finden würden. Dabei durften keine vorschnellen praktischen Schlüsse aus der Forschung gezogen werden, wie: wenn man das Schweigen der Bewohnerschaft ‚besiegt‘, ist alles gut (eine Frage, die ich oft gestellt bekam).[5]

Auf dieser ambitionierten Suche ließ ich mich zunächst auf meine Perspektive als Mitarbeiterin ein, also auf das Kennenlernen der neuen Mitarbeiter- und Bewohnerschaft, der Angehörigen und Ehrenamtlichen, interner Strukturen

---

[5] Wenn das gewählte Schweigen für viele Bewohnerinnen und Bewohner eine hilfreiche und zentrale Funktion im menschlich herausfordernden Miteinander erfüllt, darf es niemandem pauschal ‚genommen‘ werden. Ein Schweigen soll und muss vorherrschen *können,* aber nicht *müssen.*

und Programmabläufe, kommunikativer Muster und Machtgefälle, Aufgabenverteilung und -vermischung, expliziter und impliziter Erwartungen, offizieller
und inoffizieller Regeln, Tabuthemen und offener Geheimnisse; kurz gesagt: ich
wurde Teil der Mitarbeiter- und Einrichtungskultur.

Nach etwa anderthalb Jahren der Mitarbeit und Koordination der Sozialen Betreuung merkte ich, dass ich noch lange nicht am Ende des Verstehens
war. Das bedeutete auch, dass sich gerade erst Entspannung und Zusammenhalt in meinem Team abzeichneten, wodurch gemeinsame Vorhaben überhaupt
erst eine tragfähige Basis erhielten. Eine Ursache für diesen schwierigen Start
war die Heterogenität des siebenköpfigen Teams. So sollten zwar alle Kolleginnen auf Augenhöhe an einem Strang ziehen, hatten als Gruppe jedoch die
unterschiedlichsten Stundendeputate, Vorstellungen und beruflichen Hintergründe
zu integrieren (darunter die Pflege, den Verwaltungsdienst und die Pädagogik).
Über diesen Umstand half auch die von fast allen durchlaufene Ausbildung zur
zusätzlichen Betreuungskraft nach §53b kaum hinweg, da sie es in ihrer Kürze
nicht geschafft hatte, ein starkes, identitätsstiftendes und vereinendes Berufspro-
fil zu kreieren. So kam es, dass die Soziale Betreuung als ‚Alltagsbegleitung‘,
‚Beschäftigungstherapie‘, ‚zusätzliche Betreuung‘ usw. rückblickend einen durchaus dynamischen Werdegang innerhalb der Heimstruktur hinter sich hatte und
zwischen Pflege und Hauswirtschaft kontinuierlich um Klarheit, Status und Anerkennung kämpfte. Weil sich Veranstaltungs- und Betreuungsangebote außerdem
positiv in die Öffentlichkeitsarbeit fügten, erlangte die Sichtbarkeit und Größe
von Betreuungsangeboten im Laufe der Jahre oberste Priorität: Gruppenange-
bote, Feste, bunte Aktionen und entsprechende Berichte und Fotos wurden zum
Standard. Dieser Druck machte es vielen Teammitgliedern wiederum schwer, eine
immer wieder reflektierte, an die Klientel angepasste und somit ggf. auch weniger
‚außenwirksame‘ Betreuung zu entwickeln und durchzuführen.

Als wir es nach anderthalb Jahren also gemeinsam schafften, besagte Verunsicherung und Konkurrenz allmählich zu lösen, konnte das Team seine besondere
Mischung aus Wissen, Kompetenz und Leidenschaft vermehrt als Stärke wahrnehmen und zugunsten gemeinsamer Ziele einsetzen. So gewöhnten wir uns
trotz sowohl Rücken- als auch Gegenwinds an eine neue Stellenbeschrei-
bung, etablierten Eingewöhnungsphasen und individualisierte Wochenpläne für
die Bewohnerinnen und Bewohner, besuchten Fortbildungen zum Umgang mit
psychiatrischen Erkrankungen, bezogen einen Ruheraum für Mitarbeiterinnen
und Mitarbeiter und allem voran: pflegten unseren gemeinsamen Umgang und
Austausch im Rahmen wöchentlicher Team-Treffen.

Zusammenfassend klingt das ganz fabelhaft, der Einblick in meine Arbeit
könnte hier enden; ließe dann aber all die anderen Aspekte aus, die ich im

größeren Rahmen mit Gegenwind meine. Denn als ich besagte Arbeit aufgrund eines geplanten Umzugs beendete, empfand ich rückblickend nicht nur Stolz und Dankbarkeit, sondern auch eine gewisse Ohnmacht. Diese Ohnmacht kam dadurch zustande, dass das *allgemeine* Miteinander der Mitarbeiterschaft – trotz engagierter Personen, erfolgversprechender Projekte und besagter konzeptueller Fortschritte in Teilbereichen – insgesamt zerklüftet blieb. Verschleppte Konflikte, Argwohn, Mehrdeutigkeiten, Missverständnisse und Gerüchte sowie plötzlich aufflammende Konfrontationen zwischen Tür und Angel oder auch vor Bewohnerinnen und Bewohnern im Wohnraum wechselten sich ab mit intensiven nonverbalen Signalen, verpassten Chancen für eine Aussprache, Sorge und Anspannung, Rückzug, „innerer Kündigung" (Hilb, 1992) und Krankheit. So begleitete auch mich in meinem dreijährigen Tun eine gewisse Anspannung und Sorge, da Missverständnisse und Konflikte oft zum Greifen nah schienen. Fragte man Kolleginnen und Kollegen nach Gründen für dieses allgemeine Klima, zuckten manche mit den Schultern oder winkten ab „Wo soll ich da anfangen...". Andere vertieften eine Problematik – häufig an bestimmte Personen geknüpft – und machten deutlich, dass sie es leid seien, das Thema überhaupt anzusprechen, „weil sich ja sowieso nichts ändern würde". Man versuchte sich also irgendwie mit einer unsteten Arbeitszufriedenheit zu arrangieren, „so ist das halt". Konträr zu dieser formulierten Ohnmacht und Resignation, schien die verbale Auseinandersetzung mit entsprechender Belastung, Emotion und Enttäuschung durchaus routiniert stattzufinden, da man ihr im Tagesgeschehen immer wieder Platz und zentrale Bedeutung einräumte. Aus vielfältigen Gründen schaffte es diese Auseinandersetzung jedoch nur selten in jene Kontexte, die eine Lösung versprochen hätten.

Einer Fachwelt schien dieses Phänomen des belastenden und oftmals ungelösten Konfliktpotenzials nicht fremd zu sein. So schreibt Lore Wehner (2010b), dass soziale Konflikte in sozialen Organisationen – „wie in jedem anderen Betrieb bzw. Unternehmen" (S. 9) auch – zum beruflichen Alltag dazu gehören, vor allem aber im Gesundheits- und Krankenpflegebereich ein Umfeld vorherrsche, in dem durch sehr viele unterschiedliche Menschen und Parteien „eine große Vielfalt an Konflikten möglich" (S. 9) sei. Enorm werde das Konfliktpotenzial im beruflichen Alltag u. a. durch den hohen Erwartungs- und Leistungsdruck, Dokumentationsaufwand, hohe Haftungsrisiken, negative Berichte über Missstände in der Pflege und „den oftmals schon zur Alltäglichkeit gehörenden Personalmangel" (Wehner, 2010a, S. 1). Dabei führe auch der multiprofessionelle Personalmix in der Langzeitpflege noch vielerorts zu zusätzlichen Belastungen (Brandenburg & Kricheldorff, 2019). Entsprechende Kommunikationstools wiederum, die in den Ausbildungen erworben worden seien, gingen im Alltag von Pflege und

Betreuung bei einem Fehlen von Zeit- und Personalressourcen, Rahmenbedin-gungen und Unterstützungsleistungen wieder verloren (Wehner, 2019). Folglich sei im Pflegebereich laut Michael Herdlitzka (2010) zwar ein erhöhter Anspruch an das Miteinander zu stellen, das Menschliche neige jedoch gleichzeitig und paradoxerweise zu kurz zu kommen.

Einige Monate nach Verlassen der Pflegeeinrichtung saß ich für die Gestaltung einer Fortbildung erneut an meiner Forschungsarbeit über das Miteinander einer Bewohnerschaft. Die geschriebenen Worte abermals lesend, schoss mir plötz-lich eine deutliche Parallele ins Auge: nämlich jene zwischen Mitarbeiter- und Bewohnerschaft. So merkte ich, dass Raum und Zeit offenbar nicht das Einzige waren, das beide langfristig miteinander teilten. Hinzu kamen interne Hierarchien, Routinen, kommunikative Risiken und Konflikte, alles Begriffe, die in meiner Forschung zum Miteinander einer Bewohnerschaft immer wieder gefallen waren und nun auch in Bezug auf eine Mitarbeiterschaft relevant wurden. Ähnlich wie bei einer Bewohnerschaft, wurde auch für Mitarbeitende das alltägliche ‚Wie‘ des Miteinanders offenbar häufig zur Zumutung – für manche auch betont zur Belang-losigkeit – führte nach außen hin u. a. zu Beschwerde, unsensibler Behandlung oder Passivität und innerlich zu Differenz, Unsicherheit, Enttäuschung und der Zweckmäßigkeit eines Schweigens.

4   Corona und Ihre Sicht der Dinge

2020, als das komplexe Miteinander in Pflegeheimen den ersten Lockdown durch Corona erlebte, hatte ich meine Arbeit in der Erwachsenenbildung bereits begonnen und war dem Pflegeheim somit ‚nur noch‘ als Wissenschaftlerin, Ehrenamtliche, Freundin und Beobachterin verbunden.

Reflexionskasten

- Aus welcher Perspektive erlebten Sie die Corona-Krise?
- In welchem Kontext befanden Sie sich, als brisante neue, aber vor allem alte Fragen das Pflegeheim und die Seinen in den Fokus des Gesundheitssystems sowie einer Öffentlichkeit rückten?
- Fragen wie: Was macht ein solcher Lockdown kurz- als auch langfristig mit ‚dem Inneren‘ eines Pflegeheims?

- Was hat nun eigentlich Priorität in der Pflege und Betreuung unserer Pflegebedürftigen, in der Krise selbst und darüber hinaus?
- Und wie können ein sicheres und gleichzeitig gutes Zusammenarbeiten und Zusammenleben aussehen?

20.05.2020 um 13:17 Uhr /// Mail von Herr Siebert

[...] Bei uns wird täglich Fieber gemessen. Heute kamen sie mit einem neuen Gerät, welches wie eine kleine Schusswaffe aussieht, und haben 33,2° gemessen??? Heute Nachmittag rückt das Gesundheitsamt an und die Bewohner werden getestet. Eine Bewohnerin hat sich allerdings geweigert. Personal wird nicht getestet! Das verstehe wer will. [...].

04.06.2020 um 13:32 Uhr

[...] Die Stimmung unter den Bewohnern ist unverändert, viele verstehen überhaupt nicht, was hier los ist und wundern sich nur. Vielleicht sollte ich doch mal einen Fackelzug durchs Haus organisieren und dann in der Verwaltung unsere Forderungen übergeben. [...].

03.11.2020 um 23:00 Uhr

[...] Hier ist alles etwas bedrohlich; es wird praktisch alles abgesagt aus Vorsichtsgründen. [...] Dann sollen die Besucher beim Betreten des Heims getestet werden, keiner weiß z.Z., wie das durchgeführt werden kann. Da macht es sich die Politik auch etwas einfach, das alles auf die Heime abzuwälzen. Es muss ja eine Fachkraft extra dafür abgestellt werden usw. [...].

Im Kontext von Verunsicherung und Kritik, Risikogruppe und Schutzmaßnahme, Unterforderung und Überforderung, Reglementierung und Routine, externer Empfehlung (u. a. DGP, 2020) und interner Möglichkeit, Konflikt und Rückzug, Abstandhalten und Zusammenhalten: Was meinen *Sie* macht Corona mit der Zwischenmenschlichkeit eines Pflegeheims? Was haben Sie erlebt, beobachtet, gelesen, gehört und gedacht?

5   Konklusion: das ‚Ent-Locken' entlastender Interventionen und Methoden

Offenbar bedarf es einer zwischenmenschlichen Krise, um zu verstehen, welche lebenswichtige Bedeutung einer Zwischenmenschlichkeit eigentlich gebührt – weltweit, aber vor allem im Pflegeheim. Die Notwendigkeit der von einer

Mitarbeiter- *und* Bewohnerschaft langfristig als gut empfundenen Zwischenmenschlichkeit darf nicht länger unterschätzt oder ignoriert werden. Sie bleibt
unumgänglich, wenn es darum geht, bestehenden und kommenden Herausforderungen in der Pflege *und* im Gepflegt-Werden gut begegnen zu können:
nicht nur Corona und einem Lockdown, sondern auch neuen Standards und
Berufsbildern, einer Multiprofessionalität und Interkulturalität der Personalteams,
der inklusiven Pflege und Betreuung einer sehr diversen, häufig multimorbiden
Klientel und einer steten Kritik von innen und außen. Der Lockdown durch
Corona verschafft uns im sozialen Innehalten und Abstandnehmen aktuell die
wichtige Chance, erstens mit neuen Augen hinzusehen und zweitens entlastende Interventionen und Methoden einzufordern, die das Pflegeheim endlich
in seiner menschlichen Gesamtheit, gewachsenen Dichte und außergewöhnlichen
Komplexität anerkennen.

Die Notwendigkeit eines solchen ganzheitlichen Ansatzes taucht in der pra-
xisbezogenen Literatur durchaus immer wieder auf, wenngleich häufig nur am
Rande (darunter Rüther, 2019; Schmidt, 2012; Wehner et al., 2010). So widmen
sich Werke bislang meist vor allem *einem* Aspekt dieser im Pflegeheim geteilten
Zwischenmenschlichkeit, also dem professionellen Umgang zwischen Mitarbeiterinnen und Mitarbeitern, dem professionellen Umgang mit Bewohnerinnen und
Bewohnern oder seltener auch dem professionell *begleiteten* Umgang zwischen
Bewohnerinnen und Bewohnern. Obwohl sich der Verweis auf die entsprechenden Zusammenhänge in vielen Werken als unerlässlich erweist, wird er nur selten
zum Mittelpunkt einer Abhandlung.

Robin Bonifas (2018) versucht dies eindringlich zu ändern indem sie schluss-
folgert, dass ein fürsorgliches und empathisches Miteinander im Pflegeheim
voraussetze, „dass die alten Menschen und die Mitarbeiter beim Umgang mit problematischen sozialen Interaktionen partnerschaftlich zusammenarbeiten" (S. 48).
Interventionen sollten somit von der Organisation an auf unterschiedlichen
Ebenen ansetzen, Trainingskurse für Mitarbeiter- und Bewohnerschaft z. B. kombinieren und dabei nicht nur die „Ansichten der alten Menschen über die Effizienz
potenzieller Strategien berücksichtigen" (Bonifas, 2018, S. 47), sondern diese
auch aktiv in Ereignisse und Projekte einbinden (Bonifas, 2018).[6] Folglich finden sich in Bonifas Werk viele entsprechende, praktisch erprobte Interventionen,
die zur Etablierung und kreativen Weiterentwicklung einladen.

Denkt man die zwischenmenschliche Entlastung im komplexen Feld Pflegeheim also als Ganzes, lassen sich viele Werke neu lesen, kombinieren und

---

[6] Hierzu inspiriert auch Eleanor Feldman Barberas (2012) preisgekrönter Pflegeheim-Guide,
der für Bewohnerinnen und Bewohner verfasst wurde.

weiterdenken. Auf der vielversprechenden Suche nach ebendiesen neuen Ansätzen, Interventionen und Methoden gilt es zu berücksichtigen, dass diese nur einen – wenngleich wichtigen – Teilerfolg bringen können. So widmet man sich mit ihrer Hilfe insbesondere den Symptomen einer zwischenmenschlichen Komplexität (z. B. dem Schweigen bei Konflikten) und seltener den Ursachen (z. B. dem Anspruch eines integrativen Pflegeheims, Häuslichkeit, Wohnheim, Krankenhaus, Psychiatrie und Hospiz effizient in sich vereinen zu wollen oder zu sollen). Obwohl das Kurieren von Symptomen also mehr als notwendig ist und unserem Zeitgeist entspricht, sollte über die Fragen zu tiefer liegenden Ursachen nicht geschwiegen werden: Was macht das Pflegeheim zwischenmenschlich komplex und immer komplexer?

Reflexionskasten

Was bedeutet es für Pflege und Betreuung…

- wenn Bewohnerinnen und Bewohner untereinander ein Schweigen und eine Distanz vorziehen oder akzeptieren, um ein herausforderndes Zusammenleben im Pflegeheim langfristig bewältigen zu können?
- wenn ‚Gemeinschaft' ein Wort der Alltags- und Fachsprache bleibt, das aber nicht dem Gefühl einer Bewohnerschaft entspricht?
- wenn eine Mitarbeiterschaft im Pflegealltag untereinander ähnliche zwischenmenschliche Herausforderungen, Enttäuschungen und bedingt entlastende Bewältigungsstrategien erlebt wie eine Bewohnerschaft?

Welche…

- Denkanstöße birgt ein Vergleich von Zusammenleben und Zusammenarbeit, Bewohner- und Mitarbeiterperspektive im Pflegeheim?
- Ansätze, Interventionen und Methoden lassen sich neu denken, um die Zwischenmenschlichkeit im Pflegeheim ganzheitlich zu entlasten und zu verbessern?
- Faktoren machen das Pflegeheim zwischenmenschlich komplex und immer komplexer?

Autorenkasten

Viktoria Christov
Ethnologin (M.A.), Stationäre und Offene Altenarbeit, Dozentin, Heidelberg
Aktuelle Veröffentlichungen:
- Christov, V. (2016). *Gemeinschaft und Schweigen im Pflegeheim: Eine ethnologische Annäherung.* Frankfurt a. M.: Mabuse.
Arbeitsschwerpunkte: Zusammenleben und Kommunikation im Pflegeheim
Kontaktaddresse: viktoria.christov@posteo.de

Literatur

Barbera, E. (2012). *The savvy resident's guide: Everything you wanted to know about your nursing home stay – But were afraid to ask.* Psychology Insights Press.
Becker, S. (2016). *Ethnogerontologie – Perspektivenwechsel für Forschung und Versorgung: Ein Forschungsansatz nicht nur für die Altersforschung im globalen Süden.* Medicus Mundi. https://www.medicusmundi.ch/de/bulletin/mms-bulletin/ageing-societies-and-health/einfuehrung-altern-im-globalen-sueden/ethnogerontologie-perspektivwechsel-fuer-forschung-und-versorgung. Zugegriffen: 30. Okt. 2020.
Beer, B. (2008). Einleitung: Feldforschungsmethoden. In B. Beer (Hrsg.), *Methoden ethnologischer Feldforschung* (S. 9–36). Reimer (Erstveröffentlichung 2003 unter dem Titel: Methoden und Techniken der Feldforschung).
Berlé, M. A. (1992). *Ich bin hier zu Haus: Mein Leben im Altenheim.* Quell.
Bierschenk, T., Krings, M., & Lentz, C. (2013). Was ist ethno an der deutschsprachigen Ethnologie der Gegenwart? In T. Bierschenk, M. Krings, & C. Lentz (Hrsg.), *Ethnologie im 21. Jahrhundert* (S. 7–34). Reimer.
Bonifas, R. (2016). *Bullying among older adults: How to recognize and address an unseen epidemic.* Health Professions Press: Baltimore. Deutsche Ausgabe: Bonifas, R. (2018). *Mobbing und Bullying unter alten Menschen: Was tun, wenn alte Menschen sich drangsalieren, schikanieren und tyrannisieren?* (Dt. Hrsg. Sowinski, C., Übers. Böger, H.). Hogrefe.
Brandenburg, H., & Kricheldorff, C. (2019). Verschränkende Perspektiven und kritische Einschätzung. In H. Brandenburg & C. Kricheldorff (Hrsg.), *Multiprofessioneller Personalmix in der Langzeitpflege: Entstehung, Umsetzung, Auswirkung* (S. 220–239). Kohlhammer.
Christov, V. (2016). *Gemeinschaft und Schweigen im Pflegeheim: Eine ethnologische Annäherung.* Mabuse.
DGP/Deutsche Gesellschaft für Pflegewissenschaft e. V. (Hrsg.) (2020). S1 Leitlinie – Soziale Teilhabe und Lebensqualität in der stationären Altenhilfe unter den Bedingungen

der COVID-19-Pandemie – Langfassung – AWMF Register-Nummer 184 – 001. https://www.awmf.org/leitlinien/aktuelle-leitlinien.html. Zugegriffen: 10. Okt. 2020.

Hauser-Schäublin, B. (2008). Teilnehmende Beobachtung. In B. Beer (Hrsg.), *Methoden ethnologischer Feldforschung* (S. 37–58). Reimer (Erstveröffentlichung 2003 unter dem Titel: Methoden und Techniken der Feldforschung).

Herdlitzka, M. (2010). Grundlagen der Kommunikation. In L. Wehner, T. Brinek, & M. Herdlitzka (Hrsg.), *Kreatives Konfliktmanagement im Gesundheits- und Krankenpflegebereich: Gesunde ZwischenMenschlichkeit* (S. 28–41). Springer.

Hilb, M. (1992). *Innere Kündigung: Ursachen und Lösungsansätze.* Industrielle Organisation.

Hirschauer, S. (2013). Verstehen des Fremden, Exotisierung des Eigenen. In T. Bierschenk, M. Krings, & C. Lentz (Hrsg.), *Ethnologie im 21. Jahrhundert* (S. 229–248). Reimer.

Koch-Straube, U. (2002). *Fremde Welt Pflegeheim: Eine ethnologische Studie.* Hogrefe (Erstveröffentlichung 1997).

Kohl, K. (2012). *Ethnologie – die Wissenschaft vom kulturell Fremden: Eine Einführung.* Beck (Erstveröffentlichung 1993).

Lambert, M. (1997). *Die kommunikative Etablierung von Nähe: Etholinguistische Untersuchungen der Kommunikation alter Frauen in Altentagesstätte und Heim.* Lang.

Rüther, B. (2019). *Geh'n Sie weg, das ist mein Platz: 111 Tipps zum Umgang mit Konflikten unter Senioren.* Verlag an der Ruhr.

Sachweh, S. (1999). *„Schätzle hinsitze!": Kommunikation in der Altenpflege.* Lang.

Schmidt, S. (2012). *Achtsamkeit und Wahrnehmung in Gesundheitsfachberufen.* Springer.

Van Eeuwijk, P. (2003). Alter, Gesundheit und Health Transition in Ländern des Südens Eine ethnologische Perspektive. In T. Lux (Hrsg.), *Kulturelle Dimensionen von Medizin: Ethnomedizin – Medizinethnologie – Medical Anthropology* (S. 228–250). Reimer.

Wehner, L. (2010a). Einleitung. In L. Wehner, T. Brinek, & M. Herdlitzka (Hrsg.), *Kreatives Konfliktmanagement im Gesundheits- und Krankenpflegebereich: Gesunde Zwischen-Menschlichkeit* (S. 1–3). Springer.

Wehner, L. (2010b). Konflikte. In L. Wehner, T. Brinek, & M. Herdlitzka (Hrsg.), *Kreatives Konfliktmanagement im Gesundheits- und Krankenpflegebereich: Gesunde Zwischen-Menschlichkeit* (S. 5–27). Springer.

Wehner, L., Brinek, T., & Herdlitzka, M. (2010). *Konfliktmanagement im Gesundheits- und Krankenpflegebereich: Gesunde ZwischenMenschlichkeit.* Springer.

Wehner, L. (2019). Kommunikations- und Konflikt-Kompetenz stärken. *Pflegezeitschrift.* https://doi.org/10.1007/s41906-019-0223-z

Gesundheitsversorgung und Pflege für ältere Menschen in der Zukunft – Erkenntnisse aus der Corona-Pandemie

Cornelia Kricheldorff

Zusammenfassung

Gesundheitsversorgung und die Pflege alter Menschen sind durch die Corona-Pandemie massiv unter Druck geraten. Dabei zeigen sich strukturelle Defizite und Schwachstellen, die nicht wirklich neu sind, durch Covid-19 aber wieder ins Blickfeld rücken und an Aktualität gewinnen. Im Versorgungssystem stellen sich angesichts der aktuellen Herausforderungen neue Fragen und in der Sicherung der Pflege alter Menschen werden Lücken und Herausforderungen sichtbar – teilweise spezifisch auf einen Bereich bezogen, zum größeren Teil aber sektorenübergreifend. Auf der Basis nationaler und internationaler einschlägiger Studien und Veröffentlichungen und explizit aus der Perspektive der Sozialen Gerontologie wird in diesem Beitrag schwerpunktmäßig auf die aktuelle Situation in der Pflege in Deutschland in Zeiten des SARS-CoV-2 – Virus fokussiert. Aus dieser Situationsanalyse werden mögliche Denkanstöße abgeleitet und es wird skizziert, wie eine Neuorientierung mit Blick in die Zukunft aussehen könnte und welcher mögliche Erkenntnisgewinn aus der Corona-Pandemie zu ziehen ist.

Dieser Beitrag ist auch bereits im Heft 8/2020 in der Zeitschrift für Gerontologie und Geriatrie 53 (8), S. 742–748 erschienen.
DOI: https://doi.org/10.1007/s00391-020-01809-z.

C. Kricheldorff (✉)
Gerontologie, Katholische Hochschule Freiburg (em.), Freiburg, Deutschland
E-Mail: cornelia.kricheldorff@t-online.de

Schlüsselwörter

Corona-Pandemie • SARS-CoV-2 – Virus • Gesundheitsversorgung • Pflege • Verbesserung struktureller Rahmenbedingungen

Von Wuhan ins deutsche Pflege- und Gesundheitssystem – Hintergrund und Dynamik der Corona-Pandemie

Der erste Nachweis des SARS-CoV-2 – Virus erfolgte im Dezember 2019 in der chinesischen Provinz Wuhan, verbreitete sich rasch und kam innerhalb weniger Wochen im deutschen Pflege-und Gesundheitssystem an. Derzeit wird von einer Erstübertragung auf den Menschen durch infizierte Fledermäuse ausgegangen, die auf einem Markt zum Verkauf angeboten waren. (Adhikari et al., 2020; Andersen et al., 2020). In der Folge erkrankte im näheren Umfeld eine rasch anwachsende Zahl von Menschen am neu identifizierten Corona-Virus. Im Januar und Februar 2020 nahm in der gesamten betroffenen Provinz, später auch darüber hinaus, das Infektionsgeschehen mit großer Dynamik zu und es wurden immer mehr Menschen registriert, die sich am neu identifizierten SARS-CoV-2 – Virus infiziert hatten. Es kam verstärkt zu sehr schweren Krankheitsverläufen mit zunehmender Todesfolge (Zhou et al., 2020). Die weitere Verbreitung hat vor dem Hintergrund der Globalisierung auch die anderen Kontinente schnell erreicht (Zheng et al., 2020). So sprach die WHO aufgrund der erheblichen Ausbreitungsdynamik erstmals am 11.03.2020 offiziell von einer Corona-Pandemie (WHO, 2020).

Inzwischen ist bekannt, dass die Inkubationszeit maximal 14 Tage beträgt und im Median bei 5 Tagen liegt (Adhikari et al., 2020). Derzeit wird von einer Infektiosität von 2,5 Tagen vor und bis 8 Tagen nach Symptombeginn ausgegangen. Die PCR bleibt länger positiv, aber intakte Viren werden dann nicht mehr ausgeschieden (Lauer et al., 2020). Die Übertragung des SARS-CoV-2 – Virus ist auch durch infizierte Personen ohne oder mit nur sehr schwachen Symptomen möglich (Rothe et al., 2020). Und es gibt besonders vulnerable Gruppen, zu denen Menschen mit Vorerkrankungen und einem geschwächten Immunsystem zählen. Die Verbreitung in Deutschland und weltweit ist regional sehr unterschiedlich verteilt, dynamisch in Bezug auf Veränderungen und unter anderem im Covid-19-Dashboard des Robert-Koch-Instituts jeweils aktuell einzusehen und nachvollziehbar (RKI, 2020a).

Dieser Beitrag bezieht sich auf die Situation in Deutschland, die – verglichen mit andere Ländern und Regionen – bislang weitaus weniger dramatisch verläuft. Dennoch hat seit Beginn der ersten Quarantänemaßnahmen in Deutschland, Ende Februar 2020, die zunächst vor allem für Rückkehrer aus dem Ausland galten, die COVID-19-Pandemie keinen Lebensbereich mehr unberührt gelassen. Die notwendigen Maßnahmen zur Einhaltung von Hygienevorschriften und zur Beschränkung sozialer Kontakte haben den Alltag aller Menschen maßgeblich beeinflusst, deutlich verändert und eingeschränkt (Tull et al., 2020). Die Pandemie wird in vielen relevanten Lebensbereichen und in der Wirtschaft als größte Krise seit dem 2. Weltkrieg eingestuft und wahrgenommen. Psychosoziale Folgen des von Virologen dringend empfohlenen ‚Social Distancing‘ und von notwendigen Quarantänemaßnahmen werden mittlerweile nicht nur bei unmittelbar vom Infektionsgeschehen Betroffenen erkennbar und spürbar (Röhr et al., 2020). Und im Gesundheitswesen und in der Pflege stellen sich neue Fragen. Es werden Lücken und Defizite unübersehbar, die deutliche Fragen an die Zukunft des Versorgungssystems stellen, vor allem im Hinblick auf absehbar wachsende Bedarfe im Kontext des demografischen Wandels.

Covid-19 als massive Herausforderung für die Versorgung und Pflege alter Menschen

Insgesamt sind Gesundheitsversorgung und Pflege durch die Corona-Pandemie in vielfältiger Art und Weise unter Druck geraten und es stellen sich vor allem strukturelle Fragen, die nicht wirklich neu sind, durch Covid-19 aber wieder ins Blickfeld rücken und an Aktualität gewinnen. Im gesamten System der Versorgung und Pflege alter Menschen werden Lücken und Herausforderungen sichtbar –teilweise spezifisch auf einen Bereich bezogen, zum größeren Teil aber sektorenübergreifend.

- So hat beispielsweise in den **Krankenhäusern,** auf deren Schutz vor Überlastung im Kontext der ersten Erkrankungswelle ein besonderes Augenmerk lag, eine zum Teil paradox anmutende Entwicklung stattgefunden. Die Konzentration auf Intensivbetten und deren erhebliche Ausweitung zu Lasten anderer Bereiche hat zu einer deutlichen Ungleichverteilung von personellen Belastungen geführt. Einer zeitlichen Ausweitung der Dienste für Ärzte und Pflegende in den auf Covid-19 fokussierten Bereichen, verbunden mit zum Teil erheblichen psychischen Belastungen durch die Versorgung und Pflege von besonders schwer Erkrankten und beatmeten Patient*innen (El-Hage et al., 2020; Universität Bremen, 2020), stand gleichzeitig eine deutliche Minderbelastung in anderen Abteilungen gegenüber, die entweder Bettenkapazitäten abzugeben hatten oder mit einer deutlich geringeren Inanspruchnahme von Patient*innen aufgrund massiver Verunsicherung gegenüber dem Klinikbereich konfrontiert waren. Vor diesem Hintergrund mehren sich die Stimmen, die von Folgeschäden bei chronischen oder progredienten Erkrankungen sprechen, die lange, zum Teil zu lange, nicht adäquat behandelt oder wo notwendige chirurgische Eingriffe verschoben worden sind (Søreide et al., 2020).
- Und es stellt sich die Frage einer ethischen Bewertung der Situation in der Corona-Pandemie, die im deutschen Gesundheitssystem nicht zur befürchteten

Triage bei der Notfallbehandlung von Covid-19-Patient*innen geführt hat, aber zu einer möglicherweise nicht adäquaten Versorgung anderer Patientengruppen über einen längeren Zeitraum.

• Die Recherche in einschlägigen Datenbanken – MEDLINE via PubMed und CINAHL – verweist auf eine wachsende Zahl nationaler und internationaler Studien zur Frage der Betroffenheit der **stationären Langzeitpflege** durch die Auswirkungen der Corona-Pandemie. Dabei wird sehr deutlich, dass dies ein besonders kritischer Bereich ist, der bislang signifikant stark betroffen war. Die Zahl der schweren Krankheitsverläufen und Covid-19-assoziierten Todesfällen zeigt sich in stationären Pflegeeinrichtungen deutlich überproportional (Ärzteblatt, 2020; Beneker, 2020; Booth, 2020; Bruine de Bruin, 2020) und dort, wo das Virus einen Weg in Pflegeheime gefunden hat, wird ein besonders belastendes Krisenmanagement notwendig und gefordert. Pflegebedürftige alte Menschen gehören insgesamt – auch wenn sie nicht in einer stationären Einrichtungen leben – zu den am heftigsten betroffenen Bevölkerungsgruppen in der Corona-Krise (El-Hage et al., 2020; Liu et al., 2020), denn sie erkranken deutlich häufiger schwer (Elman et al., 2020; Liu et al., 2020; RKI, 2020b) und leiden gleichzeitig am stärksten unter den strengen Quarantänemaßnahmen und der sozialen Isolation, die zu ihrem Schutz gedacht sind. Bewohner*innen in den Einrichtungen der stationären Langzeitpflege in Deutschland waren vor allem in den Monaten März bis Juni 2020 – in den einzelnen Bundesländern zwar nicht identisch, aber in der Tendenz doch vergleichbar – von der weitgehenden Abschottung relativ schnell und besonders heftig betroffen, vor allem weil sie in dem Zeitraum keine Besuche empfangen und die Einrichtungen nicht verlassen durften. Das (Er)Leben von Gemeinschaft in den Pflegeheimen fand nicht mehr statt, Betreuungsangebote wurden weitgehend zurückgefahren, auch Ehrenamtliche, die normalerweise den Alltag der Bewohner*innen durch Besuchsdienste und gemeinschaftliche Aktivitäten bereichern, durften die Einrichtungen nicht mehr betreten. Digitale Möglichkeiten des Kontakts mit Angehörigen und nahestehenden Personen, als Kompensation für fehlende direkte Kontakte, waren kaum möglich, weil in vielen Einrichtungen die technischen Voraussetzungen, wie leistungsfähiges Internet und Tablets, fehlen und auch die personellen Kapazitäten für die Unterstützung von wenig technikaffinen Bewohner*innen nicht vorhanden sind.

In diesem Kontext stellen sich vielfältige ethische Fragen, die angesichts einer Realität in den Einrichtungen, die vor allem in den ersten Wochen bestimmt war von der Knappheit der Schutzausstattung für das Personal und der Brisanz notwendiger Entwicklungen vorgeschriebener Hygienekonzepte (Ong et al., 2020), zu lange und viel zu wenig im Blick waren (Jawaid, 2020; Kessler et al., 2020; Röhr et al., 2020). Schutzkonzepte der Einrichtungen bezogen sich vor diesem Hintergrund nämlich nicht oder zu wenig auf den Schutz sozialer Beziehungen der Bewohner*innen. Die Partizipation alter Menschen und ihre soziale Teilhabe waren mit den Maßnahmen zur Beschränkung von Ausgang und Besuchsempfang deutlich beschnitten, das Recht auf Selbstbestimmung eingeschränkt (Hämel et al., 2020; Heusinger et al., 2017; Kessler et al., 2020). Die Auswirkungen davon zeigen langfristig Wirkung und sind vor allem in Bezug auf wenig mobile Bewohner*innen mit Einschränkungen in der Alltagskompetenz unübersehbar (Bleck et al., 2018). Von einer Normalisierung sind stationäre Einrichtungen der Altenpflege noch immer weit entfernt, denn sie gelten nach wie vor als besonders gefährdete Orte, weil die Altersgruppen, die die Bewohner*innen repräsentieren, als hoch vulnerabel eingeschätzt werden (Bruine de Bruin, 2020; Liu et al., 2020).

- Auch in der **ambulanten Pflege** ist die Situation hoch angespannt, für pflegebedürftige Menschen und Pflegende gleichermaßen. Sie ist gekennzeichnet einerseits durch Überforderung des Personals in körperlicher und psychischer Hinsicht, auch weil sich die Arbeit aufgrund von krankheitsbedingten Personalausfällen oft verdichtet und auch hier lange Zeit nicht ausreichend Hygiene- und Schutzmaterial vorhanden war. Andererseits entstanden bei den ambulanten Pflegediensten gleichzeitig auch deutliche Einbrüche, verbunden mit Verdienstausfällen, weil bestimmte Angebote, wie Tagespflege oder Betreuungsangebote lange Zeit nicht oder nur sehr eingeschränkt stattfinden konnten.

- In den **häuslichen Pflegesettings** gibt es vielfach deutliche Anzeichen von Überlastung. Darauf verweisen auch die Ergebnisse einer bundesweiten Befragung des Zentrums Qualität in der Pflege (ZQP), in Kooperation mit der Charité – Universitätsmedizin Berlin zur Situation pflegender Angehöriger in der Covid-19-Krise (Eggert et al., 2020). In diesem Kontext wurde eine Stichprobe von 1000 Personen aus einem möglichen Panel von rund 80.000 deutschsprachigen Angehörigen gezogen, die eine Person im Alter ab 60 Jahren, mit einem anerkannten Pflegegrad, in der Häuslichkeit versorgen. Die Überforderung pflegender Angehöriger wird auch in dieser Studie in vielfacher Weise sehr offenkundig. Sie bezieht sich unter anderem auf den Wegfall gewohnter, entlastender Dienstleistungen im Umfeld sowie auf die Zunahme von Konflikten in der häuslichen Pflegesituation aufgrund der Isolation und der damit verbundenen Gefühle von Wut und Verzweiflung. Dies könne zu vermehrter Aggression und Gewalt in der Pflege beitragen. Die Befragung zeigt weiter, dass Menschen, die pflegebedürftige Angehörige mit Demenz betreuen, durch die Covid-19-Pandemie vor besonderen Herausforderungen stehen. Sie sind ganz besonders vom Wegfall vieler Unterstützungs- und Entlastungsdienste betroffen (Brooks et al., 2020).

- Speziell die Situation von **Menschen mit Demenz** im Kontext der Corona-Krise wird in mehreren internationalen Studien als besonders belastend und herausfordernd beschrieben (Brown et al., 2020; Elman et al., 2020; Gardner et al., 2020). Sie können aufgrund ihrer kognitiven Beeinträchtigungen bei fortgeschrittenem Krankheitsverlauf zumeist nicht einordnen, warum sie aufgrund des Kontaktverbots ihre gewohnten und für sie wichtigen sozialen Beziehungen nicht oder nur sehr eingeschränkt (er)leben können und ihre Verwirrtheit verstärkt sich dadurch tendenziell weiter, weil sie ihre Situation als destabilisiert und bedrohlich erleben.
- Zur Fragilität häuslicher Pflegesettings, auch bei Haushalten in denen Menschen mit Demenz gepflegt und begleitet werden, trägt auch die Tatsache bei, dass **ost- und südosteuropäische Kräfte in der häuslichen Pflege,** wegen der Schließung der Grenzen über einen längeren Zeitraum nicht mehr einreisen konnten. Ihnen wird aber zunehmend eine stabilisierende Rolle in häuslichen Pflegesituation zugeschrieben. Diese fehlende Entlastung und Unterstützung in den Familien und bei alleinlebenden alten Menschen wurde in der ersten Corona-Welle im Frühsommer des Jahres 2020 in den telefonischen Beratungen der Pflegestützpunkte deutlich als schmerzlich erlebte Lücke thematisiert – das ergab eine telefonische Befragung von Beraterinnen in Baden-Württemberg, im Kontext der Arbeit der dort eingesetzten Taskforce Langzeitpflege, in der auch die Autorin mitarbeitet.

Insgesamt ist also festzuhalten, dass schon lange bestehende strukturelle Defizite in Personalausstattung und Organisationsform in den verschiedenen Bereichen der Pflege, in Zeiten der Covid-19-Pandemie erneut in aller Deutlichkeit sichtbar werden (Bohlken et. al., 2020). Dazu hat auch eine bundesweite Online-Befragung der Universität Bremen zur Situation in der Langzeitpflege eindeutige Befunde geliefert. Die Ergebnisse, basierend auf einer breit angelegten Datenerhebung in 824 Pflegeheimen, 701 ambulanten Pflegediensten und 96 teilstationären Einrichtungen, verweisen sehr klar auf die kritischen Punkte und Phänomene in der Pflege in Deutschland (Universität Bremen, 2020). Auch in dieser Studie wird im Ergebnis berichtet, dass fast 60 % aller bislang in Deutschland an der Covid-19-Erkrankung Verstorbenen, von Pflegeheimen oder von Pflegediensten betreute Menschen sind, während ihr Anteil an infizierten Personen lediglich 8,5 % beträgt. Und insgesamt ist festzuhalten, dass die überwiegende Mehrheit der mit dem SARS-CoV-2 – Virus Infizierten zwischen 15 und 59 Jahren alt ist, aber 86 % der Todesfälle Menschen im Alter von 70 Jahren und älter betreffen (von Braun et al., 2020). Damit bestätigt sich also die Gefährdung von besonders vulnerablen Gruppen älterer und alter Menschen sehr eindrücklich und durch verschiedene Datenquellen.

In der Studie der Universität Bremen wird auch von hohen Infektionszahlen bei Pflegebedürftigen und Pflegenden gleichermaßen berichtet, was unter anderem auf lange nicht ausreichend zur Verfügung stehende Testmöglichkeiten und Schutzmaterialien und damit auf ein hohes Gefährdungspotenzial zurückgeführt werden kann. Weiter verweisen die Ergebnisse darauf, dass die Versorgungssicherheit in Deutschland zunehmend durch instabile Pflegearrangements gefährdet sei, weil einerseits dringend notwendige Leistungen aus Unsicherheit weniger in Anspruch genommen würden und andererseits aufgrund der Schutzmaßnahmen auch nicht im gewohnten Umfang zur Verfügung stünden. Und von diesen Verwerfungen im Pflegebereich sind eben vor allem häusliche Settings betroffen, in denen 80 % der Leistungsempfänger nach SGB XI versorgt und gepflegt werden (Destatis – Statistisches Bundesamt, 2020).

Conclusion: Notwendige Neuorientierung – Erkenntnisse aus der Corona-Pandemie als Denkanstöße für die Zukunft

Aus gerontologischer Sicht ist es erschreckend, wie schnell in der Unsicherheit der Krise, deren Ausmaß niemand wirklich einschätzen kann und deren Folgen noch nicht absehbar sind, gesellschaftliche Ab- und Ausgrenzungstendenzen und diskriminierende Zuschreibungen nicht nur im Alltag sichtbar werden, sondern auch medial um sich greifen. Plötzlich ist es wieder da und auch in vermeintlich seriösen Sendern und Printmedien wird es völlig unkritisch bedient, das **Bild vom defizitären Alter,** das nicht nur Gerontolog*innen überwunden glaubten.

Unbestreitbar ist, dass die erhöhte Vulnerabilität, aufgrund eines sehr hohen Alters oder des Vorliegens von Vorerkrankungen (z. B. Diabetes, Herz- Kreislauferkrankungen) alte Menschen zu einem Personenkreis mit einem erhöhten Risiko für einen schweren Krankheitsverlauf einer möglichen Covid-19-Infektion macht. Das weisen ja auch die bereits zitierten Studien nach. Andererseits ist die Tatsache kaum im öffentlichen Bewusstsein, dass ältere Menschen heute in gesundheitlicher, psychologischer, sozialer und ökonomischer Dimension keine homogene Gruppe repräsentieren und dass das individuelle Risiko- und Ressourcenprofil in Bezug auf eine Covid-19-Erkrankung und ihre Folgen keineswegs einheitlich zu bewerten ist – so wie auch für jüngere Menschen. Auffällig und entlarvend ist vor allem, dass alte Menschen in öffentlichen Debatten und in den Medien sehr leichtfertig und konstant als „Risikogruppe" bezeichnet werden, was einer kollektiven Diskriminierung gleichkommt. Und es wird damit auch implizit suggeriert, dass der Umgang mit Älteren besonders riskant und damit zu vermeiden sei, was die Gefährdungslage eindeutig umkehrt und ad absurdum führt.

Eine sektionsübergreifende Expertengruppe der Deutschen Gesellschaft für Gerontologie und Geriatrie (DGGG) hat deshalb in einem Positionspapier explizit herausgearbeitet, dass und warum das kalendarische Alter kein Kriterium für die Beschneidung von sozialen Teilhabemöglichkeiten begründen kann (Kessler et al., 2020). Ein weiteres Positionspapier, entstanden aus dem Blickwinkel der Sozialen Gerontologie und Sozialen Altenarbeit, verweist auf soziale Ungleichheitstendenzen bei der Sicherung von Teilhabe und Versorgung von Menschen mit Pflegebedarf, die sich in der Corona-Pandemie noch deutlicher zeigen (Hämel et al., 2020).

Die bisherigen Erfahrungen und Erkenntnisse im Kontext von Covid-19 machen sehr deutlich, dass unser Pflege- und Versorgungssystem wenig krisenfest ist und ganz offenbar schnell an seine Grenzen stößt, wenn äußere Bedingungen sich verändern. Nun ist die Corona-Pandemie zugegebenermaßen eine gewaltige Herausforderung und trotzdem muss es erlaubt sein, das Augenmerk auf die offenbar besonders kritischen und anfälligen Faktoren zu lenken, die die aktuelle Situation in der Pflege alter Menschen bestimmen.

1. Die deutlich stärkere Betroffenheit von stationären Einrichtungen der Langzeitpflege, die hohe Zahl schwerer Krankheitsverläufe und Covid-19-assoziierter Todesfälle geschahen und geschehen noch immer vor allem dort, wo aus ökonomischen Gründen Platzzahlen und Größen vorgehalten werden, die Pflegeheime rentabel machen, auch für Investoren. Das muss nachdenklich stimmen, muss die Fachdebatten befeuern. Die Pflege und Betreuung einer großen Zahl alter, besonders vulnerabler Menschen auf engem Raum erweist sich in Zeiten einer Ausbreitung hoch ansteckender Krankheiten, wie in der COVID-19-Pandemie, als Falle. Das muss sehr deutlich konstatiert werden.

   Und wie reagieren politisch Verantwortliche und Träger darauf? Auch aus Angst vor möglichen Schuldzuweisungen und Regressforderungen werden strikte Maßnahmen zur Abschottung angeordnet und umgesetzt: Das bedeutet beispielsweise, dass Bewohner*innen aus ihrem gewohnten Umfeld, aus ihrer Hausgemeinschaft oder Wohngruppe herausgenommen werden, weil eigene Quarantänestationen eingerichtet werden müssen – und das in einer ohnehin als unsicher und bedrohlich erlebten Situation, die sich damit verschärft. Es werden strikte Besuchsverbote erlassen und die Bewohner*innen dürfen die Einrichtungen nicht verlassen – alles Maßnahmen die aus Sicht der Verantwortlichen nachvollziehbar sind, die Selbstbestimmung und Lebensqualität der Bewohner*innen aber völlig unberücksichtigt lassen, ja vielleicht sogar lassen müssen. Denn wir haben es hier mit einem klar strukturellen Problem zu tun. Dies gilt in ähnlicher Weise auch für große betreute Wohnanlagen, in denen Gemeinschaftsräume und Verkehrsflächen ebenfalls von vielen alten Menschen im Alltag geteilt werden. Was kann also die Lösung sein – was können wir aus der Corona-Krise lernen?

In den wenigen bekannten Fällen, in denen Erkrankungen in kleinen, sozialräumlich verankerten Pflegewohngruppen oder Wohngemeinschaften mit Demenz aufgetreten sind, konnte weitaus gelassener reagiert werden – eben weil die Situation schneller in den Griff zu bekommen ist, wie auch in familiären Kontexten und weil weitaus weniger Personen potenziell betroffen sind. Wir müssen also dringend die aktuellen Prämissen beim Bau und dem Betrieb von stationären Pflegeeinrichtungen hinterfragen. Und wir dürfen nicht länger hinnehmen, dass Organisationsstrukturen und Einrichtungsformen, die für deutlich mehr Pflege- und Lebensqualität stehen, aus Kostengründen nur schwer realisierbar sind und dann doch die Rentabilitätsfrage die Planungen dominiert.

Die Auseinandersetzung mit Fragen der Ermöglichung von Autonomie und der Schaffung von Rahmenbedingungen für Lebensqualität im Alter, auch bei Hilfe- und Pflegebedarf, bestimmt seit Jahren maßgeblich gerontologische Fachdebatten sowie die inhaltliche Ausrichtung in der einschlägigen Forschung. Und bekannt ist auch, dass der demografische Wandel, mit Blick in die Zukunft, zu tief greifenden und nahezu alle Lebensbereiche betreffende strukturelle Veränderungen führen wird, die auch Auswirkungen auf die in diesem Kontext notwendigen Pflege- und Versorgungsstrukturen haben werden (Bleck et al., 2018; Kricheldorff, 2015; Kricheldorff et al., 2015). Denn parallel dazu ändern sich auch die Familien- und Verwandtschaftsstrukturen und die Zahl alleinlebender Menschen, vor allem im hohen Alter, nimmt kontinuierlich zu. Andererseits ist der Wunsch nach dem Verbleib im gewohnten Umfeld bei alten Menschen die bevorzugte Option – auch bei einem erkennbar steigenden Hilfe-und Pflegebedarf. Vor diesem Hintergrund werden verstärkt wohnortnahe, kleinräumige Versorgungsstrukturen gebraucht, die heute schon modellhaft entstehen, denen künftig aber eine zentrale Bedeutung zukommen wird (Kricheldorff, 2018). In dieser Logik werden zum Teil auch die alten heimrechtlichen Bestimmungen reformiert, wie zum Beispiel im „Gesetz für unterstützende Wohnformen, Teilhabe und Pflege (WTPG)" in Baden-Württemberg, das auch die rechtlichen Rahmenbedingungen für Pflegewohngruppen und Wohngemeinschaften schafft (Landtag Baden-Württemberg, 2014).

Dies ist auch im Kontext zunehmender Pflegesettings „auf Distanz" von hoher Relevanz. Gemeint ist damit die Sorge und Pflege durch nahestehende Menschen und Angehörige, die weiter entfernt leben, aber die Verantwortung auf räumliche Distanz hinweg übernehmen (Engler, 2020). Und gleichzeitig sind die häuslichen Settings und die kleinen Pflegeeinheiten im Quartier in Krisenzeiten, wie in der Corona-Pandemie, viel flexibler im Umgang mit möglichen Gefährdungen und einem Infektionsgeschehen, das damit viel schneller und wirksamer beantwortet werden kann.

2. Deutlich wird in der Corona-Pandemie auch, wie defizitär die digitale Ausstattung und Entwicklung im Pflegebereich ist. In der Mehrzahl der Einrichtungen gibt es kein leistungsfähiges Internet oder schon gar kein W-Lan; Tablets oder andere digitale Geräte stehen kaum zur Verfügung, obwohl sie in der Phase der Schließungen von Einrichtungen, eine Brücke zu wichtigen Personen außerhalb wären. Die Digitalisierung in der Langzeitpflege ist mehr als überfällig – nicht nur im Kontext der Optimierung von Betriebs- und Pflegeabläufen, sondern verstärkt zur Sicherung von sozialer Teilhabe und Kommunikation über digitale Plattformen und Medien (Eghtesadi, 2020). Und es bedarf einer Qualifizierungsoffensive beim Pflegepersonal und in der Alltagsbetreuung, um die personellen Ressourcen zu schaffen, die notwendig sind, um auch weniger technikaffinen Bewohner*innen die digitale Kontaktaufnahme mit Familie und nahestehenden Menschen zu ermöglichen.

Alltagsbegleitung kann in Zeiten des digitalen Wandels auch ganz anders inhaltlich gefüllt werden, als mit geselligen Gruppenangeboten. Aber dazu müssen auch die eigenen Einstellungen und Haltungen zur Digitalisierung beim Pflege- und Führungspersonal reflektiert werden, die manchmal als deutliche Hemmschwelle wirken. Und die Offenheit gegenüber den Möglichkeiten, die sich im Kontext der Digitalisierung auftun, habe auch mit dem eigenen Altersbild zu tun. Nicht zuletzt sind auch Pflegesettings über räumliche Distanzen hinweg mit Fragen von Techniknutzung und Digitalisierung verbunden, die sich zwischen der Ermöglichung von Autonomie und Kontrolle bewegen (Engler, 2020). Der Bewältigung der Corona- Pandemie kann und sollte in diesem Kontext eine Push-Funktion zukommen.

3. Innovative Ansätze in der Pflege, wie Community Health Nursing oder Organisationsformen wie das niederländische Buurtzorg-Modell können weiter sinnvolle Antworten für eine dringend notwendige gemeindenahe Pflege liefern (Hart et al., 2020; Kricheldorff, 2018; Kricheldorff et al., 2015), die in der Corona-Pandemie eher einem stark segmentierten Vorgehen weichen mussten. Die Gestaltung von Schnittstellen und die Abstimmung von Übergängen in Versorgungsnetzwerken waren in der Krise im Frühjahr 2020 als erprobte Ansätze in der gemeindeorientierten Pflege nicht wirklich im Blick.

Damit verbunden sind Arbeitsformen, in denen interprofessionelle Teams in der Geriatrie und an den Schnittstellen zwischen Klinik und Langzeitpflege eng kooperieren und ihre jeweiligen Kompetenzen in abgestimmter Form sinnvoll einsetzen können, wie beispielsweise im Konzept des 'Advanced Care

Planning´(Voß & Kruse, 2019). Eine stärkere Verankerung collaborativer Versorgungsmodelle in der Praxis könnte in Krisenzeiten durchaus stabilisierend wirken und die strukturelle Anfälligkeit der Pflege reduzieren.

Empfehlungen für die Praxis im Überblick

- Die Verhältnismäßigkeit von Schutz- und Quarantänemaßnahmen muss künftig stärker kritisch gegen die Frage der Einschränkung von Persönlichkeitsrechten, Selbstbestimmung und Autonomie abgewogen werden. Dazu bedarf es ethisch fundierter Entscheidungen, die in der Corona-Pandemie einseitig von Verordnungen ersetzt worden sind.

- Die Digitalisierung in der Pflege darf sich nicht auf die Effizienzsteigerung von Abläufen beschränken, sondern muss ihre Wirkung stärker zur Sicherung von sozialer Teilhabe und zur Förderung von Partizipation aller pflegebedürftigen Menschen entfalten – besonders in Zeiten der Gefährdung durch die mögliche Übertragung von Krankheitserregern. Dazu braucht es auch eine Reflexion bestehender Haltungen und eine Qualifizierungsoffensive in den Pflege- und Gesundheitsberufen.

- Community-orientierte Pflegekonzepte und interprofessionelle Kooperationsansätze an den Schnittstellen im Pflege- und Versorgungssystem können, auch in Pandemie-Zeiten, effektiv vor Überlastung der Pflegenden schützen und familiäre Pflegesettings stärken – eine sinnvolle Antwort auf die Versorgung vulnerabler Gruppe in gefährdender räumlicher Enge in der Covid-19-Krise.

Einhaltung ethischer Richtlinien

Die Autorin erklärt, dass keinerlei Interessenkonflikt besteht.

Für diesen Beitrag wurden von der Autorin keine Studien an Menschen oder Tieren durchgeführt. Für die zitierten Studien gelten die ethischen und wissenschaftlichen Richtlinien guter wissenschaftlicher Praxis.

Vertiefende Literatur

Bleck, Christian; van Rießen, Anne; Knopp, Reinhold (Hrsg.). (2018). Alter und Pflege im Sozialraum. Theoretische Erwartungen und empirische Bewertungen. Wiesbaden: Springer VS.

Kricheldorff, Cornelia & Tonello, Lucia (2016): IDA – Das interdisziplinäre Dialoginstrument zum Technikeinsatz im Alter. Lengerich: Pabst Science Publisher.

Röhr, Susanne; Müller, Felix; Jung, Franziska; Apfelbacher, Christian; Seidler, Andreas; Riedel-Heller, Steffi G. (2020): Psychosoziale Folgen von Quarantänemaßnahmen bei schwerwiegenden Coronavirus-Ausbrüchen. Ein Rapid Review. In: *Psychiatrische Praxis* 47 (4), S. 179–189. https://doi.org/10.1055/a-1159-5562.

Reflexionskasten

Die Pflege alter Menschen ist durch die Corona-Pandemie noch weiter unter Druck geraten, als sie es ohnehin schon lange vorher war. Die dabei offenkundigen strukturellen Defizite und Schwachstellen gewinnen angesichts von Covid-19 erneut an Aktualität. Und damit stellen sich Fragen, die in die Zukunft weisen und es werden Lücken und Herausforderungen deutlich sichtbar.

Zu überlegen ist in diesem Kontext,

- wie die Verhältnismäßigkeit von Schutz- und Quarantänemaßnahmen besser gegen die Frage der Einschränkung von Persönlichkeitsrechten, Selbstbestimmung und Autonomie abgewogen werden kann,
- wie die Digitalisierung in der Pflege so umgesetzt werden kann, dass sie ihre Wirkung stärker zur Sicherung von sozialer Teilhabe und zur Förderung von Partizipation aller pflegebedürftigen Menschen entfaltet,
- wie Community-orientierte Pflegekonzepte und interprofessionelle Kooperationsansätze besser an den Schnittstellen im Pflege- und Versorgungssystem verankert werden können, um die Pflegenden effektiv vor Überlastung zu schützen und familiäre Pflegesettings zu stärken.

Autorenkasten

Cornelia Kricheldorff
Prof. Dr. – bis 31.8.2020 Professur für Soziale Gerontologie und Soziale Arbeit im Gesundheitswesen an der Katholischen Hochschule Freiburg

Aktuelle Veröffentlichungen:

- Kricheldorff, C. (2020): Die Rolle von digitalen Technologien zur Unterstützung von Angehörigen pflegebedürftiger älterer Menschen. Expertise im Rahmen der Erstellung des 8. Altenberichts zum Thema „Ältere Menschen und Digitalisierung". Berlin (BMFSFJ). URL: https://www.achter-altersbericht.de/fileadmin/altersber icht/pdf/Expertisen/Expertise-Kricheldorff.pdf.
- Kricheldorff, C. (2020). Soziale Arbeit in gerontologischen Handlungsfeldern und im Gesundheitswesen. In Kricheldorff, C., Becker, M., & Schwab, J. E. (Hrsg.), Handlungsfeldorientierung in der Sozialen Arbeit. 2. Aufl. Stuttgart: Kohlhammer: 37–59.
- Kricheldorff, C. (2020) Gesundheitsversorgung und Pflege für ältere Menschen in der Zukunft. Erkenntnisse aus der Corona-Pandemie. In: Zeitschrift für Gerontologie und Geriatrie, Ausgabe 8/2020, S. 742- 748.
- Kricheldorff, C. (2019). Technische Assistenz zur Sicherung von Autonomie im Alter – Chancen und Risiken. In: Zeitschrift für Psychotherapie im Alter 17(1): 9–24

Arbeitsschwerpunkte: Beratung – Prozessbegleitung – Training

Kontaktadresse: Barbarastr. 7, 79106 Freiburg i, Br., cornelia.kricheldorff@t-online.de

Literatur

Adhikari, S. P., Meng, S., Wu, Y. -J., Mao, Y. -P., Ye, R. -X., Wang, Q.-Z., et al. (2020). Epidemiology, causes, clinical manifestation and diagnosis, prevention and control of coronavirus disease (COVID-19) during the early outbreak period. A scoping review. *Infectious Diseases of Poverty 9* (1), 29. https://doi.org/10.1186/s40249-020-00646-x.

Andersen, K. G., Rambaut, A., Lipkin, W. I., Holmes, E. C., & Garry, R. F. (2020). The proximal origin of SARS-CoV-2. *Nature Medicine, 26*(4), 450–452. https://doi.org/10.1038/s41591-020-0820-9.

Ärzteblatt.de (Hrsg.). (2020). COVID-19: Sterblichkeit unter Pflegebedürftigen fünfzigmal höher (Ausgabe 10.06.2020). https://www.aerzteblatt.de/nachrichten/113675/COVID-19-Sterblichkeit-unter-Pflegebeduerftigen-fuenfzigmal-hoeher. Zugegriffen: 4. Aug. 2020.

Beneker, C. (17. Juni 2020). COVID-19. Jedes zweite Corona-Opfer lebte im Heim. *Ärzte Zeitung.* https://www.aerztezeitung.de/Politik/Jedes-zweite-Corona-Opfer-lebte-im-Heim-410389.html. Zugegriffen: 4. Aug. 2020.

Bleck, C., van Rießen, A., & Knopp, R. (Hrsg.). (2018). *Alter und Pflege im Sozialraum. Theoretische Erwartungen und empirische Bewertungen.* Springer VS. https://doi.org/10. 1007/978-3-658-18013-3.

Bohlken, J., Schömig, F., Lemke, M. R., Pumberger, M., & Riedel-Heller, S. G. (2020). COVID-19 pandemic: Stress experience of healthcare workers a short current review. *Psychiatrische Praxis, 47*(4), 190–197.

Booth, R. (2020). *Half of coronavirus deaths happen in care homes, data from EU suggests.* https://www.theguardian.com/world/2020/apr/13/half-of-coronavirus-dea ths-happen-in-care-homes-data-from-eu-suggests. Zugegriffen: 1. Aug. 2020.

Brooks, S. K., Webster, R. K., Smith, L. E., Woodland, L., Wessely, S., Greenberg, N., & Rubin, G. J. (2020). The psychological impact of quarantine and how to reduce it. Rapid review of the evidence. *The Lancet, 395*(10227), 912–920. https://doi.org/10.1016/ S0140-6736(20)30460-8.

Brown, E. E., Kumar, S., Rajji, T. K., Pollock, B. G., & Mulsant, B. H. (2020). Anticipating and mitigating the impact of the COVID-19 pandemic on Alzheimer's disease and related dementias. *The American Journal of Geriatric Psychiatry: Official Journal of the American Association for Geriatric Psychiatry, 28*(7), 712–721. https://doi.org/10.1016/j.jagp. 2020.04.010.

Bruine de Bruin, W. (2020). Age differences in COVID-19 risk perceptions and mental health: Evidence from a national US survey conducted in March 2020. *The Journals of Gerontology. Series B, Psychological Sciences and Social Sciences.* https://doi.org/10. 1093/geronb/gbaa074.

Deutscher Bundestag. (2016). *Siebter Bericht zur Lage der älteren Generation in der Bunderepublik Deutschland. Sorge und Mitverantwortung in der Kommune – Aufbau und Sicherung zukunftsfähiger Gemeinschaften, 19. Wahlperiode.* Bundesdrucksache 18/102110.

Destatis – Statistisches Bundesamt (2020): Pflegestatistik. Pflege im Rahmen der Pflegeversicherung. Deutschlandergebnisse 2019.https://www.destatis.de/DE/Themen/Gesellsch aft-Umwelt/Gesundheit/Pflege/Publikationen/_publikationen-innen-pflegestatistik-deu tschland-ergebnisse.html. Zugegriffen: 22 Juni 2021

Eggert, S., Teubner, C., Budnick, A., Gellert, P., & Kuhlmey, A. (2020). *Pflegende Angehörige in der COVID-19-Krise. Ergebnisse einer bundesweiten Befragung. Zentrum Qualität in der Pflege.* https://www.zqp.de/wp-content/uploads/ZQP-Analyse-Angeh% C3%B6rigeCOVID19.pdf. Zugegriffen: 5. Aug. 2020.

Eghtesadi, M. (2020). Breaking social isolation amidst COVID-19. A viewpoint on improving access to technology in long-term care facilities. *Journal of the American Geriatrics Society, 68*(5), 949–950. https://doi.org/10.1111/jgs.16478.

El-Hage, W., Hingray, C., Lemogne, C., Yrondi, A., Brunault, P., et al. (2020). Les professionnels de santé face à la pandémie de la maladie à coronavirus (COVID-19). Quels risques pour leur santé mentale? *L'encephale, 46*(3S), S73–S80. https://doi.org/10.1016/ j.encep.2020.04.008.

Elman, A., Breckman, R., Clark, S., Gottesman, E., Rachmuth, L., Reiff, M., et al. (2020). Effects of the COVID-19 outbreak on elder mistreatment and response in New York City. Initial lessons. *Journal of Applied Gerontology: the Official Journal of the Southern Gerontological Society, 39*(7), 690–699. https://doi.org/10.1177/0733464820924853.

Engler, S. (2020). Häusliche Pflege und räumliche Distanz. Techniknutzung zwischen Autonomieermöglichung und Kontrolle. *Zeitschrift Für Psychotherapie Im Alter, 17*(1), 81–95.

Gardner, W., States, D., & Bagley, N. (2020). The coronavirus and the risks to the elderly in long-term care. *Journal of Aging & Social Policy, 32*(4–5), 310–315. https://doi.org/10. 1080/08959420.2020.1750543.

Hämel, K., Kümpers, S., Olbermann, E., & Heusinger, J. (2020). *Teilhabe und Versorgung von Menschen mit Pflegebedarf in Zeiten von Corona und darüber hinaus. Gemeinsames Statement der Sektionen Sozial- und Verhaltenswissenschaftliche Gerontologie (III) und Soziale Gerontologie und Altenarbeit (IV).* Deutsche Gesellschaft für Gerontologie und Geriatrie (DGGG). https://www.dggg-online.de/fileadmin/aktuelles/covid-19/20200510_ DGGG_Statement_Sektionen_III_IV_Menschen_mit_Pflegebedarf.pdf. Zugegriffen: 4. Aug. 2020.

Hart, J. L., Turnbull, A. E., Oppenheim, I. M., & Courtright, K. R. (2020). family-centered care during the COVID-19 era. *Journal of Pain and Symptom Management, 60*(2), e93– e97. https://doi.org/10.1016/j.jpainsymman.2020.04.017.

Heusinger, J., Hämel, K., & Kümpers, S. (2017). Hilfe, Pflege und Partizipation im Alter. Zukunft der häuslichen Versorgung bei Pflegebedürftigkeit. *Zeitschrift Für Gerontologie und Geriatrie, 50*(5), 439–445.

Jawaid, A. (2020). Protecting older adults during social distancing. *Science (New York, N.Y.), 368* (6487), 145. https://doi.org/10.1126/science.abb7885.

Kessler, E. M., Strumpen, S., Kricheldorff, C., Franke, A., Pantel, J., & Gellert, P. (2020). *Partizipation und soziale Teilhabe älterer Menschen trotz Corona-Pandemie ermöglichen. Gemeinsames Statement der Sektionen für Geriatrische Medizin(II), Sozial- und Verhaltenswissenschaftliche Gerontologie (III), Soziale Gerontologie und Altenhilfe(IV).* Deutsche Gesellschaft für Gerontologie und Geriatrie (DGGG). https://www.dggg-onl ine.de/fileadmin/aktuelles/covid-19/20200424_DGGG_Statement_Sektionen_II_III_ IV_Soziale_Teilhabe_und_Partizipation.pdf. Zugegriffen: 4. Aug. 2020.

Kricheldorff, C. (2018). Aktuelle Herausforderungen für die Profession Soziale Arbeit in der Altenhilfe und im Sozialraum. In C. Bleck, A. Van Rießen, & R. Knopp (Hrsg.), *Alter und Pflege im Sozialraum Theoretische Erwartungen und empirische Bewertungen* (S. 113– 125). Springer VS. https://doi.org/10.1007/978-3-658-18013-3_8.

Kricheldorff, C. (2015). Altern im Gemeinwesen aus sozialgerontologischer Perspektive. In A. van Rießen, C. Bleck, & R. Knopp (Hrsg.), *Sozialer Raum und Alter(n): Zugänge, Verläufe und Übergänge sozialräumlicher Handlungsforschung* (S. 15–30). Springer VS.

Kricheldorff, C., Klott, S., & Tonello, L. (2015). Sorgende Kommunen und Lokale Verantwortungsgemeinschaften. Modellhafte Ansätze zur Sicherung von gelingendem Altern und Pflege im Quartier. *Zeitschrift Für Gerontologie und Geriatrie, 48*(5), 406–414.

Landtag Baden-Württemberg. (2014). *Gesetz für unterstützende Wohnformen, Teilhabe und Pflege (WTPG), Gesetzesbeschluss des Landtags vom 14. Mai 2014.* http://sozialminist erium.baden-wuerttemberg.de/fileadmin/redaktion/m-sm/intern/downloads/Downloads_ Ältere_Menschen/WTPG_Gesetzesbeschluss_Landtag.pdf. Zugegriffen: 26. März 2020.

Lauer, S. A., Grantz, K. H., Bi, Q., Jones, F. K., Zheng, Q., Meredith, H. R., et al. (2020). The incubation period of coronavirus disease 2019 (COVID-19) from publicly reported confirmed cases. Estimation and application. *Annals of Internal Medicine, 172*(9), 577– 582. https://doi.org/10.7326/m20-0504.

Liu, K., Chen, Y., Lin, R., & Han, K. (2020). Clinical features of COVID-19 in elderly patients. A comparison with young and middle-aged patients. *The Journal of Infection, 80*(6), e14–e18. https://doi.org/10.1016/j.jinf.2020.03.005.

Ong, S. W. X., Tan, Y. K., Chia, P. Y., Lee, T. H., Ng, O. T., Wong, M. S. Y., & Marimuthu, K. (2020). Air, surface environmental, and personal protective equipment contamination by severe acute respiratory syndrome coronavirus 2 (SARS-CoV-2) from a symptomatic patient. *JAMA.* https://doi.org/10.1001/jama.2020.3227.

RKI – Robert Koch-Institut. (2020a). *COVID-19-Dashboard.* https://experience.arcgis.com/experience/478220a4c454480e823b17327b2bf1d4. Zugegriffen: 3. Aug. 2020.

RKI – Robert Koch-Institut. (2020b). Prävention und Management von COVID-19 in Alten- und Pflegeeinrichtungen und Einrichtungen für Menschen mit Beeinträchtigungen und Behinderungen. Empfehlungen des Robert Koch-Instituts für Alten- und Pflegeeinrichtungen und Einrichtungen für Menschen mit Beeinträchtigungen und Behinderungen und für den öffentlichen Gesundheitsdienst. V.07, 06.07.2020. Hg. v. Robert Koch-Institut (RKI). https://www.rki.de/DE/Content/InfAZ/N/Neuartiges_Coronavirus/Alten_Pflege einrichtung_Empfehlung.pdf;jsessionid=E1243ABE0981E4D32B921CD3C465E1D6. internet111?__blob=publicationFile. Zugegriffen: 4. Aug. 2020.

Röhr, S., Müller, F., Jung, F., Apfelbacher, C., Seidler, A., & Riedel-Heller, S. G. (2020). Psychosoziale Folgen von Quarantänemaßnahmen bei schwerwiegenden Coronavirus-Ausbrüchen. Ein Rapid Review. *Psychiatrische Praxis, 47*(4), 179–189. https://doi.org/10.1055/a-1159-5562.

Rothe, C., Schunk, M., Sothmann, P., Bretzel, G., Froeschl, G., Wallrauch, C., et al. (2020). Transmission of 2019-nCoV infection from an asymptomatic contact in Germany. *The New England Journal of Medicine, 382*(10), 970–971. https://doi.org/10.1056/nejmc2 001468.

Søreide, K., Hallet, J., Matthews, J. B., Schnitzbauer, A. A., Line, P. D., Lai, P. B. S., et al. (2020). Immediate and long-term impact of the COVID-19 pandemic on delivery of surgical services. *The British Journal of Surgery, 107*(10), 1250–1261. https://doi.org/10.1002/bjs.11670.

Tull, M. T., Edmonds, K. A., Scamaldo, K. M., Richmond, J. R., Rose, J. P., & Gratz, K. L. (2020). Psychological outcomes associated with stay-at-home orders and the perceived impact of COVID-19 on daily life. *Psychiatry Research 289,* 113098. https://doi.org/10.1016/j.psychres.2020.113098.

Universität Bremen. (Hrsg.). (2020). *Zur Situation der Langzeitpflege in Deutschland während der Corona-Pandemie. Ergebnisse einer Online-Befragung in Einrichtungen der (teil)stationären und ambulanten Langzeitpflege.* https://www.uni-bremen.de/fb11/cor ona-update-fb11/zur-situation-der-langzeitpflege-in-deutschland-waehrend-der-corona-pandemie. Zugegriffen: 4. Aug. 2020.

von Braun, A., Pietsch, C., Liebert, U., & Lübbert, C. (2020). SARS-CoV-2-Screening von Bewohner*innen und Personal in Alten- und Pflegeheimen der Stadt Leipzig. *RKI-Epidemiologisches Bulletin* (22), 3–6. DOI: https://doi.org/10.25646/6878. Zugegriffen: 4. Aug. 2020.

Voß, H., & Kruse, A. (2019). Advance Care Planning im Kontext von Demenz. Entwicklung eines Instruments zur Exploration von Perspektiven der Betroffenen. *Z Gerontol Geriat 2019, 52* (4), 282–290.

WHO – World Health Organization. (2020). *WHO Director-General's opening remarks at the media briefing on COVID-19 – 11 March 2020.* https://www.who.int/dg/speeches/ detail/who-director-general-s-opening-remarks-at-the-media-briefing-on-covid-19---11- march-2020. Zugegriffen: 4. Aug. 2020.

Zheng, S., Fan, J., Yu, F., Feng, B., Lou, B., Zou, Q., et al. (2020). Viral load dynamics and disease severity in patients infected with SARS-CoV-2 in Zhejiang province, China, January-March 2020. Retrospective Cohort Study. *BMJ (clinical Research Ed.), 369,* m1443. https://doi.org/10.1136/bmj.m1443.

Zhou, F., Yu, T., Du, R., Fan, G., Liu, Y., Liu, Z., et al. (2020). Clinical course and risk factors for mortality of adult inpatients with COVID-19 in Wuhan, China. A retrospective cohort study. *The Lancet, 395*(10229), 1054–1062. https://doi.org/10.1016/S0140-6736(20)305 66-3.

Pflegefachliche Perspektiven

Eine pflegewissenschaftliche Perspektive auf die Covid-19-Pandemie im Fokus der Akutpflege

Erika Sirsch und Daniela Holle

Zusammenfassung

Das Jahr 2020 wurde von der Weltgesundheitsorganisation (WHO) zum „Internationalen Jahr der Pflege" ausgerufen, als Andenken an Florence Nightingale – die Begründerin der modernen westlichen Krankenpflege. Dazu wurden verschiedene Maßnahmen in der Pflege und in Gesundheitsberufen geplant, um das Pflege- und Hebammenwesen zu stärken. Das Jahr 2020, welches eigentlich der Weiterentwicklung der Pflege dienen sollte, hatte jedoch nicht nur mit der Pandemie zu kämpfen, sondern auch weiterhin mit ihrem Berufsbild, welches sich eher in Richtung De-Professionalisierung entwickelt. In diesem Beitrag wird die besondere Situation der akutpflegerischen Versorgung in der Covid-19-Pandemie, die Setting übergreifend im Krankenhaus, im ambulanten Bereich und in der stationären Altenhilfe erforderlich sein kann, fokussiert. Akutpflege ist demnach kein „Privileg" der Intensivstationen. Ausgehend von der Begriffserklärung der Akutpflege über die Darstellung der Bedeutung der Pflege, der Pflegewissenschaft und der strukturellen Veränderungen unter den Bedingungen der Covid-19-Pandemie, wird in dem Beitrag der Blick darauf gelenkt, wie Pflegewissenschaft und Pflege den Herausforderungen in der Pandemie begegnen können: mit einer Leitlinie

E. Sirsch (✉)
Pflegewissenschaft, PTHV, Vallendar, Deutschland
E-Mail: esirsch@pthv.de

D. Holle
Department für Pflegewissenschaft, Hochschule für Gesundheit, Bochum, Deutschland
E-Mail: daniela.holle@hs-gesundheit.de

zur Covid-19-Pandemie, die unter der Federführung der Pflegewissenschaft
entstanden ist.

Schlüsselwörter

Akutpflege • Covid-19- Pandemie • Corona • Pflege • Pflegewissenschaft

1   Akutpflege versus Altenpflege, Widerspruch oder Ergänzung?

Im Verlauf der Covid-19-Pandemie zeigte sich, dass zwei Bereiche der Pflege
besonders relevant waren und immer noch sind – die stationäre Altenpflege
und die Intensivpflege. Insbesondere viele ältere und alte Menschen erkrankten
schwer. Durch die Symptomatik der Erkrankungen, u. a. starke Beeinträchtigungen der Atmung, war bei schweren Verläufen eine Betreuung und Behandlung
auf den Intensivstationen, bzw. der Akutpflege mit und ohne Beatmungstherapien
erforderlich. Aber was bedeutet Akutpflege in der COVID-19-Pandemie?

Stationäre Altenpflege und Akutpflege schließen sich nicht aus, denn sie sind
in unterschiedlichen Kategorien beheimatet und eine Differenzierung der pflegerischen Leistung lässt sich nicht nur über ein Setting[1] herstellen. Während in
der stationären Altenhilfe ein definiertes langfristiges Versorgungsarrangement
besteht, lässt sich Akutpflege nicht auf ein Setting, wie z. B. das Krankenhaus,
begrenzen. Akutpflege ist ein Bestandteil von „acute care", und diese kann in den
unterschiedlichen Bereichen erforderlich sein, eben auch als akuter Pflegebedarf
in Langzeitpflegeeinrichtungen. Akutpflege orientiert sich an den jeweiligen individuellen akutpflegerischen Bedarfen der Menschen mit Pflegebedarf in jedem
Setting. Akutpflege ist in allen Settings gekennzeichnet durch den zeitlichen
Aspekt, das plötzliche, ungeplante und unerwartete Auftreten von destabilisie-
renden oder auch lebensbedrohlichen Situationen und den dadurch entstehenden
pflegerischen Unterstützungsbedarf (Hirshon et al., 2013). Auch ein alter Mensch
in der Langzeitpflege kann eine akute Lungenentzündung oder einen Schlaganfall erleiden und hat damit akuten pflegerischen Bedarf. Akutpflege ist zudem wie
kaum ein anderer Bereich der pflegerischen Versorgung und Betreuung in einen
interdisziplinären Kontext eingebettet. Die Zusammenarbeit zwischen Angehörigen aller Professionen, insbesondere von Pflegenden, Ärztinnen und Ärzten ist

---

[1] Unter Setting ist der jeweilige Ort der Versorgung zu verstehen. Klassischerweise denken
wir z. B. an das Krankenhaus, die Rehabilitationseinrichtung, das Pflegeheim, die ambulante
Versorgung etc.

unabdingbar für eine interdisziplinäre und Setting übergreifende Versorgung und Steuerung des Schnittstellenmanagements in der Akutpflege. Dass Akutpflege auch in der Altenpflege erforderlich ist, zeigte die COVID-19-Pandemie ganz deutlich, da viele (akut) schwer erkrankte Menschen in den Altenpflegeeinrichtungen zu betreuen waren. Plötzlich standen in einem bis dahin nicht gekannten Ausmaß medizinische Behandlung und Kuration im Fokus. Die lebensweltliche Orientierung und die sozialpflegerische Betreuung in der Langzeitpflege wurden durch medizinische und hygienische Belange determiniert und fast verdrängt. Es entstanden auf einmal, fast über Nacht, akutpflegerische Situationen in der stationären Altenhilfe. Wie diese Aufgabe zu bewältigen sei, wurde bereits vor Jahren in der Agenda zur Pflegeforschung in Deutschland wie folgt beschrieben: „Primäre pflegerische Aufgaben in akuten Krankheitssituationen bestehen darin, die Situation des Patienten und dessen Ressourcen einzuschätzen, schnell zu evidenzbasierten Entscheidungen zu gelangen und diese kompetent umzusetzen, den Patienten zu stabilisieren und ihn aus der Akutphase herauszuführen" (Behrens et al., 2012).

2   Das Jahr der Pflege 2020

Das Jahr 2020 sollte ein gutes Jahr für die Pflege werden, ein Internationales Jahr der Pflege war geplant, so hatte es die Weltgesundheitsorganisation (WHO) ausgerufen. Der Anlass dazu war der 200. Geburtstag von Florence Nightingale, die als Begründerin der modernen westlichen Krankenpflege gilt.

Planungen für 2020

Für das Jahr 2020 wurden von der WHO (2020) unterschiedliche Maßnahmen propagiert:

- „Verlagerung der Ausbildung von Pflegekräften und Hebammen an die Universitäten
- Ausweitung des Aktionsradius von Pflegekräften und Hebammen
- Vorbereitung von Pflegekräften auf Führungsaufgaben in den Gesundheitssystemen
- Schaffung von beruflichen Aufstiegsmöglichkeiten
- Verbesserung der Arbeitsbedingungen und Gehälter von Pflegekräften und Hebammen

- Erhöhung der Beteiligung von Pflegekräften und Hebammen an Entscheidungsprozessen auf allen Ebenen der Konzeptentwicklung und -umsetzung
- Entwicklung von wirksamen Personalplanungsstrategien und
- Sensibilisierung von Politik und Gesellschaft für den Stellenwert der Arbeit von Pflegekräften und Hebammen"

Die WHO (2020) wies darauf hin, dass es notwendig sei, das Pflege- und Hebammenwesen zu stärken. Damit sollte klargestellt werden, dass es Verbesserungen bei den Pflegeberufen und der Hebammenkunde auch bei der Sensibilisierung von Politik und Gesellschaft brauchte. Dies war nicht als Selbstzweck für Pflege gedacht, sondern vielmehr sollte die Betreuung und Versorgung von Menschen mit Pflegebedarf dadurch indirekt verbessert werden. Und das ganz ohne, bzw. vor der COVID-19-Pandemie. In Deutschland waren bereits in den letzten Jahren Veränderungen zu verzeichnen, die nicht ganz freiwillig eingeführt wurden. Vielmehr erfüllte Deutschland international längst gültige Normen nicht, die nun umgesetzt werden sollten. Seit 2020 erfolgt die komplette Ausbildung der Hebammen als akademische Ausbildung (Deutscher Bundestag, 2019). Damit wurde für die Hebammen die europäische Norm der Ausbildung erfüllt, die auf die Pflege nur zum Teil übertragen wurde. Mit dem neuen Pflegeberufegesetz (PflBG) (Deutscher Bundestag, 2017) wurde der grundsätzliche Zugang zur primär akademisierten pflegerischen Ausbildung geschaffen. Die Pflegeberufe haben weitere Veränderungen erfahren, wie die generalistische Ausbildung. Die bislang im Altenpflegegesetz und im Krankenpflegegesetz getrennt geregelten Pflegeausbildungen wurden im neuen Pflegeberufegesetz zusammengeführt. Ein Grund für diese Veränderungen sind die immer komplexer werdenden Pflegearrangements. Sie erfordern u. a. Kompetenzen aus der bisherigen Krankenpflege für die stationäre Altenhilfe und vice versa sind sozialpflegerische Kompetenzen zur Pflege alter Menschen auch im Krankenhaus erforderlich. Das bedeutet, dass alle Auszubildenden eine zweijährige generalistische Ausbildung erfahren, die in einem Vertiefungsbereich im dritten Ausbildungsjahr dann entweder mit den Schwerpunkten auf die Pflege alter Menschen oder von Kindern und Jugendlichen oder aber als generalistische Ausbildung weitergeführt werden kann. Erstmalig ist auch eine primär hochschulische qualifizierende Pflegeausbildung als reguläre Ausbildungsoption ermöglicht worden (Deutscher Bundestag, 2017, Teil 3). Die primäre Ausbildung zu einem Pflegefachmann oder einer Pflegefachfrau kann damit derzeit sowohl durch eine fachschulische oder eine akademische Ausbildung erfolgen. Ein weiterer entscheidender Schritt sind die ebenfalls im PflBG gem. §4 erstmalig gefassten Vorbehaltsaufgaben für Pflegende. Damit wird definiert, dass die Erhebung und Feststellung des individuellen Pflegebedarfs, die Organisation, Gestaltung und Steuerung des Pflegeprozesses sowie die Analyse, Evaluation, Sicherung und Entwicklung der Qualität der Pflege einer ausgebildeten Pflegefachfrau oder einem Pflegefachmann vorbehalten ist.

Durch die umfänglichen Änderungen für und in der Pflege durch die Einführung der Generalistik, die unterschiedlichen Zugänge zur Ausbildung, ob nun fachschulisch oder akademisch sowie der Wahrnehmung der neu definierten vorbehaltlichen Aufgaben entstanden Irritationen und Unsicherheit bei allen beteiligten Personen in und um die Pflege. Solche Unsicherheiten und Irritationen benötigen Erklärung und einen breiten Diskurs. Mit dem Internationalen Jahr der Pflege 2020 sollte daher eine „Gelegenheit zur Beteiligung und zur Demonstration einer breiten politischen und gesellschaftlichen Unterstützung für die Ausbildung von mehr Gesundheitspersonal mit den richtigen Fähigkeiten und an den richtigen Orten zum Zwecke einer optimalen Befriedigung der sich verändernden gesundheitlichen und sozialen Bedürfnisse der Menschen" geschaffen werden, so die WHO (2020) – und dann kam Corona …

Die COVID-19-Pandemie veränderte das Jahr der Pflege

2020 wurde damit tatsächlich ein Jahr der Pflege, nur völlig anders als geplant. Pflegeberufe wurden in der COVID-19-Pandemie relativ rasch als systemrelevant klassifiziert. Die von der WHO intendierte „Sensibilisierung von Politik und Gesellschaft für den Stellenwert der Arbeit von Pflegekräften" erfolgte, wenn auch nicht in der Weise, wie gedacht. Die gesellschaftliche Anerkennung für die Pflegenden wurde in den Anfängen der COVID-19-Pandemie auch weithin gezollt. Allerorts klatschten Menschen auf Balkonen oder in Gärten, um ihren Respekt vor dem Pflegeberuf, den Angehörigen medizinischer Berufe und den von ihnen erbrachten Leistungen zu bekunden. Ob in Spanien, Deutschland oder am englischen Königshof, überall in Europa das gleiche Schauspiel. Aber das Klatschen verhalf Pflegenden nicht zu guten Ausbildungs- und Arbeitsbedingungen, für die das Jahr 2020 stehen sollte. Stattdessen sollten Angehörige systemrelevanter Berufe mit Bonus-Zuwendungen bedacht werden. So ließ das Bundesgesundheitsministerium verlauten: „Viele Beschäftigte in vielen Kliniken in Deutschland haben maßgeblich dazu beigetragen, Corona-Patienten unter schwierigen Bedingungen bestmöglich zu behandeln. Das war ein besonderer Stress. Es ist gut, dass sich Krankenhäuser und Krankenkassen endlich ‚en detail' geeinigt haben, wie diese Leistung zielgerichtet durch Corona-Prämien finanziell anerkannt werden kann. Wir werden diesen Vorschlag der Selbstverwaltung gerne umsetzen." (Bundesministerium für Gesundheit, 2020). Dieser

Vorschlag sollte auch für die Beschäftigten in der Altenpflege gelten: „Je nach Art und Umfang der Tätigkeit erhalten die Beschäftigten bis zu 1.500 € Prämie. Auch Auszubildende, Freiwilligendienstleistende, Helfer im freiwilligen sozialen Jahr und Leiharbeiter sowie Mitarbeiter in Servicegesellschaften sollen einen Bonus erhalten." (Bundesministerium für Gesundheit, 2020). Diese medial breit angekündigten Leistungen im Rahmen von insgesamt rund 100 Mio. EUR kamen allerdings nur zum Teil bei den Pflegenden an, bei vielen Pflegenden auch gar nicht (Deutscher Berufsverband für Pflegeberufe (DBfK), 2020). Um die Arbeitsbedingungen stand es bereits vor den Bedingungen der COVID-19-Pandemie nicht immer und überall zum Besten. Im Gegenteil, statt der geplanten Verbesserung, verschärften sich die Bedingungen der pflegerischen Arbeit. Zur Behandlung von an Covid-19 erkrankten Menschen waren auf einmal sehr viel mehr Pflegende, mehr Köpfe, erforderlich, als verfügbar waren. Daher wurden u. a. bestehende Regelungen, wie die Pflegepersonaluntergrenzen für pflegesensitive Bereiche, die das Verhältnis von Pflegenden zu den zu pflegenden Menschen definieren, oder Arbeitszeitregelungen ausgesetzt. In der Presse wurde dazu z. B. getitelt: „Spahn setzt Personaluntergrenzen in der Pflege aus" (https://www.bibliomed-pflege.de/news/40027-spahn-setzt-personalu ntergrenzen-in-der-pflege-aus/ Zugriff 26.02.2021). Bedingt durch den massiven Mangel an ausgebildeten Pflegekräften wurden Kurzschulungen durchgeführt, die zur Arbeit unter den Bedingungen der Covid-19-Pandemie u. a. auch auf den Intensivstationen befähigen sollten, um den Arbeitsaufwand überhaupt bewältigen zu können. Es wurde eigens eine Leitlinie mit „Empfehlungen zu Schulungen von Mitarbeitenden im Gesundheitswesen bei Einsatz während der COVID-19-Pandemie – Erweiterung von Personalressourcen zum Einsatz in Risikobereichen und der Versorgung von kritisch kranken COVID-19 Patientinnen und Patienten" (Sopka et al., 2020) entwickelt.

Wenn auch die Arbeitsbedingungen für die Angehörigen der Gesundheitsberufe durch die Covid-19-Pandemie extrem belastend waren und von vielen Unwägbarkeiten und Ungewissheit geprägt waren, zeigte sich von Beginn der Pandemie an eine starke Orientierung an wissenschaftlichen Befunden.

Orientierung an wissenschaftlichen Befunden

Von Beginn an wurden Wissenschaftler und Wissenschaftlerinnen zur politischen Entscheidungsfindung gehört. Insbesondere Virologen, wie der Berliner Prof. Drosten oder der Bonner Prof. Streek waren fast allgegenwärtig. Das führte mutmaßlich dazu, dass die politische und gesellschaftliche Diskussion durch diese Fokussierung auf die Virologie sich fast ausschließlich auf die Vermeidung von Übertragungen, Hygienekonzepte, Isolierung und medizinische Behandlungen konzentrierte. Dies war zu Beginn auch nur allzu verständlich, aber Handlungsfelder von Pflegenden oder Psychologen, die ebenfalls wesentliche Aspekte zur Bewältigung der Pandemie beitragen, wurden weniger gehört, zumindest waren solche Positionen in den öffentlichen Medien nicht sichtbar. Dieses Paradigma gilt auch nach einem Jahr COVID-19-Pandemie und der inzwischen dritten Infektionswelle im Frühjahr 2021 noch immer weitgehend. Im Kontext der Arbeitsgemeinschaft der wissenschaftlichen medizinischen Fachgesellschaften (AWMF) sind inzwischen eine Vielzahl von Leitlinien zum Umgang mit dem SARS-CoV-2, COVID-19 Virus, bzw. der Corona Erkrankung erarbeitet und veröffentlicht worden. Diese beschäftigen sich im Kern mit der Reduktion der Übertragung und der medizinischen Behandlung, was angesichts der globalen Bedrohung durch diese Erkrankung nachvollziehbar und auch wichtig ist. Aber in der ersten Welle der Pandemie wurden Kontakte gerade alter Menschen in Altenheimen und Krankenhäusern im Namen der Hygiene und Infektionsvermeidung soweit eingeschränkt, dass Besuche fast nicht möglich waren. Auch Besuche im Krankenhaus wurden weitestgehend untersagt. Damit wurde das Ziel, die Infektionen zu reduzieren für den Frühsommer 2020 zwar grundsätzlich erreicht, aber die begleitenden Schäden wie Verschlechterungen von dementiellen Erkrankungen oder im schlimmsten Fall ein einsames Sterben in Kauf genommen (Cagnin et al., 2020; Münch et al., 2020).

3   Herausforderungen durch die COVID-19-Pandemie

Die COVID-19-Pandemie hatte damit in zweierlei Hinsicht enorme Auswirkungen für die direkte Pflege. Zum einen entstand – wie für alle Angehörigen der Gesundheitsberufe – eine enorme Mehrbelastung, die mit zusätzlichen Arbeitskontingenten und strukturellen Verschlechterungen der Arbeitsbedingungen verbunden waren. Zum anderen verloren sich Neuregelungen und Innovationen, wie die Generalistik, die Ausübung vorbehaltlicher Aufgaben und die akademische Ausbildung zum Teil durch die aktuellen Anforderungen der Pandemiebekämpfung. Die anfängliche Euphorie und die Dankbarkeit, die Pflegenden entgegengebracht wurden, blieben weitgehend ohne langfristige positive Konsequenzen für Pflegende und zu pflegende Menschen. Auch die angekündigten Bonuszahlungen erfolgten oft nicht oder nur zum Teil (https://www.aerztezeitung.de/Wirtschaft/Klagen-auf-Corona-Pflegebonus-abgewiesen-417201.html Zugriff 25.02.2021).

Ein weiteres aktuelles Beispiel dafür ist das Scheitern eines Tarifvertrages zum Mindestlohn für die Mitarbeitenden in der Altenpflege im Februar 2021.

Die Herausforderungen für die Pflege und Pflegewissenschaft in der Akutpflege waren und sind immer noch vielfältig. Pflegende in der direkten Versorgung, ob nun Akutkrankenhaus, auf der Intensivstation oder in der stationären Altenhilfe müssen, wie alle Angehörige der Gesundheitsberufe auch, mit einer in dieser Form und Intensität unbekannten Erkrankung umgehen. Akute, z. T. lebensbedrohliche Situationen mussten bewältigt werden und die schiere Masse an Arbeit belastete alle beteiligten Personen sehr stark.

In einer prospektiven Studie mit einem phänomenologischen Ansatz aus der ersten Welle der Pandemie berichten die Autorinnen und Autoren von negativen, aber auch positiven Emotionen bei Pflegenden (Sun et al., 2020). Besonders in der Anfangsphase wurden als negativ wahrgenommen: die hohe Arbeitsverdichtung, Angst und Unruhe, Sorge um Patienten, Sorge um die eigene Familie, Erschöpfung & Müdigkeit, Unwohlsein und Hilflosigkeit. Im Verlauf der Pandemie stellten sich aber auch positive Emotionen ein, durch die Entwicklung von Selbstbewältigungsstrategien und der Anpassung der Lebensumstände, allerdings bis hin zur Entwicklung von altruistischen Handlungen. Als positiv wurde die Unterstützung durch das Team und das rationale Verstehen der Situation beschrieben (Sun et al., 2020). Die Pflegenden berichteten in dieser Studie aber auch davon, dass sie „unter Druck wachsen" und Dankbarkeit für die soziale Unterstützung empfänden. Sie reflektierten ihre eigenen Werte und zeigten z. B. mehr Wertschätzung für die eigene Gesundheit. Allerdings berichteten sie auch über einen Mangel an Wissen und die Notwendigkeit, Kolleginnen und Kollegen anzuleiten (Sun et al., 2020). Eine deutsche Krankenhausstudie aus der zweiten Welle bestätigt einige der Befunde. So beschreiben auch die Pflegenden in Deutschland eine hohe Arbeitsbelastung verbunden mit der Gefahr, dass die pflegebedürftigen Menschen nicht mehr adäquat versorgt sind (84 %/n = 1092 – davon 350 Intensivstation) (Gaidys & Begerow, 2021). Hohe Prävalenzen bei Angst, depressiven Symptomen, Schlaflosigkeit, Burnout und Disstress werden auch in einem Review von Moitra et al. (2021) bestätigt.

Neben der hohen Belastung fehlten den Pflegenden – und auch anderen Angehörigen der Gesundheitsberufe – insbesondere zu Beginn der Pandemie Informationen zum Erkrankungsgeschehen und den Anforderungen an die pflegerische Versorgung, von der Verfügbarkeit von Evidenz basierten Wissensbeständen ganz abgesehen.

Die Deutsche Gesellschaft für Pflegewissenschaft (DGP) e. V., die als wissenschaftliche Fachgesellschaft das Organ der Pflegewissenschaft in Deutschland ist, setzte sich angesichts dieser Herausforderungen das Ziel, Leitlinien mit pflegerischer Perspektive zum Umgang mit der Covid-19-Pandemie zu entwickeln. In ihrer Arbeit richteten die beteiligten Personen dabei vor allem den Fokus auf die Lebensqualität und soziale Teilhabe von pflegebedürftigen Menschen unter den Bedingungen der Covid-19-Pandemie, aber auch auf die Bedingungen für Pflegende. Im Jahr 2020 wurden dazu, federführend durch die DGP, zwei Leitlinien entwickelt, bei denen diese Aspekte, u. a. neben der Infektionsvermeidung im Mittelpunkt stehen. Die Leitlinie für die stationäre Versorgung soll hier kurz exemplarisch vorgestellt werden.

4   Pflegewissenschaftlich basiertes Management der COVID-19-Pandemie

Wissenschaftlerinnen und Wissenschaftler stellten sich unter dem Dach der DGP gemeinsam der Frage: Wie können möglichst Evidenz gesicherte Wissensbestände für die Versorgung und pflegerische Betreuung in stationäre Altenpflegeeinrichtungen und nachfolgend für die häusliche Versorgung zur Verfügung gestellt werden? Denn die Ausgangslage zeigte, dass alte Menschen in stationären Altenhilfeeinrichtungen und den ambulanten Settings maximal gefährdet waren. Sie wiesen infolge einer COVID-19-Erkrankung eine höhere Infektionsrate und eine erhöhte Sterblichkeit auf (Nicola et al., 2020) (Comas-Herrera et al., 2020; De Leo & Trabucchi, 2020). Zugleich waren und sind die in stationären Einrichtungen tätigen Pflegenden häufig eher sozialpflegerisch ausgerichtet, während die durch Covid-19 entstandenen, risikoreichen und akut auftretenden Situationen weitgehende akutpflegerische Kompetenzen erforderten. Die generalistische Ausbildung, die sozialpflegerische und akutpflegerische Kompetenzen gleichermaßen fokussieren wird, startete allerdings erst ab dem Jahr 2020. Die intendierte Wirkung dieser neuen Struktur konnte somit noch nicht zum Tragen kommen.

Die Entwicklung einer S1-Leitlinie wurde unter dem Titel „Soziale Teilhabe und Lebensqualität in der stationären Altenhilfe unter den Bedingungen der COVID-19-Pandemie" erarbeitet. Diese Leitlinie verfolgt das Ziel, „trotz dieser bestehenden Unsicherheiten im Zusammenhang mit der Covid-19-Pandemie, die Handlungsfähigkeit der Mitarbeiterinnen und Mitarbeiter in der stationären Altenhilfe zu stärken." (Deutsche Gesellschaft für Pflegewissenschaft e. V. (Hrsg.), 2020b). Die Handlungsempfehlungen richten sich an alle Mitarbeiterinnen und Mitarbeiter, die an der Pflege, Behandlung und Begleitung von alten Menschen in stationären Altenhilfeeinrichtungen beteiligt sind. Insbesondere sind Pflegefachpersonen, aber z. B. auch Mitarbeitende des Sozialen Dienstes, angesprochen.

Beteiligt waren u. a. Akteure aus Pflegewissenschaft, direkten Pflegearrangements, Medizin, Hauswirtschaft, Ethik, Robert-Koch-Institut und Betroffenen-Vertretern.

Die durch das Robert-Koch-Institut (https://www.rki.de/DE/Home/homepage_node.html) und die jeweiligen Bundes- und Landesverordnungen zu Covid-19 oder zum Corona Virus veröffentlichten Schriften adressieren zumeist Maßnahmen zur Infektionsvermeidung und Hygiene. Daher wurden für die Leitlinie vornehmlich die aus pflegerischer Sicht hochrelevante soziale Teilhabe und die Lebensqualität in den Blick genommen. Die insgesamt 22 Handlungsempfehlungen berücksichtigen damit die individuellen spezifischen Bedürfnisse und Bedarfe der pflegebedürftigen Personen sowie die Rahmenbedingungen der Einrichtungen. Eigentlich eine Quadratur des Kreises, denn die Aufgabe besteht darin, den „größtmöglichen Infektionsschutz der anderen Bewohnerinnen und Bewohner sicherzustellen und gleichzeitig das Optimum an Lebensqualität und sozialer Teilhabe für den Einzelnen zu ermöglichen." (Deutsche Gesellschaft für Pflegewissenschaft e. V. (Hrsg.), 2020b).

Die Maßnahmen zur Einhaltung der Quarantäne und der Kontaktvermeidung treffen alte Menschen ungleich härter als den „Rest" der Bevölkerung. Die Maßnahmen waren und sind immer noch mit einem hohen Risiko behaftet, die Menschenrechte zu verletzen und aufgrund des Alters zu diskriminieren (Spuling et al., 2020). Für diese Personengruppe erweist sich das „social distancing", das eigentlich eher ein „physical distancing" ist, als Gefahr und Bedrohung der Lebensqualität und der sozialen Teilhabe. Pflegende aller Settings beschreiben die dadurch entstehende Arbeitsbelastung und Umsetzung der Anforderungen als ein „ethisches Dilemma zwischen der beruflichen Aufgabe und der Angst vor Infektionen" (Gaidys & Begerow, 2021).

Damit rücken in der COVID-19-Pandemie ethische Fragestellungen und Ungewissheiten in den Fokus, die bei pflegefachlichen Fragestellungen und pflegerischer Entscheidungsfindung berücksichtig werden müssen.

Erforderliche pflegerische Maßnahmen sollen einzelfallbezogen ausgehandelt und gleichzeitig dabei der Infektionsschutz aller beteiligten Menschen nicht aus dem Blick verloren werden. Eine hochkomplexe und hochanspruchsvolle Tätigkeit, die geradezu nach einer generalistischen Herangehensweise ruft. Die Aufgabe der Pflegewissenschaft ist es, u. a. dafür die Wissensbestände zu bündeln und zur Verfügung zu stellen. In der Leitlinie zur stationären Versorgung in der Altenhilfe wurden dazu fünf Schlüsselfragen formuliert. Die ersten drei Fragen konzentrieren sich auf die Perspektive des Menschen mit Pflegebedarf, die vierte Frage reflektiert die Akteure, die in diese Kommunikation eingebunden sind und die fünfte Frage nimmt den Unterstützungsbedarf der Mitarbeiterinnen und Mitarbeiter in den Blick.

1. „Wie lassen sich soziale Teilhabe und Lebensqualität von Bewohnerinnen und Bewohnern bei bestmöglichem Infektionsschutz für Bewohnerinnen und Bewohner, Angehörige sowie Mitarbeiterinnen und Mitarbeiter sichern?
2. Wie lässt sich soziale Teilhabe und Lebensqualität beim Verdacht einer Infektion sichern?
3. Wie lässt sich soziale Teilhabe und Lebensqualität bei einer bestätigten Infektion sichern?
4. Wie sollte Kommunikation innerhalb einer Einrichtung, nach außen oder von extern in eine Einrichtung hinein gestaltet sein, um soziale Teilhabe und Lebensqualität zu sichern?
5. Wie können die Mitarbeiterinnen und Mitarbeiter darin unterstützt werden, die empfohlenen Maßnahmen zur Förderung der sozialen Teilhabe und Lebensqualität im Umgang mit Pandemiemaßnahmen umzusetzen?" (Deutsche Gesellschaft für Pflegewissenschaft e. V. (Hrsg.), 2020b).

Pflegende gestalten idealerweise den Pflegeprozess in der Covid-19-Pandemie auf eine Weise, sodass negative Konsequenzen der erforderlichen akuten Schutzmaßnahmen abgemildert werden und soziale Kontakte dennoch möglich sind. So beziehen sich Empfehlungen z. B. auf die Ausgestaltung der Quarantäne. Diese spielte zu Beginn der Pandemie eine sehr große Rolle, die sich allerdings mit der Verfügbarkeit von Impfungen veränderte (Empfehlung 4. „Die inhaltliche Ausgestaltung und Dauer der Quarantäne erfolgt auf Basis einer individuellen Risikoeinschätzung") oder auf Maßnahmen zur Förderung der Mobilität (Empfehlung 9. „Die Bewohnerinnen und Bewohner erhalten individuelle Angebote zur Erhaltung und Förderung der Bewegungsfähigkeit"). Empfehlungen zur Rahmung und Gestaltung von Kommunikation sind ebenfalls enthalten (Empfehlung 12. „Die Einrichtung erstellt ein Kommunikationskonzept, das eine interne und externe person-zentrierte Kommunikation gewährleistet"). Das bedeutet möglicherweise, dass für die Menschen mit Pflegebedarf Maßnahmen geplant und durchgeführt werden müssen, die über das bislang übliche Niveau hinausgehen. Diese Maßnahmen stehen nicht allein, sondern sind stets im Kontext der gesamten Situation interprofessionell zu betrachten. Dazu werden gut ausgebildete und hoch qualifizierte Pflegefachpersonen gebraucht, die die Aufgaben verantwortlich wahrnehmen können und den interprofessionellen Diskurs führen. Entscheidend ist es aber auch, dass die erforderlichen Ressourcen zur Verfügung stehen und Rahmenbedingungen dafür Raum lassen. Das gilt insbesondere für die vorbehaltlichen Aufgaben wie: die Erhebung und Feststellung des individuellen Pflegebedarfs, die Organisation, Gestaltung und Steuerung des Pflegeprozesses sowie die Analyse, Evaluation, Sicherung und Entwicklung der Qualität der Pflege. Dies trifft gleichermaßen für die Altenhilfe und Akutpflege zu.

Es können aber nicht nur Anforderungen an die Pflegenden gerichtet werden, Pflegefachmänner und -frauen müssen auch darin unterstützt werden, diese Anforderungen erfüllen zu können. Daher wurde die fünfte Frage in die Leitlinie aufgenommen: „Wie können die Mitarbeiterinnen und Mitarbeiter darin unterstützt werden, die empfohlenen Maßnahmen zur Förderung der sozialen Teilhabe und Lebensqualität im Umgang mit Pandemiemaßnahmen umzusetzen?". Mögliche Entlastungsstrategien und Vorschläge für die Gesunderhaltung der Pflegenden müssen ebenfalls gegeben sein.

Es konnte zeitnah eine zweite Leitlinie für den Häuslichen Bereich entwickelt werden. Diese ist unter dem Titel: „Häusliche Versorgung, soziale Teilhabe und Lebensqualität bei Menschen mit Pflegebedarf im Kontext ambulanter Pflege unter den Bedingungen der COVID19-Pandemie – Living Guideline" verfügbar (Deutsche Gesellschaft für Pflegewissenschaft e. V. (Hrsg.), 2020a). Darin werden evidenzbasierte Wissensbestände und Empfehlungen für den häuslichen Bereich formuliert. Beide Leitlinien stehen kostenfrei zu Verfügung.

5   Schlussfolgerung

Das Jahr der Pflege 2020 zielte, wie eingangs beschrieben, u. a. auf die Ausbildung, die Verbesserung der Arbeitsbedingungen, die Entwicklung von wirksamen Personalplanungsstrategien und die Sensibilisierung von Politik und Gesellschaft für den Stellenwert der Arbeit von Pflegekräften und Hebammen ab. Dieses Jahr 2020 nahm einen völlig anderen Verlauf, als es ursprünglich geplant war. Die „Arbeit am Bett" der pflegebedürftigen Menschen hat gesellschaftlich nach wie vor einen großen Stellenwert, denn Pflegefachpersonen sind nötiger denn je. Allerdings wird eine akademische Ausbildung eher weniger nachgefragt. Wenn auch die Ausbildung ähnliche Zielsetzungen verfolgt, sind die Bedingungen der fachschulischen und akademischen Ausbildung nicht vergleichbar. In der fachschulischen Ausbildung werden Ausbildungsvergütungen gezahlt. Für Studierende der Hebammenkunde werden ebenfalls Vergütungen gezahlt, die der fachschulischen Ausbildung vergleichbar sind. Für Studierende der primärqualifizierenden Pflege stehen solche Angebote nicht zur Verfügung, oder sie sind Entscheidungen durch einzelne Träger. Zudem sind für Pflegestudierende die üblicherweise vorlesungsfreien Zeiten durch praktische Einsätze blockiert, die ebenfalls zumeist nicht vergütet werden. Der Schwerpunkt der Aufmerksamkeit liegt für die Pflegeberufe damit auf der fachschulischen Ausbildung. Bereits 2019 startete das Bundesfamilienministerium (BMFSFJ) die

Kampagne „Mach Karriere als Mensch!", die das Interesse junger Menschen für die Pflege wecken wollte. In diese Kampagne fügte sich die Miniserie „Ehrenpflegas (sic)" (https://www.bmfsfj.de/bmfsfj/aktuelles/alle-meldungen/ehr enpflegas-miniserie-neue-pflegeausbildung-161080/ Zugriff 25.02.2021) ein. Hier wird auf emotionale Aspekte der Pflegearbeit abgezielt und Pflege eher unterkomplex dargestellt. Zudem lässt die, unter den Bedingungen der Pandemie verständliche Entwicklung von Mini-Schulungen zum Einsatz z. B. auf Intensivstationen den Eindruck zu, dass komplexe Pflege sich mit z. T. diesen Angeboten sicherstellen ließe. Eine wissenschaftliche Fundierung, wie sie durch u. a. die Leitlinienarbeit gelegt wurde, oder eine umfassende – auch akademische – Ausbildung wird wenig rezipiert. Einerseits werden im Gesetz hochkomplexe pflegerische Tätigkeiten beschrieben, theoretische Rahmenlehrpläne der Ausbildung daran ausgerichtet und Pflegepersonaluntergrenzen definiert – diese aber andererseits unter den Bedingungen der Covid-19-Pandemie ausgesetzt. Pflege steht seit Jahrzehnten im Spannungsfeld zwischen Professionalisierung wie sie mit der Akademisierung einhergehen kann und einer De-Professionalisierung. Das Bild von Pflege ist in Zeiten von Covid-19 auch ein „Opferbild", wie in der Studie von Sun et al. (2020) von Pflegenden selber beschrieben wird, mit der Anpassung der eigenen Lebensumstände bis hin zur Entwicklung von altruistischen Handlungen, um die Betreuung von pflegebedürftigen Menschen sicher zu stellen. Vor über 20 Jahren zitierte die „Die Zeit" (22/1998) den damaligen Bundesminister für Arbeit und Sozialordnung mit dem Satz: „Alte Menschen pflegen kann jeder, meint zumindest Norbert Blüm". Diese Aussage zeugt nicht von der Erwartung an ein hohes Maß an Professionalität in der Altenpflege. Tendenzen zur De-Professionalisierung, die unter den Bedingungen der Covid-19-Pandemie in der Ausbildung, den Arbeitsbedingungen und den Ausführungen zu Handlungsfeldern zu sehen sind, müssen umgekehrt, der Diskurs um vorbehaltliche Aufgaben sollte aufgenommen und inhaltlich ausgestaltet werden. Das Management komplexer pflegerischer Situationen braucht mehr als Kurzschulungen und „ein mitfühlendes Herz und zwei Hände". Geschieht dies nicht, besteht die Gefahr, dass statt Professionalisierung eine De-Professionalisierung Fahrt aufnimmt.

Pflegewissenschaft muss sich weiter in den wissenschaftlichen Diskurs einmischen, indem sie Wissensbestände schafft, Theorien und Begründungszusammenhänge zur Verfügung stellt. Vor allem muss Pflegewissenschaft, wie schon die WHO für das Jahr 2020 forderte, sich in den gesellschaftlichen Diskurs einmischen. Dazu bieten pflegewissenschaftliche Arbeiten, wie sie in der Covid-19-Pandemie entstanden sind, einen Betrag, ebenso wie die Verlängerung des Internationalen Jahrs der Pflege in das Jahr 2021.

Reflexionskasten

- Ist es erforderlich, die eingefrorene Diskussion zur Weiterentwicklung der Pflege wieder aufzunehmen?
- Gibt es im Rahmen der Covid-19-Pandemie eine Rückbesinnung auf eine „zuarbeitende Pflege", die eher nach Anweisung arbeitet?
- Werden vorbehaltliche Aufgaben in der Covid-19-Pandemie eigenständig wahrgenommen?
- Wirkt sich die Pflegewissenschaft auf die politische und gesellschaftliche Meinungsbildung in Bezug auf den Pflegeberuf aus?

Autorenkasten

Prof. Dr. Erika Sirsch
   Lehrstuhlinhaberin für Akutpflege, Krankenschwester für Geriatrische Rehabilitation
   Fakultät für Pflegewissenschaft, Philosophisch-Theologische Hochschule Vallendar
Aktuelle Veröffentlichungen:

- Sirsch, E., A. Lukas, C. Drebenstedt, I. Gnass, M. Laekeman, K. Kopke, T. Fischer & w. Guideline (2020). „Pain Assessment for Older Persons in Nursing Home Care: An Evidence-Based Practice Guideline." J Am Med Dir Assoc 21(2): 149–163.
- Sirsch, E. (2020). Entscheidungsfindung zum Schmerzassessment bei Menschen mit Demenz im Krankenhaus – Vom Problem zum Konzept See-Pain. Weinheim, Belz Juventa Verlag
- Stemmer, R., C. Büker, B. Holle, S. Köpke & E. Sirsch (2019). „Der Beitrag der Deutschen Gesellschaft für Pflegewissenschaft angesichts zukünftiger Herausforderungen" Pflege & Gesellschaft 1.
- Sirsch, E. (2019). Die Rolle der Pflege in der Akutversorgung gestern und heute. Heil und Heilung I. Proft & H. Zaborowski Hrsg., Herder Verlag
- Bartholomeczik, S., A. Büscher, U. Höhmann & E. Sirsch (2019). „Anforderungen an die Untersuchung der Wirksamkeit von Expertenstandards" Pflege & Gesellschaft 2.

Kontaktadresse: esirsch@pthv.de

Prof. Dr. Daniela Holle

Professorin für Gesundheits- und pflegewissenschaftliche Forschungs-methoden und Prodekanin des Departments für Pflegewissenschaft an der Hochschule für Gesundheit, Bochum.

Aktuelle Veröffentlichungen:

- Lovink MH, Persoon A, Finnema E, Francke AL, Schoonhoven L, Holle D, Palm P, Backhaus R (2021). Who is that nurse? Transferring knowledge requires clarity about professional titles. Int J Nurs Stud, 113. doi:https://doi.org/10.1016/j.ijnurstu.2020.103805
- Holle D, Sirsch E (2020). Leitlinien sind auch für die Pflege sehr wertvoll. [NEIN]. Die Schwester Der Pfleger (9), 10–14.
- Holle D, Teupen S, Graf R, Müller-Widmer R, Reuther S, Halek M, Roes M. Process evaluation of the response of nursing homes to the implementation of the dementia-specific case conference concept WELCOME-IdA: A qualitative study. BMC Nurs. 2020 Feb 17;19:14. https://doi.org/10.1186/s12912-020-0403-6. eCollection 2020.
- Halek M, Reuther S, Müller-Widmer R, Trutschel D, Holle D. Dealing with the behaviour of residents with dementia that challenges: A stepped-wedge cluster randomized trial of two types of dementia-specific case conferences in nursing homes (FallDem). Int J Nurs Stud. 2020 Apr;104:103435. https://doi.org/10.1016/j.ijnurstu.2019.103435. Epub 2019 Sep 25.
- Holle D, Müller-Widmer R, Reuther S, Rosier-Segschneider U, Graf R, Roes M, Halek M. Process evaluation of the context, reach and recruitment of participants and delivery of dementia-specific case conferences (WELCOME-IdA) in nursing homes (FallDem): a mixed-methods study. Trials. 2019 Jan 14;20(1):45. https://doi.org/10.1186/s13063-018-3147-9. PMID: 30642387.

Kontaktadresse: daniela.holle@hs-gesundheit.de

Beide Autorinnen sind Leitlinienbeauftragte und Gründungsmitglieder der Leitlinienkommission der Deutschen Gesellschaft für Pflegewissenschaft (DGP) e. V.

Literatur

Behrens, J., Görres, S., Schaeffer, D., Bartholomeyczik, S., & Stemmer, R. (2012). *Agenda Pflegeforschung für Deutschland.* www.agenda-pflegeforschung.de. Zugegriffen: 8. Jan. 2014.

Bundesministerium für Gesundheit. (2020). *Pflegebonus.* https://www.bundesgesundheitsm inisterium.de/pflegebonus.html. Zugegriffen: 26. Febr. 2021.

Cagnin, A., Di Lorenzo, R., Marra, C., Bonanni, L., Cupidi, C., Laganà, V., Rubino, E., Vacca, A., Provero, P., Isella, V., Vanacore, N., Agosta, F., Appollonio, I., Caffarra, P., Pettenuzzo, I., Sambati, R., Quaranta, D., Guglielmi, V., Logroscino, G., … Bruni, A. C. (2020). Behavioral and psychological effects of coronavirus disease-19 quarantine in patients with dementia. *Front Psychiatry, 11*, 578015.

Comas-Herrera, A., Zalakain, J., Litwin, C., Hsu, A. T., Lane, N., & Fernández, L. (2020). *Mortality associated with COVID-19 outbreaks in care homes: Early international evidence.* https://ltccovid.org/wp-content/uploads/2020/05/Mortality-associated-with-COVID-21-May-7.pdf. Zugegriffen: 21. Mai 2020.

De Leo, D., & Trabucchi, M. (2020). COVID-19 and the fears of Italian senior citizens. *International Journal of Environmental Research and Public Health, 17*(10), 3572.

Deutsche Gesellschaft für Pflegewissenschaft e. V. (Hrsg.). (2020a). *Häusliche Versorgung, soziale Teilhabe und Lebensqualität bei Menschen mit Pflegebedarf im Kontext ambulanter Pflege unter den Bedingungen der COVID19-Pandemie – Living Guideline.* S1 Leitlinie. AWMF Registernummer 184 – 002. https://www.awmf.org/leitlinien/detail/ll/ 184-002.html. Zugegriffen: 21. Febr. 2021.

Deutsche Gesellschaft für Pflegewissenschaft e. V. (Hrsg.). (2020b). *Soziale Teilhabe und Lebensqualität in der stationären Altenhilfe unter den Bedingungen der COVID-19-Pandemie – Leitlinien Langfassung.* S1 Leitlinie. AWMF Register-Nummer 184 – 001. https://www.awmf.org/leitlinien/aktuelle-leitlinien.html. Zugegriffen: 21. Febr. 2021.

Deutscher Berufsverband für Pflegeberufe (DBfK). (2020). *Corona-Prämie für Krankenhäuser: Nur wenige profitieren.* https://www.dbfk.de/de/presse/meldungen/2020/Corona-Pra emie-fuer-Krankenhaeuser-Nur-wenige-profitieren.php. Zugegriffen: 25. Febr. 2021.

Deutscher Bundestag. (2017). *Gesetz zur Reform der Pflegeberufe (Pflegeberufereformgesetz–PflBRefG).* https://www.bgbl.de/xaver/bgbl/start.xav?startbk=Bundesanzeiger_ BGBl&jumpTo=bgbl117s2581.pdf#__bgbl__%2F%2F*%5B%40attr_id%3D%27bgbl 117s2581.pdf%27%5D__1614269350443. Zugegriffen: 17. Febr. 2021.

Deutscher Bundestag. (2019). *Gesetz zur Reform der Hebammenausbildung und zur Änderung des fünften Buches Sozialgesetzbuch (Hebammenreformgesetz – HebRefG).* https:// www.bgbl.de/xaver/bgbl/start.xav#__bgbl__%2F%2F*%5B%40attr_id%3D%27bgbl 119s1759.pdf%27%5D__1614268352128. Zugegriffen: 17. Febr. 2021.

Gaidys, U., & Begerow, A. (2021). *Pflegekräfte am Limit.* https://www.haw-hamburg.de/det ail/news/news/show/pflegekraefte-am-limit/. Zugegriffen: 25. Febr. 2021.

Hirshon, J. M., Risko, N., Calvello, E. J., Stewart de Ramirez, S., Mayur, N., Theodosisa, C., & O'Neill, J. (2013). Health systems and services: The role of acute care. *Bulletin of the World Health Organization Acute Care Research Collaborative at the University of Maryland Global Health Initiative*, 386–388.

Moitra, M., Rahman, M., Collins, P. Y., Gohar, F., Weaver, M., Kinuthia, J., Rössler, W., Petersen, S., Unutzer, J., Saxena, S., Huang, K. Y., Lai, J., & Kumar, M. (2021). Mental health consequences for healthcare workers during the COVID-19 pandemic: A scoping review to draw lessons for LMICs. *Front Psychiatry, 12,* 602614.

Münch, U., Müller, H., Deffner, T., von Schmude, A., Kern, M., Kiepke-Ziemes, S., & Radbruch, L. (2020). Empfehlungen zur Unterstützung von belasteten, schwerstkranken, sterbenden und trauernden Menschen in der Corona-Pandemie aus palliativmedizinischer Perspektive : Empfehlungen der Deutschen Gesellschaft für Palliativmedizin (DGP), der Deutschen Interdisziplinären Vereinigung für Intensiv- und Notfallmedizin (DIVI), des Bundesverbands Trauerbegleitung (BVT), der Arbeitsgemeinschaft für Psychoonkologie in der Deutschen Krebsgesellschaft, der Deutschen Vereinigung für Soziale Arbeit im Gesundheitswesen (DVSG) und der Deutschen Gesellschaft für Systemische Therapie, Beratung und Familientherapie (DGSF). *Schmerz, 34*(4), 303–313.

Nicola, M., O'Neill, N., Shohrabi, C., Khan, M., Agha, M., & Agha, R. (2020). Evidence based management guideline for the COVID-19 pandemic – Review article. *International Journal of Surgery, 77,* 206–216.

Sopka, S., Jung, C., Janssens, U., Deitmer, T., Dauer, B., Franci, R. C. E., Kaltwasser, A., Zergiebel, D., Jendrsczok, U., & Marchwacka, M. (2020). *Empfehlungen zu Schulungen von Mitarbeitenden im Gesundheitswesen bei Einsatz während der COVID-19-Pandemie –Erweiterung von Personalressourcen zum Einsatz in Riskobereichen und der Versorgung von kritisch kranken COVID-19 Patientinnen und Patienten.* https://www.awmf.org/upl oads/tx_szleitlinien/001-045l_S1_Schulung-von-Mitarbeitenden-im-Gesundheitswesen-bei-Einsatz-waehrend-der-COVID-19-Pandemie_2020-11.pdf. Zugegriffen: 25. Febr. 2021.

Spuling, S. M., Wettstein, M., & Tesch-Römer, C. (2020). *Altersdiskriminierung und Altersbilder in der Corona-Krise.* https://www.dza.de/index.php?eID=tx_securedownlo ads&p=1&u=0&g=0&t=1590666500&hash=473e74cc848415d6c5b15100b1520ea92 5d70888&file=/fileadmin/dza/pdf/Fact_Sheet_Corona2_Altersbilder.pdf. Zugegriffen: 7. Apr. 2020.

Sun, N., Wei, L., Shi, S., Jiao, D., Song, R., Ma, L., Wang, H., Wang, C., Wang, Z., You, Y., Liu, S., & Wang, H. (2020). A qualitative study on the psychological experience of caregivers of COVID-19 patients. *American Journal of Infection Control, 48*(6), 592–598.

Weltgesundheitsorganisation (WHO). (2020). *Internationales Jahr der Pflegekräfte und Hebammen 2020.* https://www.euro.who.int/de/media-centre/events/events/2020/01/year-of-the-nurse-and-the-midwife-2020. Zugegriffen: 17. Febr. 2021.

Corona und die Lebenswelt Pflegeheim

Maik H.-J. Winter

Zusammenfassung

Im Mittelpunkt des Beitrags steht die stationäre Langzeitpflege, die in mehrfacher Hinsicht eine Sonderform des Lebens und der Pflege im hohen Alter darstellt. Die Corona-Pandemie trifft hier auf ein bereits zuvor hoch fragiles Setting und offenbart gravierende strukturelle, finanzielle, instrumentelle sowie fachliche Schwächen mit weitreichenden, teils dramatischen Folgen für Bewohnerschaft, Angehörige und Mitarbeitende. Eine tragfähige Zukunft dieses Versorgungssektors ist somit eng verknüpft mit dem politischen Willen und Vermögen zu umfassenden, nachhaltigen Reformen. Inwieweit dies gelingt, ist derzeit nicht absehbar bzw. durchaus mit Skepsis zu betrachten.

Schlüsselwörter

Stationäre Langzeitpflege • Pflegeheim • Altenpflege • Corona

M. H.-J. Winter (✉)
Institut für Gerontologische Versorgungs- und Pflegeforschung (IGVP), RWU Hochschule Ravensburg- Weingarten, Ravensburg- Weingarten, Deutschland
E-Mail: maik.winter@rwu.de

V. Breitbach und H. Brandenburg (Hrsg.), *Corona und die Pflege*,
Vallendarer Schriften der Pflegewissenschaft 10,
https://doi.org/10.1007/978-3-658-34045-2_13

1   Hintergrund: Pflegebedürftigkeit, Hochaltrigkeit und Institutionalisierung

Derzeit sind 4,1 Mio. Menschen in Deutschland (Stand: Ende 2019) pflegebedürftig im Sinne des SGB XI. Die überwiegende Mehrheit (80 %) ist 65 Jahre alt oder älter und mehr als ein Drittel (34 %) zählt zur Gruppe der Hochaltrigen (85 Jahre und älter). Neben der steigenden absoluten Zahl Pflegebedürftiger, stellen sie in fast allen Altersgruppen eine Minderheit dar: So liegt die Pflegequote bis hin zu den 75- bis 80-Jähriger (13,7 %) bei jeweils deutlich unter 20 %. Bei den 80- bis 85–Jährigen sind etwas mehr als ein Viertel betroffen (26,4 %), unter den 85- bis 90- Jährigen etwa die Hälfte (49,4 %) und erst unter den 90-Jährigen und Älteren gut drei von vier Personen (76,3 %) (Statistisches Bundesamt, 2020). Demzufolge ist Pflegebedürftigkeit ein zentrales Risiko des (sehr) hohen Alters (Winter, 2008, S. 16) und keinesfalls generell biografisch fixiert. Bereits hier zeigt die aktuelle Corona- Pandemie aufgrund der damit einhergehenden, vielfach am reinen Lebensalter orientierten, Infektionsschutzmaßnahmen die Gefahr, sich weiter verbreitender, diskriminierender Altersbilder mit bislang nicht absehbaren gesellschaftlichen, individuellen (Spuling et al., 2020, S. 9) und pflegefachlichen Konsequenzen. Unstrittig ist indes, dass die bio-psycho-soziale Vulnerabilität mit steigendem Lebensalter ebenso zunimmt wie die Wahrscheinlichkeit des Eintretens von Pflegebedürftigkeit und Institutionalisierung im Sinne eines Lebens im Heim (Rothgang & Müller, 2019; Schwinger et al., 2016). Bislang ist es, trotz nachweislich gewachsener Anstrengungen, nicht gelungen eine flächendeckend tragfähige Versorgungsinfrastruktur aufzubauen und einen dauerhaften Verbleib in der eigenen Häuslichkeit auch bei komplexen Pflegebedarfen sicherzustellen. Weniger institutionalisierte Wohnformen für das hohe Alter werden zwar immer stärker nachgefragt (Steinle et al., 2020, S. 53), sind derzeit jedoch nicht in einem Maße etabliert, das Pflegeheime erübrigen könnte. Somit stellt die stationäre Langzeitpflege nach wie vor ein bedeutsames, häufig auch letztmögliches bzw. alternativloses Versorgungssetting dar.

In Deutschland lebte Ende 2019 ein Fünftel aller Pflegebedürftigen (800.000) in einem von 15.400 Pflegeheimen (Statistisches Bundesamt, 2020). Sie sind von der Corona-Pandemie besonders stark betroffen, was zunächst drastisch ersichtlich wird an den auffallend hohen Infektionszahlen unter der Bewohnerschaft und vor allem ihrer Mortalitätsrate mit regional teils mehr als der Hälfte aller an- und mit Corona Gestorbenen (Nyffenegger, 2021; Schmale, 2021). Darüber hinaus sind zahlreiche Pflegekräfte erkrankt (Barmer, 2020) und es kommt bis heute, trotz eingeleiteter Impfkampagne, immer wieder zu neuen Ausbrüchen des (nunmehr auch mutierten) Virus in Pflegeheimen. Die Frage nach den Ursachen für diese Entwicklung kann (auch mangels differenzierter Daten) derzeit nicht abschließend beantwortet werden. Zumindest einige Erklärungsansätze ergeben sich jedoch aus strukturellen Besonderheiten der stationären Langzeitpflege, welche in pflegefachlichen Diskursen vor und während der Corona-Krise wenig thematisiert wurden:

2 Stationäre Langzeitpflege: Zentrale Kennzeichen einer Sonderform des Lebens und der Pflege im hohen Alter

Auf der einen Seite rangiert die stationäre Langzeitpflege innerhalb des deutschen Gesundheits- und Pflegesystems *am Ende einer stark fragmentierten Versorgungskette,* in der ein Alten- oder Pflegeheim nur in Extremfällen in Anspruch genommen werden soll, d. h. dann, wenn alle präventiven, kurativen, rehabilitativen und ambulant pflegerischen Möglichkeiten erschöpft sind (Winter, 2017, S. 292). Dies begründet sich vorrangig mit den hohen sozialen sowie individuellen Kosten dieser Versorgungsform, aber auch mit allgemeinhin bekannten, negativen Auswirkungen institutionalisierter Lebensformen, die dem Bild eines selbstbestimmten Daseins auch im hohen, pflegebedürftigen Alter in modernen Gesellschaften entgegenstehen. Im Vergleich zu anderen Lebens- und Wohnformen im Alter stellen Pflegeheime nach wie vor ein in sich relativ geschlossenes System dar mit traditionell wenig Verbindungen zur sozialen Umwelt sowie *geringen individuellen Gestaltungsspielräumen* für die eigene Lebensführung (Winter, 2017, S. 292 ff.), obgleich vielerorts deutliche Modernisierungseffekte erkennbar sind. Die historischen Wurzeln der (stationären) Altenpflege liegen in der öffentlichen Fürsorge, Armen- und Siechenpflege (Steinle et al., 2020, S. 52; Hillebrecht, 2020) mit der Folge, dass sie bis in die Gegenwart hinein von einem gewissen *gesellschaftlichen Desinteresse* (Brandenburg et al., 2021, S. 78) gepaart mit deutlichen *Imageproblemen* begleitet wird: Bereits der erste Bericht der Bundesregierung zur Situation der stationären Altenpflege (BMFSFJ, 2006) verwies auf teils gravierende Missstände. Ihm folgten bis heute anhaltend weitere entsprechende Veröffentlichungen (bspw. MDK Qualitätsberichte), wissenschaftliche Untersuchungen z. B. zur Prävalenz bestimmter pflegeepidemiologischer Phänomene, wie Sturz, Dekubitus, Mangelernährung (z. B. Dassen, 2013; Klingelhöfer-Noe et al., 2015) und allgemeine Medienberichte, die, bei aller Berechtigung, auch einer generellen *Skandalisierung* dieses Versorgungssettings Vorschub geleistet haben. Best-Practice-Beispiele vor allem unter Berücksichtigung der Lebens- und Pflegesituation *vor* dem Umzug in die stationäre Langzeitpflege, genießen hingegen deutlich weniger mediale sowie fachöffentliche Aufmerksamkeit. Die Berichterstattung zur Corona-Situation in der stationären Langzeitpflege wird diesen Trend mit großer Wahrscheinlichkeit fortsetzen oder sogar verstärken, mit bislang nicht absehbaren Konsequenzen für das gesellschaftliche sowie fachliche Ansehen des Versorgungssettings. Vor diesem Hintergrund belegen zahlreiche, auch repräsentative, Befragungen älterer Menschen durchgängig einen vergleichsweise *geringen Beliebtheitsgrad* des Heimsektors mit Blick auf einen möglichen Langzeitpflegebedarf im Alter (vgl. bspw. Hajek et al., 2018; Teti, 2015).

Auf der anderen Seite erweist sich die stationäre Langzeitpflege als *besonders wachstumsstark mit hohen Renditen für Finanzinvestoren im Rahmen einer zunehmenden Privatisierung* (Brandenburg et al., 2021, S. 79; Mohr et al., 2020, S. 206): Seit Einführung der Sozialen Pflegeversicherung ist die Zahl der Pflegeheime zumindest von 1999 bis 2017 um etwa 6000 Einrichtungen gestiegen (Auth, 2020, S. 74 f.). Die Heimplatzkapazitäten haben in diesem Zeitraum um rund 48 % zugenommen und waren bereits damals zu jeweils über 80 % ausgelastet. Parallel dazu ist die Nachfrage nach einem Heimplatz in den letzten Jahren kontinuierlich gewachsen, sodass die Einrichtungen zunehmend Warteliste einführen (Rothgang und Müller, 2019, S. 80). Aktuell (2019) und im Vergleich zu 2017 scheint sich der Zuwachs an Pflegeheimen (6,2 %) und verfügbaren Plätzen (1,8 %) abzuschwächen, wobei jedoch fast alle Einrichtungen mit durchschnittlich 91 % vollausgelastet sind (Statistisches Bundesamt, 2020). Darüber hinaus hat der sozialpolitisch gewünschte Anbieterwettbewerb zu Verschiebungen der trägerspezifischen Marktverhältnisse geführt: Demnach konnten private Träger ihren Anteil von 35 % (1999) auf gut zwei Fünftel (43 %) im Jahr 2017 ausbauen zulasten freigemeinnütziger Anbieter (Auth, 2020, S. 75). Inzwischen teilen sich beide Trägerformen mit 43 % (privat) sowie 53 % (freigemeinnützig) den gesamten Markt zu fast gleichen Teilen und verzeichnen für die letzten zwei Jahre ähnlich hohe Wachstumsraten (6,5 % bzw. 6,3 %). Kommunale Pflegeheime sind hingegen kaum noch präsent (Statistisches Bundesamt, 2020). In diesem Kontext erklären u. a. Mohr et al., (2020, S. 206) die sozialpolitische Prämisse, durch mehr Marktelemente in Form eines stärkeren Anbieterwettbewerbs die Wahlfreiheit Pflegebedürftiger in Hinblick auf die qualitativ besten Pflegeangebote zu stärken, für gescheitert, da der Mangel an Pflegefachkräften verbunden mit der steigenden Zahl Pflegebedürftiger nunmehr zu Engpässen in der Versorgung führt. Zudem mehren sich kritische Verweise auf eine zunehmende Ökonomisierung (auch) der stationären Langzeitpflege, die mit einem steigenden Engagement privater Pflegeketten, ausländischer Investoren bzw. Private-Equity-Unternehmen einhergeht

(Brandenburg et al., 2021, S. 79; Mohr et al., 2020, S. 206). So berichten Brandenburg et al. (2021, S. 79) für das Jahr 2017 vom Verkauf von mehr als 20.000 Pflegeplätzen im Wert von ca. zwei Milliarden Euro auf dem Finanzmarkt, wo entsprechend hohe Renditen erzielbar sind (8,3 % und mehr) im Vergleich zum öffentlichen Sektor (2,8 %). Ein primär finanzwirtschaftlich orientiertes Interesse an stationärer Langzeitpflege kann wiederum die Qualität der dort erbrachten Pflege sowie die Arbeitssituation der Beschäftigten gefährden (Mohr et al., 2020, S. 207).

Die *Beschäftigtenstruktur* in den Heimen ist erwartungsgemäß geprägt von einem großen Frauenanteil (83 %) sowie einem hohen Maß an Teilzeitarbeitsverhältnissen (63 %). Ferner fällt auf, dass 43 % der insgesamt 796.000 in der stationären Langzeitpflege Tätigen bereits 50 Jahre oder älter sind; darunter sogar 12,7 %, die bereits das 60. Lebensjahr vollendet haben. Der Zuwachs an personellen Ressourcen bewegt sich bereits seit Jahren auf vergleichsweise niedrigem Niveau mit abnehmender Tendenz, denn zwischen 2013 und 2015 betrug er noch 6,5 % und sank 2019 im Vergleich zu 2017 auf nur noch 4,2 % (Statistisches Bundesamt, 2020), sodass weiterhin ein Personalmangel besteht (Rothgang & Müller, 2019, S. 11). Auf pflegepolitischer sowie –beruflicher Ebene wird für die gesamte Pflegebranche seit langem eine ausgeprägte Personalnot bei sich gleichzeitig, ökonomisch bedingt zuspitzenden Rahmenbedingungen sowie Arbeitsverdichtungsprozessen konstatiert (Fischer et al., 2020, S. 113). Angesichts dessen wird der Berufsalltag Pflegender inzwischen auch als Krise im Normalzustand bezeichnet (Riedlinger et al., 2020; S. 217), wobei alle gängigen Prognosen von einem weiter steigenden Fachkräftebedarf ausgehen, vor allem auch für die (stationäre) Altenpflege, und entsprechende Versorgungslücken voraussagen (bspw. Bertelsmann Stiftung, 2012). Unter *qualifikatorischen Gesichtspunkten,* zeigt sich in der stationären Langzeitpflege zunächst eine Dominanz von Berufsabschlüssen in der Alten- und Gesundheits- und Krankenpflege. Allerdings liegt der Anteil dieser Fachkräfte im Bereich der körperbezogenen Pflege mit 44 % unter demjenigen in der ambulanten Pflege (52 %) (Statistisches Bundesamt, 2020; Rothgang & Müller, 2019, S. 14). Die gesetzlich fixierte Fachkraftquote von 50 % wird in den Heimen erst unter Hinzuziehung des schwerpunktmäßigen Arbeitsbereiches Betreuung sowie geschätzter Vollzeitäquivalente knapp erreicht (49 %). Auszubildenden und Personen in Umschulungsmaßnahmen kommt hingegen mit 7 % aller Beschäftigten im stationären Setting eine größere Bedeutung zu als in ambulanten Diensten. Auffallender Weise sind in der stationären Langzeitpflege rund 96.000 Personen ohne Berufsabschluss tätig (gegenüber rd. 36.400 in ambulanten Diensten), wobei diese Beschäftigtengruppe in beiden Settings mit zu den wachstumsstärksten zählt (2017/2019: 31,4 % Zuwachs ambulant sowie 11,5 %

stationär). In den Heimen ist die Hälfte von ihnen überwiegend in der körperbezogenen Pflege tätig und stellt dort fast 10 % aller Beschäftigten gegenüber 6 % in der ambulanten Pflegeversorgung (Statistisches Bundesamt, 2020). Im Gegensatz dazu spielen pflegeakademische Abschlüsse in der (ambulanten und stationären) Altenpflege nach wie vor kaum eine Rolle; eine Entwicklung, die sich seit dem Eintritt der ersten hochschulisch qualifizierten Fachkräfte ins Berufsleben (Winter, 2005) bis heute fortsetzt (Ewers & Lehmann, 2020; Reiber & Winter, 2018). Dies ist insofern erstaunlich, weil ihre Zahl sowie das Studienangebot kontinuierlich wachsen und neben Pflegemanagement, -pädagogik und –wissenschaft nunmehr auch die direkte Pflege umfasst (Reiber & Winter, 2018). Aktuell sind jedoch sowohl im ambulanten als auch stationären Bereich jeweils nur unter 1 % aller Beschäftigten hochschulisch qualifiziert (0,3 % bzw. 0,4 %) und im Vergleich zu 2017 ist ihr Anteil in beiden Fällen sogar leicht rückläufig (−2,1 % bzw. −0,5 %). Die überwiegende Mehrheit von ihnen ist zudem in der (Pflegedienst-) Leitung, Verwaltung oder Geschäftsführung tätig (Statistisches Bundesamt, 2020). Insofern korrespondieren die oben beschriebenen Imageprobleme der Altenpflege mit einer *geringen Attraktivität des Berufsfeldes* bei Pflegestudierenden (Reiber et al., 2019) sowie inzwischen auch bei Auszubildenden in der generalistischen Pflege (Reiber & Winter, 2018). Hierdurch wird zweifelsohne die Nachwuchsgewinnung (weiter) erschwert sowie die Gefahr verstärkt, dass vor allem der langzeitstationäre Sektor wenig vom Kompetenzzuwachs in der Pflege profitiert, obgleich gerade dies mit Blick auf die Pflegebedarfe der dort Lebenden (auch jenseits der Corona- Pandemie) dringend erforderlich scheint (Winter, 2017, S. 303).

So unterscheidet sich die *Heimbewohnerschaft* teils deutlich von ambulant betreuten Pflegebedürftigen. Hierzu zählt erstens die Tatsache, dass es sich zu 70 % um Frauen handelt (60 % bei ambulant Gepflegten). Zweitens ist die Hälfte aller Heimbewohnerinnen und -bewohner älter als 85 Jahre, wobei dies nur auf ein Drittel der zu Hause Lebenden zutrifft. Drittens sind 15 % aller im Heim Lebenden schwerstpflegedürftig (Pflegegrad 5) im Vergleich zu lediglich 4 % der ambulant Versorgten (Statistisches Bundesamt, 2020). Darüber hinaus gilt ein großer Teil aller im Heim Lebenden als demenziell verändert (Halek et al., 2020; S. 52), wodurch sich viele Heime seit längerem immer mehr zur Einrichtungen für diesen Personenkreis entwickeln, in denen jedoch auch alte Menschen mit ausschließlich körperlichen Einbußen betreut werden (Bruder, 2002, S. 88). Viertens ist das Heimeintrittsalter in den letzten Jahrzehnten nachweislich angestiegen (Steinle et al., 2020, S. 53), sodass der Umzug dorthin in einem immer höheren, stärker gesundheitlich belasteten Alter sowie in größerer Nähe zum Lebensende stattfindet (Winter, 2008, S. 18) und die Aufenthaltsdauer im Heim verkürzen kann (Steinle et al., 2020, S. 53; Halek et al., 2020, S. 52). Demnach führen v. a. Multimorbidität, Chronizität, Polypharmazie, (progrediente) kognitive sowie physische Beeinträchtigungen, psychosoziale bis hin zu palliativen Unterstützungsnotwendigkeiten zu einer Kumulation teils hochkomplexer Pflegebedarfe und -situationen basierend auf spezifisch alterskorrelierten Erkrankungen, wie Demenz, Inkontinenz, Depression, Schlaganfall sowie Mobilitätsbeeinträchtigungen (Winter, 2017, S. 301). Zugleich erwächst daraus ein nicht zu unterschätzendes *Spannungsfeld zwischen konzeptionellen Ansprüchen und pflegefachlichen Realitäten in den Heimen:* Einerseits ist dieses Setting kaum interdisziplinär organisiert, da die meisten nicht-pflegerischen bzw. therapeutischen Professionen über Hausbesuche (mit ärztlicher Verordnung) tätig sind. Leitdisziplin ist folglich die (Alten-)pflege, welche sich ihren historisch gewachsenen, berufsidentitätsstiftenden, sozialpflegerischen und interventionsgerontologischen Wurzeln verpflichtet fühlt. Demnach liegt der konzeptionelle Fokus auf dem Erhalt und der Förderung (biografieorientierter) Lebensqualität, d. h. größtmögliche Gestaltung des Heimalltags nach alltagsweltlichen Prinzipien mit dem Primat des Wohnens, bei dem eine rein körper-/krankheitsbezogene Pflege in den Hintergrund tritt zugunsten der Unterstützung von Alltagskompetenzen der Bewohnerinnen und Bewohner (Steinle et al., 2020; S. 53 f.). Ausdruck dieser Bestrebungen ist beispielsweise die Etablierung kleinerer Wohngruppen, in denen versucht wird, den Lebensalltag weitgehend nach dem Normalisierungsprinzip zu gestalten. Diese konzeptionellen Überlegungen korrespondieren mit Vorstellungen älterer Menschen, die verdeutlichen, worauf sie im Falle eines Lebens im Altenheim Wert legen (Hajek et al., 2018): Hierzu zählt 1) ein eigenes Zimmer (ein Wunsch, der inzwischen durch die Heimträger gesetzlich verpflichtend umzusetzen ist), 2) die regelmäßige Teilnahme an körperlichen Aktivitäten (wie z. B. Bewegungsangebote, Tanz- und Fitnesskurse), 3) die kontinuierliche Partizipation an Ausflügen (Kino, Zoo, Theater, Museum), 4) eine enge räumliche Verbindung des Heimes mit dem vormaligen Lebensort sowie 5) mit demjenigen der nächsten Angehörigen. Darüber hinaus werden kleinere Einrichtungen (mit max. 50 Plätzen) bevorzugt sowie Möglichkeiten, jederzeit Besuch empfangen- und regelmäßig an künstlerisch-gestalterischen sowie sozialen Aktivitäten teilhaben zu können (Hajek et al., 2018, S. 688). Andererseits ist die Pflege von Heimbewohnerinnen und –bewohnern zunehmend stärker alten*kranken*pflegerisch konturiert, sodass Pflegefachkräfte immer mehr ihrer Zeit auf sogenannte behandlungspflegerische Tätigkeiten aufwenden müssen inklusive medizinisch- technischer Interventionen. Dies führte dazu, dass der Altenpflegeberuf 2003 gesetzlich als Heilberuf definiert und die Ausbildungshoheit (wie in der Gesundheits- und Krankenpflege) dem Bund übertragen wurde und bildete wiederum die Grundlage für die Einführung einer generalistischen Pflegeausbildung, die seit 2021 regelhaft angeboten wird. Gleichzeitig kam es in der stationären Langzeitpflege zur Ausgliederung sozialpflegerischer Aufgaben aus dem pflegefachlichen Tätigkeitsspektrum und zur Schaffung eines neuen Berufsbildes für die Alltagsbetreuung mit vergleichsweise niedriger Qualifizierung (Steinle et al., 2020, S. 53).

Zusammenfassend ist die Corona-Pandemie somit in der stationären Langzeitpflege auf ein zuvor bereits fragiles, randständiges Setting getroffen, stellt es bis heute vor nie dagewesene Herausforderungen und offenbart zugleich deutliche strukturelle, professionell-fachliche sowie konzeptionelle Schwächen.

3 Leben im Heim in Zeiten von Corona

Deutschland weist im weltweiten Vergleich (bislang) geringere COVID-19 assoziierte Todesfälle auf als zahlreiche andere Staaten, dennoch ist es auch hier nicht gelungen, Heimbewohnerinnen und -bewohner nachhaltig zu schützen (Rothgang et al., 2020, S. 272). Internationale Studien für ausgewählte Länder verweisen bis Ende 2020 darauf, dass es sich durchschnittlich bei etwa knapp jedem zweiten Todesfall (47 %) um einen alten Menschen handelt, der in einem Altenheim lebte (Comas-Herrera et al., 2021, S. 2), wobei dies auch für Deutschland angenommen wird (Rothgang et al., 2020, S. 272). Darüber hinaus weist der Anteil in deutschen Heimen Verstorbener an der Sterberate in der Allgemeinbevölkerung teils große regionale Unterschiede auf (Schmale, 2021) und das Infektions- sowie Mortalitätsgeschehen in der gesamten stationären Langzeitpflege zeigt ebenfalls ein uneinheitliches Bild, denn neben stark betroffenen Heimen, sind andere nahezu verschont geblieben. Rothgang et al. (2020) berichten anhand ihrer Daten aus 824 Pflegeheimen für die erste Infektionswelle im Frühjahr 2020 von durchschnittlich 5,3 Covid-19 Todesfällen sowie von mindestens 8 entsprechend Verstorbenen in 25 % der Heime. Kleinere Einrichtungen (bis 66 Plätze) sind zudem stärker betroffen von Infektions- und Sterbefällen unter der Bewohnerschaft als größere Heime. Jedes fünfte Heim (20 %) verzeichnete bis Mitte Mai 2020 mindestens einen Infektionsfall in der Bewohnerschaft und/oder unter den Mitarbeitenden, wobei hierfür erwartungsgemäß positive Zusammenhänge bestehen. Das Infektionsgeschehen konzentrierte sich somit auf wenige Heime, fiel hier jedoch besonders stark aus, sodass die überwiegende Mehrheit aller infizierten, im Heim Lebenden (81 %) in einer Einrichtung wohnten mit weiteren mehr als 10 bestätigten Infektionen (S. 267 ff.).

Diese Entwicklungen führten gemeinsam mit der Erkenntnis, dass die Einhaltung allgemeiner Hygieneregeln, vor allem aber physische und soziale Distanzierung geeignete Infektionsschutzmaßnahmen darstellen, einerseits zu teils behördlich angeordneten aber auch einrichtungsinitiierten drastischen Schutzmaßnahmen, im Rahmen derer ganze Heime unter Quarantäne gestellt wurden bzw. werden. Anderseits erfolgt die quasi komplette Schließung der Einrichtung häufig sehr unvermittelt mit weitreichenden Konsequenzen für die Lebensqualität und Gesundheit der Bewohnerschaft, da sowohl das heiminterne Leben als vor allem auch die Kontakte zur Außenwelt starken Einschränkungen unterworfen wurden. Anders ausgedrückt: Der von zahlreichen gesellschaftlichen Gruppen immer wieder beklagte, allgemeine soziale und wirtschaftliche Lockdown des Landes ist kaum vergleichbar mit der Situation in den Heimen bzw. erreicht hier eine besondere Härte, deren (Spät-)Folgen für die Betroffenen derzeit nicht absehbar sind (Deutsche Gesellschaft für Pflegewissenschaft, 2020, S. 4; Halek et al., 2020, S. 52). Ferner verweist die aktuelle Studienlage zur Corona-Krise in der stationären Langzeitpflege auf eine allgemeinhin beklagte „(…) vielfach vernachlässigte Perspektive von HeimbewohnerInnen (…)" (Döbler, 2020, S. 107), da auch in diesen Zeiten weitgehend „(…) *über* Pflege in Heimen und nicht mit Care-EmpfängerInnen geforscht wird." (Döbler, 2020, S. 115). Die Zugehörigkeit der Heimbewohnerschaft zu einer Hochrisikogruppe sowie die entsprechenden Infektionsschutzmaßnahmen mögen dies begründen; führen jedoch zu einer erneuten Diskriminierung dieser Personengruppe, weil ihr subjektives Erleben der, teils hoch belastenden, Situation ungehört bzw. unberücksichtigt bleibt. In diesem Kontext ist auf die zahlreiche Frequentierung einschlägiger Pflegeschutzverbände und -beratungsstellen (BIVA, 2020) sowie auf Medienberichte (Grimm, 2020) zu verweisen, die den hohen Leidensdruck unter im Heim Lebenden sowie bei ihren An- und Zugehörigen eindrücklich belegen.

Die Covid-19 Pandemie stellt für Altenheimbewohnerinnen und -bewohner eine quasi doppelte Bedrohung dar mit in zweierlei Hinsicht verbundenen Risiken: Erstens unterliegen sie als hoch vulnerable Personengruppe einem besonders großen Risiko sich zu infizieren, schwere Krankheitsverläufe zu erleiden sowie an Covid-19 zu versterben. Zweitens sehen sie sich mit den gesamtgesellschaftlich vergleichsweise strengsten und umfassendsten Schutzmaßnahmen konfrontiert, die wiederum ihre biopsychosoziale Lebens- und Versorgungsqualität erheblich bedrohen bis hin zur Verkürzung ihrer Lebenszeit (Deutsche Gesellschaft für Pflegewissenschaft, 2020, S. 4). Sie sind wie kaum eine andere Bevölkerungsgruppe aufgrund ihrer spezifischen Pflege- und Unterstützungsbedarfe sowie ihrer (institutionalisierten) Lebenswelt angewiesen auf direkte körperliche und soziale Interaktion mit verschiedensten Personengruppen (Pflegende,

Fachkräfte für Alltagsbetreuung, externe Therapeutinnen und Therapeuten, Zu- und Angehörige sowie auch Mitbewohnerinnen und -bewohnern). Nach fast einem Jahr Covid-19-Pandemie mit bis dato schwankenden Gesamtinfektions- , Inzidenz- und Todesfallzahlen belegen mehrere empirische Studien zumindest für 2020 gravierende Beschränkungen für die Bewohnerschaft deutscher Pflegeheime (Eggert & Teubner, 2021; Hörsch, 2020; Hower et al., 2020; Rothgang et al., 2020) mit teils menschrechtsverletzendem und altersdiskriminierendem Charakter (Deutsche Gesellschaft für Pflegewissenschaft, 2020, S. 4). Allerdings sind die Untersuchungsergebnisse nur schwer miteinander vergleichbar, weil sie auf je unterschiedliche Zeiträume der Pandemie, verschiedene Fragestellungen sowie Settings fokussieren. Dennoch zeigen sich für beide Infektionswellen im Frühjahr und Herbst 2020 zusammenfassend folgende Tendenzen: An prominentester Stelle der Schutzmaßnahmen stehen Reduzierungen des allgemeines Besuchsrechtes, welche in vielen Einrichtungen bereits zu Beginn der Pandemie eingeführt wurden. So berichten Rothgang et al., (2020, S. 270) bis Mitte Mai 2020 aus einer Onlinebefragung von 824 stationären Pflegeeinrichtungen davon, dass mehr als jedes zweite Heim 56,4 % keine Besuche mehr zuließ und Eggert et al. (2021) sogar von 82 % der hier befragten 950 Einrichtungen. Die Autoren kommen aufgrund differenzierter Analysen darüber hinaus zum dem Ergebnis, dass die Zahl der Besuche bei Bewohnerinnen und Bewohnern, die ansonsten regelmäßig Besuch bekommen, im Durchschnitt um 70 % zurückgegangen ist (S. 24). Weitere Zutrittsbeschränkungen betrafen Angehörige, ehrenamtlich Tätige sowie externe Dienstleister bzw. therapeutischer Berufe (Haus- und Facharztpraxen, Ergo-, Physiotherapie usw.), wodurch sich die Versorgung der Bewohnerschaft nach Einschätzung eines Großteils der befragten Leistungskräfte (61 %) in mindestens einem dieser Bereiche verschlechtert hat. Dies gilt insbesondere für die Unterstützung durch Angehörige (39 %), ehrenamtliche Begleitung (26 %), die fachärztliche und physiotherapeutische Versorgung (24 % bzw. 21 %) sowie die akut stationäre Behandlung (21 %) (S. 23). Parallel dazu haben die Schutzmaßnahmen auch das heiminterne Leben grundlegend verändert, weil die allgemeine Bewegungsfreiheit, soziale Begegnungen und Aktivitäten innerhalb der Bewohnerschaft ebenso deutlich reduziert wurden wie ihre Alltagsbetreuung bzw. routinemäßige, Orientierung vermittelnde, Tagesabläufe ganz zu schweigen von Teilhabemöglichkeiten (Eggert & Teubner, 2021, S. 29), Unternehmungen außerhalb der Einrichtung sowie den nicht seltenen Fällen, in denen das eigene Zimmer kaum mehr verlassen werden durfte. Eine eigenverantwortliche Mitbestimmung bei behördlich angeordneten sowie einrichtungsintern ergriffenen Schutzmaßnahmen wurde Pflegeheimbewohnerinnen und –bewohnern

sowie ihren Angehörigen nahezu komplett verwehrt, so dass sie sich diesen vollständig unterordnen (BIVA Pflegeschutzbund, 2020, S. 1; Grimm, 2020) und
auf eine hinreichende Befriedigung emotional-kommunikativer Bedürfnisse verzichten mussten. Zudem wurde von ihnen erwartet, die Situation zu verstehen
und sich systematisch an die Hygieneregeln zu halten (Eggert & Teubner, 2021,
S. 29). Neben Einschränkungen auf institutionell- organisatorischer Ebene führen jedoch auch persönliche Schutzmaßnahmen der Pflegenden (wie Mundschutz,
Kittel, Handschuhe usw.) bei im Heim Lebenden zu „(…) Fremdheit, Distanz
und Bedrohung." (Halek et al., 2020; S. 52) sowie zu Gefühlen der Ausgrenzung und Stigmatisierung. Für demenziell veränderte Pflegebedürftige stellt dies
eine besondere Herausforderung dar, weil hierdurch die, für sie wichtige, nonverbale Kommunikation mit Pflegenden deutlich erschwert wird (Halek et al., 2020,
S. 52).

Insgesamt bergen die umfassenden Maßnahmen der physisch- sozialen Distanzierung ein hohes Belastungspotenzial für die Bewohnerinnen bzw. Bewohner in
sich und zeigen bereits erste negative Auswirkungen: So geben fast drei Viertel
(74 %) der von Eggert und Teubner (2021) befragten Leitungskräfte aus 950 Pflegeheimen an, dass sich die Stimmung und Lebensfreude der dort lebenden, nicht
demenziell Beeinträchtigen eher bzw. stark verschlechtert hat unter dem Eindruck
der pandemiebedingten Schutzmaßnahmen, wobei ein signifikanter Zusammenhang zum Ausmaß des Besuchsrückgangs bei diesem Personenkreis besteht. Für
demenziell veränderte Bewohnerinnen und Bewohner wird dies von mehr als der
Hälfte der Befragten (53 %) festgestellt; allerdings verschlechtern die veränderten Lebensbedingungen in dieser Gruppe deutlicher die kognitive Kompetenzen
(43 %) als bei nicht demenziell Veränderten (32 %) (Eggert & Teubner, 2021,
S. 25 f.). Der Pflegeschutzbund BIVA (2020) berichtet sogar von einem sich
allgemein verschlechterten Pflegezustand, Depressionen, Suizidgedanken bis hin
zu Selbsttötungen unter der Bewohnerschaft. Des Weiteren wird kritisiert, dass
selbst Sterbenden, die keinen Infektionsschutz mehr benötigten, der Kontakt zu
Angehörigen verwehrt wurde (S. 1).

In Zeiten strenger Kontaktbeschränkungen wächst die Bedeutung digitaler Kommunikationstechnologien in allen Gesellschaftsbereichen gleichermaßen,
wobei Deutschland hier einen deutlichen Nachholbedarf aufweist. Mit Blick auf
die digitale Ausstattung der stationären Langzeitpflege sprechen einige Befunde
für einen leichten „Digitalisierungsschub" (Hörsch, 2020, S. 33) durch die
Corona-Pandemie mit Verweis auf die Neuanschaffung entsprechender Geräte
(Smartphones, Tablets usw.) für die Bewohnerschaft, wodurch die Kommunikation mit ihren Angehörigen häufiger mittels dieser neuen Geräte stattfand. Auch
Wolf-Ostermann und Rothgang (2020) konnten bei gut drei Viertel (75,9 %)

der von ihnen befragten Heime (824) eine zusätzliche Beschaffung digitaler Kommunikationstechnologien nachweisen (S. 28). Allerdings wird vielfach die immer noch unzureichende, flächendeckende Grundausstattung der Heime mit WLAN sowie Internetanschlüssen und infolgedessen auch mit digitalen Kommunikationsmöglichkeiten beklagt (BIVA Pflegeschutzbund, 2020, S. 2; Deutsche Gesellschaft für Gerontologie und Geriatrie, 2020, S. 5) und ein eigenständiges Konjunkturprogramm für eine Digitalisierung der Pflege gefordert (Evans et al., 2020) bzw. ihr schneller und deutlicher Ausbau (Deutsche Gesellschaft für Gerontologie und Geriatrie, 2020, S. 5.)

Im Vergleich zu zahlreichen anderen Ländern läuft die Teststrategie in Deutschland vergleichsweise langsam und regional unterschiedlich an. Die Einrichtungen der stationären Langzeitpflege erhielten erst durch die Corona-Testverordnung Mitte Oktober 2020 die Möglichkeit, POC-Antigen-Schnelltests zu beschaffen, wobei die große Nachfrage zunächst bis Ende 2020 zu Versorgungsengpässen führte (Nyffenegger, 2021). Ferner fühlten sich viele Heime bei der Testung von Mitarbeitenden, Bewohnerschaft und Angehörigen überfordert und waren dabei auf externe Hilfe angewiesen, was wiederum nicht überall zufriedenstellend realisiert werden konnte. Infolgedessen variierte die Häufigkeit von Testungen der Pflegekräfte in den Heimen und es wurden teilweise nicht alle Personen einem Corona-Schnelltest unterzogen, die ein Heim betraten (z. B. Hauswirtschaftskräfte, Handwerker, externe Dienstleister) (Lehn, 2021).

Für die aktuelle Impfsituation ist tendenziell ähnliches festzustellen: Obgleich Pflegeheimbewohnerinnen und –bewohnern die höchste Priorität bei den Impfungen zugeschrieben wurde, gestaltete sich die Umsetzung an vielen Stellen schwierig, weil personelle und materielle Ressourcen fehlen. Inzwischen (Stand 27.02.2021) haben etwas mehr als zwei Drittel (69,63 %) aller im Heim Lebenden zumindest die erste Impfung erhalten und gut ein Viertel (28,61 %) der Bewohnerschaft wurde bereits zum zweiten Mal geimpft (Robert Koch Institut und Bundesministerium für Gesundheit, 2021). Vor diesem Hintergrund spricht sich unter anderem der Deutsche Ethikrat (2021) dafür aus, die internen sowie nach außen bestehenden Kontaktbeschränkungen für geimpfte Personen in den Heimen aufzuheben; selbst wenn in der Einrichtung auch Personen leben oder arbeiten, die eine Impfung ablehnen. Sie sollten dann vielmehr durch Schnelltests, Schutzkleidung und Masken geschützt werden (S. 4 ff.).

4 Pflege im Heim in Zeiten von Corona – Ausgewählte Aspekte

Die Arbeitssituation Pflegender in der stationären Langzeitversorgung unter den Bedingungen der Corona- Pandemie wurde inzwischen in mehreren Untersuchungen empirisch erforscht (Evans et al., 2020; Hörsch, 2020; Hower et al., 2020; Rothgang et al., 2020; Wolf-Ostermann & Rothgang, 2020). Von daher ist der Fokus hier auf ausgewählte, übergeordnete Aspekte gerichtet, die wiederum an zentrale Strukturmerkmale der stationären Altenpflege anknüpfen (s. oben): Obwohl Heime nicht gänzlich unerfahren sind im Umgang mit dem Ausbruch von Infektionskrankheiten (z. B. Noroviren) stellt sie die Corona-Pandemie aufgrund ihrer schnellen Verbreitung mittels (unsichtbarer) Tröpfcheninfektion dennoch vor außergewöhnliche Herausforderungen. Dabei ist zunächst ein deutlicher Konflikt festzustellen zwischen ihrem konzeptionellen Selbstverständnis innerhalb des Pflegesystems und den ihnen, vor allem in der ersten Welle der Pandemie, abverlangten Infektionsschutzmaßnahmen in Form länderspezifischer Vorgaben. Diese waren oftmals stark epidemiologisch konturiert und an akutstationären Versorgungslogiken ausgerichtet. So fällt es Altenheimen im Vergleich zu Krankenhäusern allein *organisatorisch* deutlich schwerer durch beispielsweise einen Aufnahmestopp räumliche und personelle Kapazitäten für die isolierte Versorgung infizierter Pflegebedürftiger freizusetzen (Halek et al., 2020, S. 51). Darüber hinaus kam es zu Beginn der Pandemie (Eggert & Teubner, 2021, S. 10) und örtlich sogar bis weit in den Herbst 2020 hinein (Nyffenegger, 2021) zu erheblichen Versorgungsengpässen bezüglich essentieller Hygiene- und Schutzmaterialien, wie beispielsweise FFP2- Atemschutzmasken, einfachem Mund-Nasen-Schutz, Schutzkleidung oder Hände-Desinfektionsmittel. Laut den Ergebnissen von Eggert und Teubner (2021) war unter den 950 befragten Heimen im Durchschnitt mehr als ein Drittel (35 %) von einem Mangel der genannten Schutzausstattungen betroffen (S. 10). In ähnliche Richtung weisen die Befunde von Rothgang et al. (2020), wobei sich hier der Ausstattungsgrad der Heime mit Hygiene- und Schutzmaterialien im Zeitverlauf verbessert hat (S. 269 f.). Darüber hinaus ist zu bedenken, dass stationäre Langzeitpflegeeinrichtungen per se über wenig *institutionalisierte Kooperationen* zu anderen Akteuren im Gesundheitswesen verfügen (wie etwa Gesundheitsämter) und daher sowohl bei der Materialbeschaffung inklusive teils hoher bürokratischer Hürden als auch bei der Entwicklung sowie Umsetzung eines internen Hygienekonzeptes zunächst auf sich selbst gestellt waren und die entsprechenden Vorschriften, Informationen und Richtlinien vielfach als widersprüchlich sowie intransparent wahrgenommen haben (Hower et al., 2020, S. 210). Unter *professionell-fachlichen Gesichts-punkten* kam hierbei der Pflege die Hauptverantwortung zu; nicht zuletzt auch deshalb, weil es in Deutschland nach wie vor keine medizinische Dauerpräsenz in Altenheimen gibt und sie insgesamt kaum interdisziplinär organisiert sind. In diesem Kontext verweisen die Befunde von Wolf-Ostermann und Rothgang (2020) auf eine relativ hohe Anzahl von Heimen (61,7 %), die über keine spe-ziellen Kenntnisse im Umgang mit einer Pandemie verfügen unabhängig von Ausbildung, Studium sowie Fortbildung (S. 25). Berufsgruppenspezifische Feh-ler bei der Umsetzung von Hygieneregelungen werden hingegen ansatzweise bei Eggert und Teubner (2021) beschrieben. Demnach begründen die hier befragten Leitungskräfte aus 692 vollstationären Pflegeeinrichtungen entsprechendes Fehl-verhalten bei Pflegekräften zu 74 % mit mangelnder Sorgfalt bzw. Unachtsamkeit gegenüber 67 % beim sonstigen Personal. Zeitdruck wird zu einem Drittel (33 %) für diesbezügliche pflegefachliche Mängel verantwortlich gemacht (vs. 20 % beim sonstigen Personal). Immerhin ein Viertel der Leitungskräfte führt hygie-nisches Fehlverhalten des Pflegepersonals auf unzureichendes Wissen zurück im Vergleich zu 32 % beim sonstigen Personal (S. 15).

Die *Arbeitssituation beruflich Pflegender* galt bereits vor der Corona-Pandemie in allen Pflegesettings als extrem stark belastet durch unter anderem einen perso-nellen Notstand bei sich gleichzeitig verdichtenden Arbeitsprozessen (Mohr et al., 2020, S. 208) aufgrund der Zunahme u. a. komplexer Pflegebedarfe. Insofern war und ist der Arbeitsmodus Pflegender als Krise im Normalzustand zu bezeichnen (Riedlinger et al., 2020, S. 217), in der sich Pflegende vor allem wünschen, ihre erlernte Fachlichkeit zum Tragen bringen zu können (Mohr et al., 2020, S. 208). Die Corona-Pandemie führte in der stationären Langzeitpflege nachweislich zu einem weiteren Belastungsmoment in Form des Ansteckungs- und Übertragungs-risikos sowie zu einer Zuspitzung der Situation, die viele Pflegende sowie Heime an die Grenze ihrer Leistungsfähigkeit gebracht hat. So haben die zu ergreifen-den Maßnahmen der physischen und sozialen Distanzierung einerseits zu einem Rückgang an Unterstützung durch nicht beruflich Pflegende bzw. Angehörige, Ehrenamtliche sowie externe Therapieberufe geführt und somit die pflegefach-liche Arbeitslast erhöht, weil Pflegekräfte gezwungen waren, zumindest einen Teil dieser Leistungen möglichst zu kompensieren (z. B. Einkaufen). Zudem wird ein zeitlicher Mehraufwand für Pflegende festgestellt durch die Notwendig-keit zur Aufklärung, Beratung und Information der Pflegebedürftigen sowie ihrer Angehörigen bezüglich der umzusetzenden Schutzmaßnahmen, deren Realisie-rung wiederum selbst in erhöhten Arbeitsaufwand für die Pflege mündete (Hower et al., 2020, S. 212). Anderseits fiel der Anteil der Erkrankten unter Beschäftig-ten in Pflegeheimen in etwa sechsmal höher aus als in der Gesamtbevölkerung

(Wolf-Ostermann & Rothgang, 2020, S. 9) und führte zu nicht unerheblichen Personalausfällen, wodurch sich die Arbeitsbelastung und –intensivierung der verbliebenen Belegschaft weiter erhöhte mit erwartungsgemäß negativen Folgen für den allgemeinen Gesundheitszustand von (leitenden) Pflegekräften, die dann jedoch trotz Krankheit und/oder Krankheitsgefühlen häufiger im Dienst erscheinen als vor der Pandemie (Hower et al., 2020, S. 212 f.). Hower et al. (2020) sprechen in diesem Zusammenhang (für Leitungskräfte) von einer Kaskade an „(…) Sorgen, Einbußen und Reaktionen (…)", die aus dem Ansteckungs- sowie Übertragungsrisiko resultiert sowie in Arbeitsverdichtung mündet (S. 212).

5 Conclusion: Lessons learned oder business as usual?!

Auf der einen Seite hat die Corona- Pandemie zu einer bis dato nahezu unbekannten medialen und gesellschaftspolitischen Aufmerksamkeit für die gesamte berufliche Pflege geführt sowie ihre, bereits seit Jahren bestehenden, systemischen Probleme brennglasartig ersichtlich gemacht. Daraus resultierten diverse Versuche, die Arbeit Pflegender in der Corona-Krise anzuerkennen und aufzuwerten, indem sie von Applaus begleitet (Fischer et al., 2020), als systemrelevant sowie heldenhaft charakterisiert und mit Geldprämien bedacht wurden (Brandenburg et al., 2021, S. 82). Darüber hinaus ist das (pflege-)wissenschaftliche Engagement auch für die stationäre Langzeitpflege gestiegen, indem z. B. Leitlinien (Deutsche Gesellschaft für Pflegewissenschaft, 2020) und andere Empfehlungen entstanden, die aufzeigen, wie eine, die Lebensqualität Pflegebedürftiger wahrende, Versorgung auch unter Corona-Bedingungen realisiert werden könnte. Schließlich wurde Heimbewohnerinnen und -bewohnern die höchste Priorität bei den nunmehr beginnenden Impfungen zugesprochen. Parallel dazu starteten auf Bundes- und Landesebene Forschungs- und Entwicklungsinitiativen mit dem vordergründigen Ziel, die Digitalisierung der Pflege voran zu treiben sowie digitale Kommunikationsmöglichkeiten Pflegebedürftiger zu erhöhen.

Auf der anderen Seite drängt sich der Eindruck auf, dass für die stationäre Altenpflege, in der krisenhafte Arbeitszustände längst den normalen Alltag bestimmen und die dennoch, zudem in relativer Abgeschiedenheit am Ende der Versorgungskette, irgendwie funktioniert, eine wirklich grundlegende Reform weder geplant noch langfristig vorgesehen ist. So drohen seit langem vorgetragene Forderungen nach Stärkung der personellen sowie finanziellen Ressourcen, dem Abbau der Arbeitsverdichtung und der Reduzierung ökonomischer Interessen im politischen Diskurs ebenso zu versanden wie aktuell die Bemühungen um einen allgemeinverbindlichen Tarifvertrag für diesen Pflegebereich (Frese, 2021).

In diesem Kontext sind mindestens zwei Phänomene beachtenswert: Erstens lässt sich ein Zusammenbruch der stationären Langzeitpflege deutlich schwerer definieren als in der akutstationären Versorgung und wird somit auch weniger schnell sichtbar. Zweitens bilden Pflegekräfte und zu Pflegende in der stationären Altenpflege, wie in kaum einem anderen Setting beruflicher Pflege und nicht erst zu Corona-Zeiten eine Schicksalsgemeinschaft (Hörsch, 2020, S. 51), in welcher die Arbeitsbedingungen der Einen die Lebensbedingungen der Anderen maßgeblich determinieren und beide Gruppen wiederum gesellschaftlich bzw. pflegeberuflich marginalisiert sind. Insofern bleibt skeptisch abzuwarten, inwieweit der Appell „Wenn wir eins aus der Corona-Krise lernen, dann doch dies, dass danach nicht einfach alles so weitergehen sollte." (Brandenburg et al., 2021, S. 83) pflegepolitisches Gehör findet und in ein wirkliches Neudenken der pflegerischen Versorgung in Deutschland mündet.

Reflexionsfragen

- Wie kann eine nachhaltige, umfassende Modernisierung der stationären Langzeitpflege aussehen in Hinblick auf a) ihr Image, b) ihre Finanzierung, c) ihre instrumentelle Ausstattung (Digitalisierung) und d) ihre interdisziplinäre sowie pflegefachliche Stärkung im Sinne weiterer Professionalisierung?
- Welche Maßnahmen sowie strukturellen Veränderungen könnten die Interdisziplinarität in den Heimen stärken? Welcher Mehrwert kann daraus für Pflegende und zu Pflegende erwachsen?
- Inwieweit gefährdet die Einführung einer generalistischen Pflegeausbildung die Pflegefachlichkeit der stationären Altenpflege und was kann unternommen werden, um mehr akademisch qualifizierte Pflegefachkräfte auch für dieses Setting zu gewinnen? Welche Rolle spielen hierbei die entsprechenden Curricula?
- Unter welchen Umständen einer ambulanten Versorgung kann ein Umzug ins Heim durchaus die bessere Lebensalternative darstellen und welche positiven Effekte können sich damit für Pflegebedürftige und auch ihre Angehörigen verbinden?

Autorenkasten

Dr. rer. cur. Maik H.-J. Winter
  Professor für Gerontologische Pflege, Dipl. Pflegepädagoge, Alten-
  pfleger, Direktor des Instituts für Gerontologische Versorgungs- und
  Pflegeforschung (IGVP)
  RWU Hochschule Ravensburg- Weingarten, Fakultät Soziale Arbeit,
  Gesundheit und Pflege
Aktuelle Veröffentlichungen:

- Fischer G., Winter M. H.-J. & Reiber K (2020): Applaus, Applaus
  für Dein stilles Dulden…Variationen über das Thema „Anerkennung".
  Pflegewissenschaft 22 (Sonderausgabe Corona-Pandemie), 112–116
- Steinle J., Rölle A. & Winter M. H.-J. (2020): Altenpflege: Eine Profession im Widerspruch zwischen wachsenden Versorgungsanforderungen
  und veränderten Berufsentwicklungsrealitäten. *Geschichte der Pflege 9
  (1)*, 51–59
- Fischer F., Raiber L., Boscher C., Winter M. H.-J. (2020): COVID-19-
  Schutzmaßnahmen in der stationären Altenpflege: Ein Mapping Review
  pflegewissenschaftlicher Publikationen. *Pflege 33 (4)*, 199–206

Arbeitsschwerpunkte: (Technikgestützte) Innovationen für das Leben und
die Pflege im Alter, pflegerische Versorgung, pflegespezifische (Aus-)
Bildung und Arbeitsmarktentwicklung
Kontaktadresse: RWU Hochschule Ravensburg-Weingarten, Doggenried-
straße, D-88250 Weingarten, maik.winter@rwu.de

Literatur

Auth, D. (2020). Politikfeld „Pflege". In Bundeszentrale für politische Bildung (Hrsg.),
  APuZ: Schriftenreihe Band 10497. Pflege: Praxis, Geschichte, Politik (S. 67–81). Bundeszentrale für politische Bildung.
Barmer. (2020). *Barmer-Auswertung – Corona trifft Pflegekräfte besonders stark.* https://
  www.barmer.de/presse/presseinformationen/pressemitteilungen/pflegekraefte-corona-
  273322. Zugegriffen: 21. Dez. 2020.
Bertelsmann Stiftung. (2012). *Themenreport „Pflege 2030". Was ist zu erwarten-was ist zu
  tun?* Vorabdruck. Bertelsmann Stiftung.

BIVA Pflegeschutzbund. (2020). *Positionspapier: Ein halbes Jahr Corona im Pflegeheim – Was uns die Krise lehrt.* https://www.biva.de/positionspapier-corona-im-pflegeheime-was-uns-die-krise-lehrt. Zugegriffen: 8. Sept. 2020.

BMFSFJ (Bundesministerium für Familie, Senioren, Frauen und Jugend). (2006). *Erster Bericht des Bundesministeriums für Familie, Senioren, Frauen und Jugend über die Situation der Heime und die Betreuung der Bewohnerinnen und Bewohner.*

Brandenburg, H., Bossle, M., & Winter, M.H.-J. (2021). Die (Alten-)Pflege braucht eine Zukunft – Ein dringender Appell an die deutsche Politik. *Zeitschrift Für Medizinische Ethik, 67*(1), 77–85.

Bruder, J. (2002). Anforderungen an die Pflege Demenzkranker. In J. Hallauer & A. Kurz (Hrsg.), *Weißbuch Demenz. Versorgungssituation relevanter Demenzerkrankungen in Deutschland* (S. 87–89). Thieme.

Comas-Herrera, A, Zalakaín, J., Lemmon, E., Henderson, D., Litwin, C., Hsu, A. T., Schmidt, A. E., Arling, G., Kruse, F., & Fernández, J. -L. (2021). Mortality associated with COVID-19 in care homes: International evidence. *LTCcovid.org, International Long-Term Care Policy Network, CPEC-LSE,* 1. Februar 2021. (S. 1–29).

Dassen, T. (Hrsg.) (2013). *Pflegeprobleme in Deutschland – Ergebnisse von 13 Jahren Forschung in Pflegeheimen und Klinken 2001–2013.* Charité – Universitätsmedizin Berlin, Institut für Medizin-/Pflegepädagogik und Pflegewissenschaft, Zentrum für Human- und Gesundheitswissenschaften.

Deutscher Ethikrat. (2021). *Besondere Regeln für Geimpfte? AD-HOC Empfehlung.* https://www.ethikrat.org/fileadmin/Publikationen/Ad-hoc-Empfehlungen/deutsch/ad-hoc-empfehlung-besondere-regeln-fuer-geimpfte.pdf.

Deutsche Gesellschaft für Gerontologie und Geriatrie e. V. (2020). Partizipation und soziale Teilhabe älterer Menschen trotz Corona-Pandemie ermöglichen. Gemeinsames Statement der Sektionen für Geriatrische Medizin (II), Sozial- und Verhaltenswissenschaftliche Gerontologie (III), Soziale Gerontologie und Altenhilfe (IV) der Deutsche Gesellschaft für Gerontologie und Geriatrie (DGGG e. V.). https://www.dggg-online.de/fileadmin/aktuelles/covid-19/20200424_DGGG_Statement_Sektionen_II_III_IV_Soziale_Teilhabe_und_Partizipation.pdf.

Deutsche Gesellschaft für Pflegewissenschaft e. V. (Hrsg.). (2020). S1 Leitlinie – Soziale Teilhabe und Lebensqualität in der stationären Altenhilfe unter den Bedingungen der COVID-19-Pandemie – Langfassung – AWMF Register-nummer- 184-001. https://www.awmf.org/leitlinien/aktuelle-leitlinien.html.

Döbler, M.-K. (2020). Mehr als nur Pflege – Care in Alten(pflege)heimen. In Bundeszentrale für politische Bildung (Hrsg.), *APuZ: Schriftenreihe Band 10497. Pflege: Praxis, Geschichte, Politik* (S. 106–117). Bundeszentrale für politische Bildung.

Eggert, S., & Teubner, C. (2021). *Die SARS-CoV-2-Pandemie in der professionellen Pflege: Perspektive stationärer Langzeitpflege und ambulanter Dienste.* Zentrum für Qualität in der Pflege. https://www.zqp.de/wp-content/uploads/ZQP-Analyse-Corona-Langzeitpflege.pdf.

Evans, M., Becka, D., & Schmidt (23. Juni 2020). *Pflege ist systemrelevant? Ergebnisse einer Ad hoc-Studie* [Press release]. https://www.iat.eu/presse/2020/altenpflege-und-corona-pandemie-10072020.html.

Ewers, M., & Lehmann, Y. (2020). Hochschulisch qualifizierte Pflegende in der Langzeitversorgung?! In K. Jacobs, A. Kuhlmey, S. Greß, & J. Klauber (Hrsg.), *Pflege-Report 2019. Mehr Personal in der Langzeitpflege – aber woher?* (S. 167–177). Springer Open.

Fischer, G., Winter, M. H. J., & Reiber, K. (2020). Applaus, Applaus für Dein stilles Dulden... Variationen über das Thema „Anerkennung". *Pflegewissenschaft Sonderausgabe: Die Corona-Pandemie,* 112–115.

Frese, A. (25. Februar 2021). Kein Tarifvertrag für die Altenpflege. Caritas blockiert Allgemeinverbindlichkeit. *Tagesspiegel.* https://www.tagesspiegel.de/wirtschaft/kein-tarifvertrag-fuer-die-altenpflege-caritas-blockiert-allgemeinverbindlichkeit/26953408.html.

Grimm, I. (2020). „Corona ist mir egal": Warum Helga Witt-Kronshage (86) lieber sterben will, als eingesperrt zu sein. *RedaktionsNetzwerk Deutschland.* https://www.rnd.de/gesundheit/corona-ist-mir-egal-warum-helga-witt-kronshage-86-lieber-sterben-will-als-eingesperrt-zu-sein-3MEBDIOBEFA6BDULC4N5WGZJG4.html. Zugegriffen: 23. Apr. 2020.

Hajek, A., Lehnert, T., Wegener, A., Riedel-Heller, S. G., & König, H. H. (2018). Langzeitpflegepräferenzen der Älteren in Deutschland – Ergebnisse einer bevölkerungsrepräsentativen Umfrage. *Gesundheitswesen, 80,* 685–692.

Halek, M., Reuther, S., & Schmidt, J. (2020). Herausforderungen für die pflegerische Versorgung in der stationären Altenhilfe. *MMW Fortschritte Der Medizin, 162*(9), 51–54.

Hillebrecht, M. (2020). Das Altenheim – Vergangenheit, Gegenwart und Zukunft einer sozialen Fürsorgeinstitution. In S. Stadelbacher & W. Schneider (Hrsg.), *Lebenswirklichkeiten des Alter(n)s: Vielfalt, Heterogenität, Ungleichheit* (S. 293–322). Springer VS.

Hörsch, D. (2020). *Covid-19-Pflegestudie der Diakonie. Eine Ad-hoc-Studie zu den Erfahrungen von Diakonie-Mitarbeitenden in der Altenhilfe/-pflege während der Covid-19-Pandemie.* https://www.mi-di.de/materialien/covid-19-pflegestudie-der-diakonie.

Hower, K. I., Pfaff, H., & Pförtner, T.-K. (2020). Pflege in Zeiten von COVID-19: Onlinebefragung von Leitungskräften zu Herausforderungen. *Belastungen Und Bewältigungsstrategien. Pflege, 33*(4), 207–218.

Klingelhöfer-Noe, J., Dassen, T., & Lahmann, N. (2015). Vollstationäre Pflegeeinrichtungen vs. „betreutes Wohnen mit ambulanter Versorgung". *Zeitschrift Für Gerontologie und Geriatrie, 48*(3), 263–269.

Lehn, v. B. (2021). *Schnelltest-Pflicht: zu lasch, zu schwammig, zu löchrig.* https://www.pflegen-online.de/schnelltest-pflicht-zu-lasch-zu-schwammig-zu-loechrig.

Mohr, J., Fischer, G., Lämmel, N., Höß, T., & Reiber, K. (2020). Pflege im Spannungsfeld von Professionalisierung und Ökonomisierung. Oder kann der Pflegeberuf wirklich attraktiver werden? In Bundeszentrale für politische Bildung (Hrsg.), *APuZ: Schriftenreihe Band 10497. Pflege: Praxis, Geschichte, Politik* (S. 203–213). Bundeszentrale für politische Bildung.

Nyffenegger, E. (12. Februar 2021). Das einsame Sterben. Die Corona-Pandemie verändert die Arbeit der Pflegekräfte in Altenheimen – Vor allem wegen der hohen Todesrate der Bewohner. *Schwäbische Zeitung* (Ravensburg/Weingarten).

Riedlinger, I., Fischer, G., & Höß, T. (2020). Pflegeberufe und Arbeitskampf – ein Widerspruch? In I. Artus, N. Bennewitz, A. Henninger, J. Holland, & S. Kerber-Claßen (Hrsg.), *Arbeitskonflikte und Gender. Reihe Arbeit und Geschlecht* (S. 214–228). Westfälisches Dampfboot.

Reiber, K., & Winter, M. H. -J. (2018). Die Berufsrelevanz des Pflegestudiums: Erwartungen, Anforderungen und Perspektiven aus Sicht von Studierenden und Schlüsselpersonen der Versorgungspraxis. bwp@ Berufs- und Wirtschaftspädagogik – online, (Ausgabe 34), 1–20. http://www.bwpat.de/ausgabe34/reiber_winter_bwpat34.pdf. Zugegriffen: 30. Juni. 2018.

Reiber, K., Reichert, D., & Winter, M.H.-J. (2019). Implikationen für die Berufseinmündung nach einer generalistischen Pflegeausbildung – eine mehrperspektivische Studie. *Pflege, 31*(1), 47–55.

Robert Koch Institut & Bundesministerium für Gesundheit. (2021). https://impfdashboar d.de/.

Rothgang, H., & Müller, R. (2019). *BARMER-Pflegereport 2019: Ambulantisierung der Pflege.* https://www.barmer.de/presse/infothek/studien-und-reports/pflegereport.

Rothgang, H., Domhoff, D., Friedrich, A.-C., Heinze, F., Preuß, B., Schmidt, A., Seibert, K., Stolle, C., & Wolf-Ostermann, K. (2020). Pflege in Zeiten von Corona: Zentrale Ergebnisse einer deutschlandweiten Querschnittsbefragung vollstationärer Pflegeheime. *Pflege, 33*(5), 265–275.

Schmale, O. (19. Februar 2021). Im Verteidigungsmodus – SPD und FDP üben Kritik an Sozialminister Lucha. *Schwäbische Zeitung* (Ravensburg/Weingarten).

Schwinger, A., Jürchott, K., Tsiasioti, C., & Rehbein, I. (2016). Pflegebedürftigkeit in Deutschland. In K. Jacobs, A. Kuhlmey, S. Greß, & J. Klauber (Hrsg.), *Pflege-Report 2016. Die Pflegenden im Fokus* (S. 275–328). Schattauer.

Spuling, S. V., Wettstein, M., & Tesch-Römer, C. (2020). Altersdiskriminierung und Altersbilder in der Corona-Krise. *DZA-Fact Sheet, 07*(04), 2020.

Statisches Bundesamt (Destatis). (2020). *Pflegestatistik 2019: Pflege im Rahmen der Pflegeversicherung. Deutschlandergebnisse.*

Steinle, J., Rölle, A., & Winter, M. H.-J. (2020). Altenpflege: Eine Profession im Widerspruch zwischen wachsenden Versorgungsanforderungen und veränderten Berufsentwicklungen. *Geschichte der Pflege,* (Ausgabe 1–2020), 51–58.

Teti, A. (2015). Wohnen im Alter: Versorgungsformen in der Pflege. In K. Jacobs, A. Kuhlmey, S. Greß, & A. Schwinger (Hrsg.), *Pflege-Report 2015. Pflege zwischen Heim und Häuslichkeit* (S. 15–26). Schattauer.

Winter, M.H.-J. (2005). *Die ersten Pflegeakademiker in Deutschland. Arbeitsmarktperspektiven und Berufsverbleib in der Altenpflege.* Huber.

Winter, M. H. -J. (2008). Pflegeheime auf dem Weg zu Institutionen des Sterbens? *GGW-Das Wissenschaftsforum in Gesundheit und Gesellschaft,* Jg.8, Heft 4, 15–22.

Winter, M.H.-J. (2017). Das Berufsfeld Alten-Pflege. In E. Schlemmer, A. Lange, & L. Kuld (Hrsg.), *Handbuch Jugend im demografischen Wandel: Konsequenzen für Familie, Bildung und Arbeit* (S. 284–306). Beltz.

Wolf-Ostermann, K., & Rothgang, H. (2020). *Zur Situation der Langzeitpflege in Deutschland während der Corona-Pandemie. Ergebnisse einer Online-Befragung in Einrichtungen der (teil)stationären und ambulanten Langzeitpflege.* Institut für Public Health und Pflegeforschung (IPP), SOCIUM Forschungszentrum Ungleichheit und Sozialpolitik.

Weiterführende Literatur

Brandenburg, H., Lörsch, M., Bauer, J., Ohnesorge, B., & Grebe, C. (Hrsg.). (2021). *Organisationskultur und Quartiersöffnung. Neue Perspektiven für die stationäre Langzeitpflege.* Springer.

Bundeszentrale für politische Bildung. (Hrsg.), *APuZ: Schriftenreihe Band 10497. Pflege: Praxis, Geschichte, Politik.* Bundeszentrale für politische Bildung. https://www.bpb.de/shop/buecher/schriftenreihe/306145/pflege.

Stadelbacher, S., & Schneider, W. (Hrsg.). (2020). *Lebenswirklichkeiten des Alter(n)s: Vielfalt, Heterogenität, Ungleichheit.* Springer VS.

Zeitschrift für medizinische Ethik, 67. Jahrgang 2021 (Heft 1). Reform der Pflegeberufe.

Die Corona-Pandemie – Herausforderung und Chance für die Pflege

Markus Mai und Ursula Erlen

Zusammenfassung

Spätestens mit der Einstufung des COVID-19-Ausbruchs zu einer Pandemie durch die Weltgesundheitsorganisation (WHO) konnte man erahnen, dass ein Großlagenereignis mit unbekanntem Ausmaß auf die Pflege in Deutschland zurollte. Auch wenn Deutschland grundsätzlich auf Krisensituationen vorbereitet ist, bringt eine derartige Katastrophenlage alle bestehenden Strukturen an ihre Belastungsgrenzen. Bereits vorhandene Engpässe und systematische Schwachstellen im Gesundheitswesen werden dabei noch deutlicher und beeinträchtigen bzw. verhindern ein adäquates Handeln auf allen Ebenen. Unzureichende Präventionsmaßnahmen und ineffiziente Steuerungsmechanismen haben darüber hinaus fatale Auswirkungen auf die medizinische und pflegerische Versorgung der Bevölkerung. Im Rahmen der Krise wurde deutlich, wie Systemrelevant die berufliche Pflege ist. Dennoch spielen die Pflegefachpersonen, nach wie vor, kaum eine Rolle in der Steuerung des Pflegesektors sowie der Ausgestaltung der Rahmenbedingungen, in denen professionelle Pflege erbracht wird. Um den Pflegeberuf als tragende Säule der Gesellschaft zukunftsfähig zu machen, ist dringendes Handeln von allen Seiten gefragt. So muss die politische Entscheidungsfindung unter Beratung der pflegerischen Fachexpertise erfolgen. Auch in den Krisenstäben auf Landes-

M. Mai (✉) · U. Erlen
Landespflegekammer RLP, Mainz, Deutschland
E-Mail: markus.mai@pflegekammer-rlp.de

U. Erlen
E-Mail: ursula.erlen@pflegekammer-rlp.de

V. Breitbach und H. Brandenburg (Hrsg.), *Corona und die Pflege*,
Vallendarer Schriften der Pflegewissenschaft 10,
https://doi.org/10.1007/978-3-658-34045-2_14

und Bundesebene muss die Pflege vertreten sein. Es gilt, den Beruf attraktiver zu gestalten. Personelle Ressourcen müssen dafür aufgestockt, die Vergütung dauerhaft angehoben sowie Aufgabenverteilung im Gesundheitswesen sektorenübergreifend neu gedacht werden. Die professionelle Pflege muss an die Verhandlungstische und als gleichberechtigter Partner agieren können. Nutzen wir die aktuelle Situation um Lehren für die Zukunft zu ziehen.

Schlüsselwörter

Pflegefachpersonen • Krisenlage • Systemrelevanz • Gesundheitswesen • Belastungsgrenzen

Einleitung

„Ist ein Notfall erst eingetreten, ist es für Vorsorgemaßnahmen meist zu spät." – so einfach und zugleich vollkommen zutreffend leitet das Bundesamt für Bevölkerungsschutz und Katastrophenhilfe auf seiner Internetseite die Maßnahmenbeschreibungen für den Ernstfall ein[1]. Die Corona-Pandemie hat Deutschland und die ganze Welt kalt erwischt. Alle handelnden Akteure hierzulande aus Gesellschaft, Politik, Wissenschaft, Industrie und den Unternehmen waren gezwungen, schnelle und unkonventionelle Lösungen zu finden, um das Ausmaß der erwarteten Katastrophe einzudämmen. Es galt die vorhandenen Notfallpläne aus den Schubladen zu holen, die Lage zu analysieren und geeignete Maßnahmen abzuleiten. Spätestens mit der Einstufung des COVID-19-Ausbruchs zu einer Pandemie durch die Weltgesundheitsorganisation (WHO)[2] konnte man erahnen, dass ein Großlagenereignis mit unbekanntem Ausmaß auf uns zurollte.

Betrachtet man die bisherigen Geschehnisse dieses Jahres, stellen sich zunächst die folgenden Fragen: Waren wir ausreichend auf eine solche Notsituation vorbereitet? Werden zurzeit alle Ressourcen optimal ausgenutzt, um der Pandemischen Lage zu begegnen? Wie sind die Pflegefachpersonen zur Bewältigung der Krise eingebunden? Und welche Lehren können zum jetzigen Zeitpunkt aus dem Erlebten gezogen werden, um uns für die Zukunft besser zu rüsten?

In diesem Beitrag erfolgt eine Bewertung der aktuellen Lage im Gesundheitswesen aus berufspolitischer Sicht. Wohlwissend, dass das endgültige Ausmaß und

---

[1] Bundesamt für Bevölkerungsschutz und Katastrophenhilfe, Vorsorge für den Katastrophenfall, https://www.bbk.bund.de/DE/Ratgeber/VorsorgefuerdenKat-fall/Vorsorgefuerden Kat-fall_Einstieg.html, Abruf: 25.11.2020.

[2] Weltgesundheitsorganisation (WHO), https://www.euro.who.int/de/health-topics/health-emergencies/coronavirus-covid-19/news/news/2020/3/who-announces-covid-19-outbreak-a-pandemic, Abruf: 25.11.2020.

die Dauer der Pandemie noch nicht abzusehen sind, ist es wichtig, eine Zwischenbilanz zu ziehen. Die bereits ergriffenen Maßnahmen müssen evaluiert und die Bedarfe aus Sicht der professionell Pflegenden und der pflegerischen Versorgung der Bevölkerung regelhaft neu definiert werden.

Krisenbewältigung

Bei nahezu allen Großlagenereignissen ist das Gesundheitswesen beteiligt. Bei Umweltereignissen, bei Wald- und Flächenbränden, bei einem Austritt von Gefahrstoffen, bei einem langanhaltenden Stromausfall, einem Terroranschlag oder auch bei der Ausbreitung von Krankheiten und Seuchen spielt die Versorgung von Verletzten und Erkrankten eine tragende Rolle. Eine Krise bezeichnet in diesem Zusammenhang die Situation, „wenn Gefahren- und Schadenslagen sich derart zuspitzen, dass die alltäglichen Maßnahmen und Mittel für die Vermeidung und Reduzierung von Schäden nicht ausreichen[3]."

Grundsätzlich ist das deutsche Gesundheitswesen auf Krisensituationen vorbereitet. Strukturen des Katastrophenschutzes sind gegeben, Notfall- und Alarmierungspläne in den stationären und ambulanten Versorgungsbereichen etabliert und regelhafte Übungen von Großlagenereignissen auf den verschiedenen Handlungsebenen eingeführt. Zudem umfasst die medizinisch-pflegerische Versorgung von Patientinnen und Patienten per se die Behandlung im Falle akut auftretender Ereignisse und Erkrankungen. Pflegefachpersonen sind für Notfallsituationen ausgebildet und je nach Tätigkeitsbereich darauf spezialisiert. Jedes Krankenhaus hält Kapazitäten für die akute Behandlung von Patientinnen und Patienten vor.

Dennoch bringt eine derartige Krisenlage alle bestehenden Strukturen an ihre Belastungsgrenzen, wie wir es aktuell erleben. Bereits vorhandene Engpässe und systematische Schwachstellen werden in der Krise noch deutlicher und beeinträchtigen bzw. verhindern ein adäquates Handeln auf allen Ebenen.

Für die Pflegefachpersonen führte die Pandemie zu einem erheblichen Anstieg ihrer Belastung. Der bereits vorherrschende zunehmende Ökonomisierungsdruck im Gesundheitssektor, die steigenden Fallzahlen, die zunehmende Multimorbidität

---

[3] Bundesamt für Bevölkerungsschutz und Katastrophenhilfe, Grundlagen Krisenmanagement, https://www.bbk.bund.de/DE/AufgabenundAusstattung/Krisenmanagement/Grundl agenKrisenmanagement/Grundlagen_KM_einstieg.html, Abruf: 24.11.2020.

der zu versorgenden Patientinnen und Patienten sowie der Fachkräftemangel stellten bereits vor der Pandemie höchste Belastungsfaktoren für die Pflegenden dar[4]. Die Pandemie wirkt dabei wie ein Vergrößerungsglas und deckt die erheblichen systemimmanenten Mängel dabei schonungslos auf.

Die organisatorische Herausforderung in den Einrichtungen liegt aktuell darin, die begrenzten und bereits vor der Pandemie knappen Ressourcen, jenach Lagebild zu bündeln und zielgerichtet einzusetzen. Hierbei müssen alle Informationen zusammengeführt, Maßnahmen priorisiert und Organisationsstrukturen fortlaufend an die aktuellen Gegebenheiten angepasst werden. Kurze Abstimmungswege und schnelle Entscheidungsfindungen sind unerlässlich. Nur ein agiles Management ermöglicht es, diese Situation angemessen zu bewältigen. Auf allen Managementebenen müssen anhand einer fortlaufenden Nutzen-/Risikoabwägung zielführende Maßnahmen abgeleitet werden. Auch die Entscheidung zur Durchführung von unkonventionellen Lösungen müssen gefällt werden. Die Sicherheit aller handelnden Akteure muss dabei stets gewährleistet sein.

Weiterführend sind alle Pflegefachpersonen auch persönlich betroffen. Sie sind in ihrer Arbeit einem deutlich erhöhten Berufsrisiko ausgesetzt, beispielsweise in Form der Ansteckungsgefahr bei der Behandlung von infizierten Patienten. Sie müssen einen erhöhten Aufwand aufgrund spezieller Maßnahmen zum Infektionsschutz betreiben und tragen in entscheidender Position die Bewältigung der Krisensituation auf ihren eigenen Schultern. Hinzu kommt die Organisation der Versorgung des privaten Umfeldes sowie die Sorgen um die eigene Gesundheit und die der nahen Angehörigen. Die Situation verlangt den Pflegenden fachliche, physische und psychische Höchstleistungen ab. Und das über einen langanhaltenden Zeitraum. Für das Ausmaß des psychischen Belastungsempfindens ist es besonders problematisch, dass keiner Vorhersagen kann, wie lange diese Ausnahmesituation noch anhalten wird. Je länger die Krise andauert, desto stärker werden sich physische und psychische Anzeichen von Überlastung ausprägen[5].

Doch wie sind die Pflegefachpersonen in die eigentlichen Bewältigungsstrategien der Krise involviert?

---

[4] Landespflegekammer Rheinland-Pfalz, Landespsychotherapeutenkammer Rheinland-Pfalz (2020): Gemeinsame Pressemeldung der Landespflegekammer und der Landespsychotherapeutenkammer Rheinland-Pfalz vom 24. März 2020, Seite an Seite durch die Krise: Kooperation der Kammern zur Unterstützung von Pflegekräften geplant, https://pflegekammer-rlp.de/index.php/aktuelles.html#news; Abruf: 28.11.2020.

[5] Landespflegekammer Rheinland-Pfalz, Landespsychotherapeutenkammer Rheinland-Pfalz (2020): Gemeinsame Pressemeldung der Landespflegekammer und der Landespsychotherapeutenkammer Rheinland-Pfalz vom 24. März 2020, Seite an Seite durch die Krise: Kooperation der Kammern zur Unterstützung von Pflegekräften geplant, LINK.

Die ungenutzte Ressource Pflege in der Krisensteuerung
Die nationale Krise hat erhebliche Auswirkungen auf die ökonomische, soziale und gesamtgesellschaftliche Situation der Bundesrepublik. Als die größte und die am breitesten aufgestellte Berufsgruppe des deutschen Gesundheitswesens trägt die Pflege eine gesamtgesellschaftliche Verantwortung. Im Rahmen der Krise wurde deutlich, wie systemrelevant die berufliche Pflege ist. Dennoch spielen die Pflegefachpersonen, nach wie vor, kaum eine Rolle in der Steuerung des Pflegesektors, der Ausgestaltung der Rahmenbedingungen, in denen professionelle Pflege erbracht wird oder der politischen Entscheidungsfindung. Auch in den Krisenstäben auf Landes- und Bundesebene sind sie nicht per se vertreten. Diese Situation ist besonders in Notlagen fatal. Nur die Pflegenden selbst können definieren, was bedarfsgerechte, gute Pflege ausmacht, wie sie erbracht werden muss und welche Steuerungsmechanismen zur Bewältigung der Situation genutzt werden müssen. Das galt schon vor der Krise und das gilt vor allem in der Krise. Doch hier wird die Pflege in der Regel nicht gefragt, es sei denn, sie bringt sich mit ihren berufsständischen Organisationen proaktiv in die relevanten Krisengremien ein. Es wird sich darauf verlassen, dass die Pflegenden die Situation bewältigen und es schon irgendwie ‚richten werden'. Die mangelnde Beteiligung der Pflege signalisiert das offensichtlich geringe Interesse an der fachlichen Expertise und dem Erfahrungswissen der Pflegefachpersonen.

Die Gesamtsteuerungsverantwortung zur Bewältigung der Krisenlage liegt bei den politischen Entscheidungsträgern, allen voran der Regierungen von Bund und Ländern. Das Schreiben von Gesetzen und Verordnungen erfordert heute aufgrund der Komplexität oft Spezialwissen. In den zuständigen Fachministerien auf Landes- und Bundesebene kann dies nicht immer umfassend abgebildet werden. Dies führt zur Beteiligung externer Fachexperten und Berater[6]. Das Wissen und die Einschätzung von Expertinnen und Experten fungieren als elementare Entscheidungsgrundlage. Die Politik erhält damit die Grundlage, auf die sie ihre Entscheidungen bauen kann. Die Wissenschaft, als ein Bestandteil, schafft mit ihren Erkenntnissen über noch unbekannte Phänomene, wie das der Corona-Pandemie, die Basis des erforderlichen Grundlagenwissens. Geht es um das Benennen von Problembeschreibungen und das Aufzeigen von möglichen Lösungsstrategien für komplexe gesamtgesellschaftliche Herausforderungen spielen als zweite Säule Fachexpertinnen und Fachexperten aus den betroffenen Sektoren und Bereichen

---

[6] Bundeszentrale für politische Bildung (2019): Interessenvertretung und politisches System in Deutschland im Wandel https://www.bpb.de/politik/wirtschaft/lobbyismus/275972/intere ssenvertretung-und-politisches-system-in-deutschland-im-wandel, Abruf: 20.11.2020.

eine weitere wichtige Rolle. Diese Organisationen umfassen beispielsweise Unternehmen, Verbände, berufsständische Vertretungen, Arbeitgebervertretungen oder Gewerkschaften[7]. Erfolgreiches Krisenmanagement baut als Gemeinschaftsleistung auf einem Netzwerk von staatlichen und privaten Akteuren auf. Fachliche Abstimmungsprozesse zwischen Bund, Ländern, Wirtschaft, Wissenschaft und weiteren Kooperationspartnern sind grundlegend, um eine zielgerichtete Nutzen-Risikoabwägung der Auswahl an Maßnahmen durchführen zu können[8]. Dennoch ist seit Beginn der Krise zu beobachten, dass das pflegerische Know-How nicht zielgerichtet und bei weitem nicht ausreichend genutzt wurde und wird. Doch woran liegt das? Wird den Pflegefachpersonen etwa die Expertise abgesprochen und der Nutzen der Fachkompetenzen für die Steuerung der pflegerischen Versorgung nicht als unabdingbar angesehen?

Dabei sind es Pflegefachpersonen, die den Versorgungsprozess der Patientinnen und Patienten in allen Settings steuern. Pflegerische Leitungskräfte organisieren zudem große, mittelständische und kleine Betriebe im klinischen und außerklinischen Bereich. Sie tragen die Verantwortung für eine Vielzahl an Mitarbeiterinnen und Mitarbeitern. Sie sind hoch kompetent und erfahren in der Steuerung der benötigten Strukturen sowie der Finanz- und Materialströme. Gerade sie lässt man in der Krisensituation außen vor? Das erhöht das Risiko für weitreichende Schäden, die im Zweifel viele Einzelne tragen müssen!

Die Berufsangehörigen der Pflege müssen damit unweigerlich jedem Gremium angehören, dass sich mit der Ausgestaltung und der Steuerung der pflegerischen Versorgung der Bevölkerung im engeren und weiteren Sinne befasst. Bisher kommt es vor, dass die Dinge, die eine pflegefachliche Sichtweise zwingend benötigen von Arbeitgebervertretern, von Ärzten oder von anderen Fachfremden wie z. B. Betriebswirten oder Juristen vertreten werden. Zahlreiche Gremien arbeiten auch ganz ohne Beteiligung von Pflegefachpersonen. Diese Situation wäre in einer anderen Heilberufsgruppe undenkbar.

Durch die Etablierung der Landespflegekammer Rheinland-Pfalz ist es erstmals gelungen, wie im nachfolgenden Kapitel näher beschrieben wird, eine Vertretungsorganisation für die professionell Pflegenden zu etablieren. Damit ist auch die Mitgliedschaft in verschiedenen Landesgremien verbunden. Zu diesen Gremien zählen bspw. der Landeskrankenhausplanungsausschuss, der Landespflegeausschuss,

---

[7] Bundeszentrale für politische Bildung (2020): Corona-Krise: Wie wichtig ist Expertenwissen in der Politik?, https://www.bpb.de/politik/innenpolitik/coronavirus/310712/expertenwissen; Abruf: 24.11.2020.
[8] Bundesamt für Bevölkerungsschutz und Katastrophenhilfe, Grundlagen Krisenmanagement, https://www.bbk.bund.de/DE/AufgabenundAusstattung/Krisenmanagement/GrundlagenKrisenmanagement/Grundlagen_KM_einstieg.html, Abruf: 24.11.2020.

das Gemeinsame Landesgremium nach § 90 a SGB V, das Landesgremium Demenz, das Lenkungsgremium „Gemeindeschwester Plus", das Kooperationsgremium Entbürokratisierung, der Verwaltungsrat des MDK oder der Landespsychiatriebeirat. Zudem wirkt die Kammer maßgeblich in Landesinitiativen wie z. B. der Fachkräfte- und Qualifizierungsinitiative Pflege 2.0 oder der eHealth Initiative Rheinland-Pfalz mit. Somit kann direkt Einfluss auf die Gegebenheiten und die geplanten Weiterentwicklungen im Gesundheits- und Pflegesektor genommen werden.

Darüber hinaus wird die pflegerische Fachexpertise im Vorfeld der Erstellung von Gesetzen, Verordnungen und Empfehlungen sowohl auf Bundes- als auch auf Landesebene einbezogen. Mündliche und schriftliche Anhörungen, Stellungnahmen zu Gesetzesinitiativen und Verordnungen sowie die fachliche Beratung der Fachministerien und Abgeordneten komplettieren die Möglichkeiten der aktiven Mitwirkung und Einflussnahme auf die aktuellen Gegebenheiten im Gesundheitswesen.

Wer beteiligt und wer angefragt wird, kann dabei individuell entschieden werden. Dies können je nach Art des Gremiums der Gesetzgeber, die Landesministerien und Fachorganisationen oder die politischen Vertreterinnen und Vertreter selbst entscheiden und festlegen. Umso deutlicher wird an dieser Stelle, dass die Beteiligung der Pflege bisher auch aufgrund der primär ehrenamtlich aufgestellten und stark zergliederten berufsverbandlichen Interessenvertretung nicht ausreichend in Anspruch genommen werden konnte. Letztlich war und ist das System auch jetzt noch stark vom persönlichen ehrenamtlichen Engagement von Einzelnen abhängig.

Eines steht fest: Es ist unabdingbar, dass allen Beteiligten der Mehrwert der fachlichen Expertise im Vorfeld bewusst ist und die Berufsgruppe eine Organisation hat, die als zentraler Ansprechpartner fungieren kann. Weist die Berufsgruppe keinen oder einen sehr geringen Organisationsgrad auf, ist Außenstehenden unklar, wer stellvertretend für die Berufsgruppe angefragt werden kann. Innerhalb der Organisation sollte dann ein Portfolio an Fachexpertinnen und Fachexperten für die jeweiligen Themen vorgehalten werden. Der demokratische Meinungsbildungsprozess, wie er in einer Berufskammer stattfindet, ermöglicht zudem die Bewertung von fachlichen Themen auf der Basis einer breiten, mehrheitlichen Meinung. Diese demokratische Legitimation verhindert, dass nur Einzelinteressen vertreten werden.

Beteiligung und Möglichkeit der Einflussnahme sind jedoch keine Selbstverständlichkeit. Die Lobbybranche ist groß und zahlreiche Lobbyisten arbeiten tagtäglich daran, die Entscheidungsträger zu ihren Gunsten zu beraten und zu überzeugen. Auch wenn die Entwicklungen in Rheinland-Pfalz und in einigen weiteren Bundesländern in die richtige Richtung führen, und Vertreterinnen und Vertreter der professionellen Pflege angehört werden, ist der Berufsstand noch lange nicht dort angekommen, er hingehört. Wie kann es zum Beispiel sein, dass im obersten Bundesgremium der Selbstverwaltung im Gesundheitswesen, dem Gemeinsamen

Bundesausschuss (G-BA), in dem die professionelle Pflege im Entscheidungsgremium nicht mit Sitz und Stimme vertreten ist, beispielsweise eine Richtlinie zu den Anforderungen an die Struktur-, Prozess- und Ergebnisqualität der pflegerischen Versorgung von Früh- und Reifgeborenen im Krankenhaus verabschiedet wird[9]. Diese ist für die Versorgung im gesamten Bundesgebiet bindend. Im G-BA sitzen Vertreter der gesetzlichen Krankenkassen (GKV-Spitzenverband), fünf Vertreter der Leistungserbringer (Kassenärztliche Bundesvereinigung, Kassenzahnärztliche Vereinigung und Deutsche Krankenhausgesellschaft), ein unparteiischer Vorsitzender und zwei weitere unparteiische Mitglieder[10]. Dem G-BA fehlt es an der Beteiligung der Berufsangehörigen selbst. Daher fordern die Pflegekammern auf Landes- und Bundesebene die Ergänzung des Gremiums durch die Vertreter der Heilberufe, zu denen auch die Pflegefachpersonen gehören. Auch diese Gremienzusammensetzung wird mittels eines Gesetzes festgeschrieben und kann, wenn gewünscht, jederzeit angepasst werden.

Unabhängig von der derzeitigen Krisensituation ist es dringend notwendig, ein zentrales Expertengremium zu etablieren, dass sich kontinuierlich mit den aktuellen Strukturen und der zukünftigen Ausgestaltung der pflegerischen Versorgung der Bevölkerung befasst. Eine schnelle „Arbeitsgruppe für das Gesundheits- und Pflegewesen" sollte in jedem Bundesland und auf Bundesebene etabliert werden. Hierbei spielen die pflegefachliche und organisatorische Expertise eine tragende Rolle. Versorgungskonzepte müssen interdisziplinär und sektorenübergreifend (neu) gedacht und ausgestaltet werden. Im Krisenfall könnte diesem Gremium zudem schnell auf die aktuellen Gegebenheiten reagieren und in Abstimmung mit den bestehenden Landesbehörden bedarfsgerechte Maßnahmen in die Umsetzung bringen.

Das Feld der (berufs-)politischen Interessenvertretung ist für große Teile der beruflichen Pflege vollkommen neu. Pflegende müssen zunächst lernen, ihr Know-How nach außen zu verdeutlichen und dieses klar zu kommunizieren. Sie dürfen es sich nicht gefallen lassen, wenn Angehörige anderer Berufsgruppen über ihr eigenes Tätigkeitsfeld und ihre eigenen Kompetenzbereiche berichten und verhandeln. Kritik darf sie nicht zurückschrecken. Hier muss sich die gesamte Berufsgruppe

---

[9] Gemeinsamer Bundesausschuss (2020): Richtlinie des Gemeinsamen Bundesausschusses über Maßnahmen zur Qualitätssicherung der Versorgung von Früh- und Reifgeborenen gemäß § 136 Absatz 1 Nr. 2 SGB V in Verbindung mit § 92 Abs. 1 Satz 2 Nr. 13 SGB V (Qualitätssicherungs-Richtlinie Früh- und Reifgeborene/QFR-RL), Anlage 2 der Qualitätssicherungs-Richtlinie Früh- und Reifgeborene (QFR-RL): Anforderungen an die Struktur-, Prozess- und Ergebnisqualität in den Versorgungsstufen, S. 2 ff.

[10] Gemeinsamer Bundesausschuss, Mitglieder, https://www.g-ba.de/ueber-den-gba/wer-wir-sind/mitglieder; (Abruf: 02.12.2020).

dringend stark nach vorne entwickeln. Wer sich nicht einbringt, wird nicht gehört und verdient es letztlich auch nicht, gehört zu werden!

Die Stimme der Pflegenden

Für den Bereich der professionellen Pflege nehmen Pflegekammern als berufsständische Vertretungen die vorher beschriebene Schlüsselposition im Kontakt mit den Akteuren des Gesundheitswesens und der Politik ein. Sie sind gesetzlich beauftragt, die Interessen der Pflegefachpersonen zu vertreten und bei der Aufgabenerfüllung des öffentlichen Gesundheitswesens im Sinne des Gemeinwohls der Bevölkerung mitzuwirken. Die Landespflegekammer Rheinland-Pfalz hat gemäß § 3 HeilBG zudem insbesondere die Aufgaben, öffentliche Stellen in Fragen der Normsetzung und der Verwaltung zu beraten und zu unterstützen, Sachverständige zu benennen und die Aufsichtsbehörden über für den Berufsstand bedeutsame Vorkommnisse in der Berufsausübung und Berufsaufsicht zu informieren[11]. Die demokratische Legitimation erhalten die einzelnen Kammern von der Wahl der Vertreterinnen und Vertreter der Kammerorgane aus der Mitte ihrer Mitglieder.

Die Landespflegekammer Rheinland-Pfalz hat sich unter anderem zum Ziel gesetzt, die ihr übertragene Verantwortung dafür einzusetzen, als starke Stimme für den Pflegeberuf zu agieren und unermüdlich den Kontakt zur Politik und allen Akteuren im Gesundheitswesen zu suchen, um den Einfluss der Pflege auf die Verteilung finanzieller Mittel und entscheidenden Gesetzgebungsprozesse in Bund und Länder sicherzustellen. Als Rückgrat der Gesellschaft hat sie dabei immer die Interessen der Bevölkerung im Blick[12].

Die Corona-Pandemie hat gezeigt, wie bedeutsam eine berufsständische Vertretung der Pflegenden für die Bedarfserfassung sowie für die Ausrichtung und Steuerung der Maßnahmen ist. Politische Entscheidungsträger und die Mitarbeiterinnen und Mitarbeiter der zuständigen Fachministerien benötigen fachliche Beratung und einen zentralen Ansprechpartner in den Berufsstand hinein. Doch ohne zentrale Institutionen, wie sie Kammern darstellen, fehlt dieser in Gänze. Die ohnehin schon komplexe Ausgestaltung der pflegerischen Versorgung innerhalb der verschiedenen Sektoren und die Vielzahl an Tätigkeitsbereichen der professionellen Pflege erschwert es den Überblick und Kenntnisstand über die zahlreichen Regularien zu behalten. Ohne das Fachwissen trifft die Politik Entscheidungen,

---

[11] Heilberufsgesetz Rheinland-Pfalz, § 3 Aufgaben der Kammern, http://landesrecht.rlp. de/jportal/portal/t/1cex/page/bsrlpprod.psml/action/portlets.jw.MainAction?p1=7&eventS ubmit_doNavigate=searchInSubtreeTOC&showdoccase=1&doc.hl=0&doc.id=jlr-HeilBe rGRP2014V5P3&doc.part=S&toc.poskey=#focuspoint; Abruf 20.11.2020.

[12] Landespflegekammer Rheinland-Pfalz, Aufgaben – Gemeinsam stark für die Pflege, https://pflegekammer-rlp.de/index.php/lpflk-rlp.html#aufgaben; Abruf: 20.11.2020.

die nicht oder kaum zielführend oder gar in der Praxis teilweise nicht umsetzbar sind. Dies zeigte sich beispielsweise in den Corona-Prämien für Pflegende im SGB XI-Bereich und im Krankenhaussektor, der Corona-Test-Verordnung oder dem Aussetzen der Personaluntergrenzen. Durch die erforderlichen Revisionen bzw. durch die Unmöglichkeit der konsequenten Umsetzung geht unnötig Zeit verloren, was letztlich auch immer Menschenleben aufs Spiel setzt. Erst im weiteren Verlauf der Pandemie wurde den handelnden Akteuren allmählich bewusst, dass es wichtig ist, die Berufsgruppe der Pflege mit an den Beratungs- und Verhandlungstischen sitzen zu haben und in die Entscheidungsfindung mit einzubeziehen. Somit konnten nach einiger Zeit zwischen den Vertretern der Landespflegekammer und den Vertretern aus den Fachministerien gemeinsam gezielte Lösungen gefunden, Fallbesprechungen durchgeführt und langfristig wirksame Maßnahmen ergriffen werden. Dies im Wesentlichen ausschließlich in den Bundesländern, in denen es gut funktionierende Berufsstandorganisationen gab.

Ohne Berufsständische Organisationen kann das Vorhaben der Beteiligung, wie zuvor beschreiben, nicht gelingen. Doch auch den Pflegekammern muss genügend Zeit zur Entstehung und Entwicklung gegeben werden. Eine Unternehmensgründung und dessen Aufbau kann nicht innerhalb von ein bis zwei Jahren gelingen. Die Information der Mitglieder zur neu gewonnen Struktur der Kammer, das Knüpfen von Kontakten zu den politischen Entscheidungsträgern und den Organisationen im Gesundheitswesen und der Aufbau von regehaften Beratungs- und Informationskanälen braucht seine Zeit. Es gleicht einer Utopie zu meinen, man könne die Wirkungsweise von Pflegekammern innerhalb kürzester Zeit, und wir sprechen hier von wenigen Jahren, evaluieren. Auch hier zeigt massive Lobbyarbeit gegen die Interessen der Pflegefachpersonen ihre Wirkung.

Das Vertrauen in die Kompetenz der Pflegenden muss zudem erst verdient werden. Keiner der handelnden Akteure wartet darauf, dass sich die Pflegenden einbringen. Erst wenn sich die Pflegenden ihrer eigenen Stärke und der Durchsetzungskraft ihres gesamten Berufsstandes selbst bewusstwerden und ihre Professionshaltung darauf abstimmen, kann sich die Wirkungsweise der beruflichen professionellen Selbstverwaltung voll entfalten und das gesamte Potenzial genutzt werden, um die Gegebenheiten vor Ort zu ändern und den Beruf tatsächlich und nachhaltig weiterzuentwickeln.

Maßnahmen-Portfolio in der Krise

Tritt ein Großlagenereignis ein, ist es von größter Bedeutung eine umfassende Datengrundlage zu schaffen, um gemeinsam zielgerichtete Entscheidungen treffen zu können. Aus den eigenen Erfahrungen heraus, sind folgende Eckpunkte im Krisenmanagement von größter Bedeutung:

1. Täglich ist ein aktuelles Lagebild zu erheben.
2. Alle entscheidungsrelevanten Personen und Vertreter aus den betroffenen Bereichen sind zusammenzuführen.
3. Die eintreffende Informationsflut muss kanalisiert, zielgruppenspezifisch aufbereitet und alle entscheidungsrelevanten Informationen bereitgestellt werden.
4. Alle Betroffenen müssen fortlaufendend zu den neuesten Entwicklungen informiert werden.
5. Zielführende Maßnahmen sind unter einer fortwährenden Nutzen-Risikoabwägung einzuleiten.
6. Die Ergebnisse müssen regelhaft evaluiert werden.
7. Die Ausgangslage ist stets neu zu analysieren.

Zur Krisenbewältigung haben wir in der Geschäftsstelle der Landespflegekammer Rheinland-Pfalz einem Krisenstab gebildet, bei dem alle relevanten Fach- und Führungskräfte aus den entscheidenden Bereichen mitwirken. Wir setzten bisher überlegt und sehr zügig folgende Maßnahmen um:

Regelhafter Informationsaustausch und Beratung
Als Landespflegekammer stehen wir in täglichem Kontakt und Austausch mit dem Gesundheitsministerium, den Partnern im Gesundheitswesen und allen relevanten Landesbehörden, um die Versorgungssituation in der Pflege sicherzustellen. Damit sind wir eng in das Krisenmanagement des Landes involviert. So muss u. a. verhindert werden, dass es zu Versorgungsengpässen von Schutzmaterial kommt und drohende organisatorische und personelle Schieflagen in den Einrichtungen durch den zielgerichteten Einsatz der knappen personellen Ressourcen aufgefangen werden. Zudem müssen umfassende Schutz- und Testmaßnahmen für das Pflegepersonal umgesetzt werden. Der Regelungsbedarf umfasst dabei alle Versorgungsbereiche der Pflege.

Aufgaben des Krisenstabes
Mindestens zweimal wöchentlich, in den Anfangsmonaten sogar täglich, kommt der Krisenstab der Landespflegekammer zusammen. Er führt eine umfassende Bewertung der aktuellen Situation für die Pflege in Rheinland-Pfalz durch und leitet alle notwendigen Maßnahmen ein. Die Landespflegekammer verschafft sich dafür ein tägliches Lagebild im Land. Dabei fließen zahlreiche Informationen aus dem direkten Austausch mit den Berufsangehörigen und Fachexperten aus den unterschiedlichsten Versorgungssektoren und -ebenen mit ein.

Qualifizierungsmaßnahmen

Ca. 5 % der am Corona-Virus erkrankten Menschen bedürfen bisher einer intensiv-pflegerischen Versorgung. Bei zunehmender Zahl an infizierten Menschen steigen auch der Bedarf an Intensivpflegeplätzen und damit auch der Bedarf an qualifi-ziertem Pflegepersonal. Dies kann dazu führen, dass nicht mehr jeder Platz mit ausreichend vorhandener Fachkompetenz versorgt werden kann. Um in derart kata-strophalen Situationen ein Mindestmaß an Versorgung zu gewährleisten, sollen zunächst Pflegefachpersonen mit und ohne Erfahrung in der Intensivpflege, die aktu-ell in einem anderen Berufsfeld des Pflegeberufes tätig sind, gezielt geschult und auf einen zeitlich befristeten Einsatz in der Intensivpflege vorbereitet werden. Lan-desweit werden entsprechende, durch die Landespflegekammer zertifizierte Fort-bildungskurse angeboten. Wir haben in Zusammenarbeit mit der Landesregierung daher eine zentrale Meldestelle für Qualifizierungsmaßnahmen für die Intensiv-pflege errichtet und eine Rahmenvorgabe für eine Kurz-Qualifizierungsmaßnahme erstellt. Diese Kurzqualifizierung (Umfang 16 h inkl. Theorie und Praxis) kann von den Anbietern umgesetzt werden und soll die Pflegefachpersonen befähigen, in einer Notlage auf den Intensivstationen als Assistenzkräfte den intensiverfahrenen Pflegefachpersonen zur Hand zu gehen und einfache, unterstützende Tätigkeiten zu übernehmen. Damit können die entscheidenden Ressourcen geschaffen werden, die es im akuten Bedarfsfall braucht.

Reserve-Pool

Die Landespflegekammer hat eine zentrale Meldestelle für Pflegefachpersonen und Pflegehilfspersonen eingerichtet, die für einen befristeten Zeitraum wieder in den Pflegeberuf zurückkehren möchten bzw. für weitere Einsatzstunden bereitstehen, um bei der Bewältigung dieser gesellschaftlichen Ausnahmesituation zu unterstüt-zen. Einrichtungen, die dringenden Personalbedarf haben, können, nach Freigabe der zuständigen Aufsichtsbehörden, Personal aus dem Freiwilligen-Pool in den Einrichtungen einsetzen. Der Einsatz der Freiwilligen dient lediglich zur Sicher-stellung der pflegerischen Versorgung im Krisenfall und erfolgt nach individueller Abstimmung. Alle Freiwilligen erhalten einen Arbeitsvertrag und eine ihre Quali-fikation entsprechenden Vergütung. Daneben werden Einrichtungen im Bedarfsfall aber auch zu organisatorischen Fragen beraten, wenn das dazu dient, die Situa-tion vor Ort weiter zu entspannen. Um eine dauerhafte Erreichbarkeit im Ernstfall zu gewährleisten, wurde eine Hotline geschaltet, über die Mitarbeiterinnen und Mitarbeiter der Pflegekammer 24 h, 7 Tage die Woche erreichbar sind.

Fachberatung

Die Mitglieder können ihre pflegefachlichen und berufsrechtlichen Fragen per Telefon, per Mail oder per Post an die Pflegekammer richten. Zudem wird eine

Telefonsprechstunde angeboten. Zu spezifischen Themen, wie z. B. Informationen zum Corona-Virus oder die Auszahlung der Corona-Prämien erfolgt vonseiten der Kammer proaktiv per Mail, über Informationen auf der Homepage und über die sozialen Medien. Die Mitglieder erhalten eine schnelle und unbürokratische Hilfe und Einzelfallberatung. Ein besonderer Informationsbedarf besteht in Bezug auf Hygienemaßnahmen. Hierzu wird eine spezielle telefonische Hygieneberatung mit Fachexperten angeboten.

Informationsbündelung

In einer Krisenlage ist es elementar, stets einen Überblick über die aktuellen Entwicklungen und neusten Informationen zu behalten. Die Landespflegekammer sichtet daher die Informationen zu den aktuellen Entwicklungen, die tagesaktuell eingehen, bündelt alle pflegerelevanten Fachinformationen und bereitet sie für die Mitglieder auf. Diese können die Informationen per Mail-Newsletter, auf der Corona-Homepage der Kammer und über das Kammermagazin abrufen. Im Zuge der rasanten Entwicklungen und dem täglichen Bedarf an aktuellen Informationen zur Corona-Pandemie haben wir uns entschlossen, in der Anfangszeit der Krise den Versand des Kammermagazins vorerst durch ausschließlich digitale Angebote zu ersetzen, um jederzeit aktuell zu sein.

Politische Initiative auf Bundes- und Landesebene

Die Landespflegekammer gibt zu den aktuellen Entwicklungen und politischen Entscheidungen regelhaft Stellungnahmen ab und steht kontinuierlich mit einer Vielzahl politischer Akteure auf Landes- und Bundesebene im Austausch. Damit gibt sie eine fachliche Bewertung der eingeleiteten Maßnahmen ab und weist auf Fehlsteuerungsanreize hin. Darüber hinaus stellt sie im Sinne der Pflegenden konstruktive Forderungen zu aktuell relevanten Themen, wie z. B. die Sicherstellung von Schutzmaterial, die Umsetzung von Testungen, die Ausweitung der Corona-Prämien usw. und bringt sich mittels beratender Eingaben zu Corona-spezifischen Gesetzesänderungen/-initiativen ein. Über die Bundespflegekammer werden ebenfalls politisch relevante Botschaften in die zuständigen Politikfelder hereingetragen.

Psychotherapeutisches Beratungsangebot

In Kooperation mit der Psychotherapeutenkammer in Bund und Land wurde ein telefonisches Beratungsangebot speziell für Pflegende etabliert. Zudem erhielten alle Einrichtungen in Rheinland-Pfalz zur Information einen Leitfaden für das Erkennen und den Umgang mit psychischen Belastungssituationen. Zudem wurde vereinbart, dass Pflegefachpersonen Vorrang bei der Terminierung von Therapieanfragen erhalten.

Das überlegte Einbringen der Landespflegekammer in die Organisationsstrukturen des Gesundheitswesens und der Politik ist eine große Chance, die Qualität und die umfassende Fachexpertise der Pflege sichtbar zu machen.

Die Chance für die Pflege

Pflegefachpersonen zeichnen sich durch eine schnelle Auffassungsgabe, eine umsichtige und ganzheitliche Bewertung der Situation und eine aktive Handlungskompetenz aus. Die Stärke und Professionalität sind beste Voraussetzungen, um eine Krisensituation in unserem Land maßgeblich zu bewältigen. Doch wieso erkennen die Pflegefachpersonen selbst ihre Stärken nicht an?

Die Pflege ist ein Dienstleistungsberuf, der bereits vor der Pandemie grundsätzlich zwar ein hohes Ansehen der Bevölkerung genoss, im Gesundheitswesen jedoch eine nur nachgeordnete Rolle spielte. Zudem sind Berufsfremden die komplexen Aufgaben von Pflegefachpersonen zur Sicherstellung einer nachhaltigen, fördernden und sicheren Pflegeversorgung nahezu unbekannt. Unter den beruflich Pflegenden selbst herrschen teilweise eine hohe Unzufriedenheit und eine eher geringe Wertschätzung ihrer eigenen Profession. Dabei sind diese Faktoren elementar, um den Pflegeberuf weiterzuentwickeln und zukunftssicher zu machen. Um die Weiterentwicklung der ,Dienstleistung Pflege' erfolgreich umzusetzen, muss es gelingen, „die gesellschaftliche Wertschätzung und den emotionalen Wert der Dienstleistungen für die Beschäftigten zu steigern"[13]. Doch ,Klatschen' alleine reicht hier nicht aus. Der Pflegeberuf muss deutlich an Attraktivität gewinnen, um vor allem bei Schulabgängern punkten zu können. Zudem müssen sich dringend die Belastungsfaktoren, wie bspw. der Zeitdruck und die Anzahl der zu versorgenden Patienten deutlich reduzieren. Gleichzeitig muss die Vergütung angehoben werden. Pflegende dürfen die Mehrbelastung nicht weiter nur auf ihren eigenen Schultern tragen. Die Gesellschaft und die Wirtschaft können auf Dauer ohne eine gute Pflege nicht funktionieren. Es muss daher in unser aller Interesse sein, die Weiterentwicklung der professionellen Pflege maßgeblich voran zu treiben[14].

Doch auch die Pflegenden selbst müssen aktiv werden. Alle Bemühungen und Zugeständnisse der Partner und handelnden Akteuren bewirken nur wenig, wenn die Pflege als Berufsstand selbst nicht bestimmt mitwirkt. Es gilt nun die neu gewonnene Aufmerksamkeit vonseiten der Politik, der Fachministerien und -gremien sowie des Fachpublikums zu nutzen und die Bedarfe öffentlichkeitswirksam gegenüber der

---

[13] Ciesinger, K.-G., Fischbach, A., Klatt, R., Neuendorff, H. (2011): Berufe im Schatten, Wertschätzung von Dienstleistungsberufen; LIT Verlag AG Berlin, S. 24;

[14] Bundespflegekammer (2020): „Gute Pflege ist ein Menschenrecht!" – Bundespflegekammer legt Forderungskatalog vor; https://bundespflegekammer.de/news/gute-pflege-ist-ein-menschenrecht-bundespflegekammer-legt-forderungskatalog-vor.html, Abruf: 26.11.2020.

Gesellschaft klar zu kommunizieren. Versteckt sich die Pflege aber weiterhin hinter einem Vorhang des Schweigens und unzureichender Selbstwertschätzung, wird diese Chance ‚verpuffen'. Bei einem nur geringen Organisationsgrad, können die Berufsnagehörigen nicht schlagkräftig agieren. Deshalb sind es die Pflegefachpersonen selbst, die sich zusammentun und engagieren müssen. Selbstverständlich bedeutet dies kurzfristig einen zusätzlichen Workload, der weitere private Ressourcen bindet. Doch eingerichtete Pflegekammern übernehmen die berufsständische Selbstverwaltung dann mittels demokratisch legitimierter Organe. Hier sehen wir bereits deutliche Wirkungsmechanismen in den Bundesländern mit eingerichteten Pflegekammern bzw. deren Gründungsgremien. Im Zusammenspiel mit den Berufsverbänden und Gewerkschaften kann die Pflege im Dreiklang eine echte Stärke erfahren. Es ist dringend erforderlich, dass sich alle Berufsangehörigen das Recht zur Mitbestimmung, Beratung und fachlichem Austausch auf Augenhöhe mit den weiteren Berufsgruppen aktiv einfordern. Das beginnt bereits im eigenen interdisziplinären Team und geht über alle Ebenen der Versorgung bis hin zur gemeinsamen Steuerung des Sektors. Pflegende dürfen sich nicht weiterhin in viele, kleine Einzelgruppen aufsplittern, sondern müssen als Gesamtheit auftreten.

Handeln ist gefragt – und zwar jetzt!

Die Herausforderungen im Pflegeberuf sind aufgrund jahrzehntelanger politischer und gesellschaftlicher Vernachlässigung sehr hoch und vielfältig. Die Corona-Pandemie hat sie deutlicher, wie je zuvor ans Licht gebracht. Insbesondere der hohe Ökonomisierungsdruck im Gesundheits- und Sozialsystem sowie die mangelnde Vertretung in denjenigen Gremien, in denen die Allokation der finanziellen Mittel erfolgt, begrenzt auch weiterhin, trotz dem ersten Vorhandensein berufsständiger Organisationen, die weitere Entwicklung. Insbesondere dann, wenn es darum geht, eigene Vorteile aufzugeben bzw. auf finanzielle Mittel zu verzichten, lässt die Bereitschaft zur Unterstützung des Pflegeberufes vonseiten der handelnden Akteure bzw. der Unternehmen oder der anderen akademisierten Berufsgruppen im Gesundheitswesen deutlich nach. Die Politik muss daher bei der zukünftigen Gestaltung von Gesetzen regelrecht „Schutzzonen" zur Absicherung der professionellen Pflege einrichten, wie sie dies vorbildhaft bereits mit der Einrichtung des nicht gedeckten Pflegebudgets praktiziert hat. Derartige „Schutzzonenregelungen" sind zur Gewährleistung einer sicheren Pflegeversorgung in allen Bereichen erforderlich in denen professionelle Pflege auch benötigt wird.

Daneben müssen aus politischer Perspektive die nachfolgenden Aspekte zwingend und zeitnah in die Umsetzung gebracht werden, um die berufliche Pflege nachhaltig zukunftssicher zu machen.

1. Im Wesentlichen wird eine **deutliche Erhöhung der personellen Ressourcen** benötigt, um die Versorgung auf ein angemessenes Niveau anzuheben und um eine dauerhafte Entlastung der derzeit eingesetzten Pflegefachpersonen in physischer und psychischer Hinsicht zu erreichen. Zur Fachkräftegewinnung sind dabei unterschiedliche Voraussetzungen zu schaffen. In erster Linie gilt es, die Ausbildungszahlen zu erhöhen. Die Zahl der Ausbildungsplätze war zwar zuletzt angestiegen, jedoch nicht in dem Maße, das letztlich benötigt wird, um die Versorgung auch in den nächsten 20 Jahren abzusichern. Darüber hinaus muss einerseits der Personalzufluss sichergestellt werden und andererseits das Ausscheiden aus dem Beruf, sei es aufgrund von tatsächlichem Ausstieg oder durch Reduktion der individuellen Verfügbarkeitszeiten vermindert werden.

2. Da die Pflegeausbildung in Konkurrenz zu vielen anderen ebenfalls sehr attraktiven Berufen steht, gilt es hier den **Beruf insgesamt auch finanziell deutlich aufzuwerten.** Es kann davon ausgegangen werden, dass eine spürbare Auf-WERTUNG des Pflegeberufes im Sinne eines Grundgehaltsniveaus, dass bei Einsteigern mindestens bei einem Bruttomonatslohn von 4000,–EUR in allen Sektoren liegt, erheblich dazu beiträgt, sich für den Beruf zu entscheiden. Die Bereitschaft bei durchaus geeigneten, jungen Menschen kann dadurch deutlich erhöht werden

3. Ein derartiges aufwertendes Signal würde auch einen Anreiz bedeuten, dass Arbeitskräfte mit reduziertem Arbeitszeitanteil ihre **Arbeitszeit aufstocken,** sofern nicht andere Gründe dagegen sprechen. Das vollständige Ausschöpfen der bereits vorhandenen Personalressourcen würde damit dazu beitragen, Entlastungspotenzial zu realisieren. Dies kommt dann letztlich allen Beschäftigten in der Pflege zugute. Diese Entlastung würde mit hoher Wahrscheinlichkeit auch dazu führen, dass vermehrt Pflegefachpersonen nicht vorzeitig aus dem Beruf aussteigen oder ihre Arbeitszeitanteile zum eigenen Schutz reduzieren.

4. Eine gezielte und umfassend betreute **Zuwanderung** ausländischer Pflegefachpersonen kann in der Zwischenzeit, wir sprechen hier von einer Dekade, zur weiteren Entlastung beitragen.

5. Mittelfristig muss Deutschland jedoch sein „Pflegeproblem" selbst in den Griff bekommen. Zur Unterstützung der Pflegefachpersonen können unter deren Verantwortung zukünftig mindestens zweijährig **generalistisch ausgebildete Pflegeassistenzpersonen** eingesetzt werden. Hier bedarf es jedoch einer einheitlichen Regelung der Ausbildung auf der Bundesebene. Der derzeit bestehende Flickenteppich von länderbezogenen Regularien, der dem Föderalismus geschuldet ist, wirkt sich sehr schädlich auf die Perspektive der Pflegeprofession aus.

6. Eine wesentliche Grundlage zur Entlastung des Systems und zur optimierten Versorgung der Pflegeempfängerinnen und Pflegeempfänger stellt eine **bedarfsgerechte Personalisierung** dar. Um diese zu gewährleisten, bedarf es neben ausreichend vorhandenem Personal auch die richtige Verteilung des Personals im Hinblick auf die jeweiligen Pflegebedarfe. Hierzu müssen neue Ansätze der Entwicklung von Personalbedarfsinstrumenten beschritten werden, die eine Aussage darüber ermöglichen, wie der wahrscheinlich konkrete Pflegebedarf sich darstellt. Entsprechend dieser Darstellung müssen dann auch die personellen Ressourcen verteilt werden.

7. Eine große Herausforderung stellt der demografische Wandel dar. Er wirkt sich in doppelter Hinsicht auf das Gesundheitssystem und über alle relevanten Berufsgruppen aus. Auf der einen Seite führt er dazu, dass die Morbidität aufgrund der überalternden Gesellschaft immer weiter zunimmt. Auf der anderen Seite führt er dazu, dass sehr große Teile der derzeit im Gesundheits- und Sozialwesen Beschäftigten in den nächsten 15 Jahren in den Ruhestand wechseln[15].

8. Zur Aufrechterhaltung der Versorgung bedarf es daher **professionsübergreifender Handlungsansätze.** Auch hier darf nicht mehr das ökonomische Diktat darüber bestimmen, welche Berufsgruppe welche Aufgaben erfüllt, sondern allein die jeweils vorhandene Kompetenz. In der Konsequenz müssen die Poolaufgaben zwischen den Professionen deutlich erweitert werden und die Pflege beispielsweise wesentlich mehr sog. ärztliche Aufgaben auch eigenverantwortlich übernehmen. Nur so kann zukünftig eine unnötige Ressourcenverschwendung, die letztlich nicht der Versorgungsqualität dient, reduziert oder im besten Fall vermieden werden.

9. Daneben müssen die derzeit bestehenden **Versorgungsstrukturen** komplett infrage gestellt werden, mit dem Ziel, die vielen „Grenzen" zwischen den derzeit bestehenden Sektoren nachhaltig aufzubrechen bzw. vollständig zu überwinden. Schnittstellenproblematiken und bestehende Doppelstrukturen binden unnötige Ressourcen und verhindern eine bedarfsgerechte Versorgungssteuerung. Die mangelnde Kommunikation zwischen den Akteuren sowie die fehlende Datenweitergabe über die Sektorengrenzen hinaus bilden dabei die grundlegende Problematik. Schnittstellen führen hierbei unweigerlich zu den großen Schwachstellen des gesamten Systems.

10. Das gilt letztlich auch im Hinblick auf die **Digitalisierungsbestrebungen.** Digitale Transformation muss von Anfang an sektoren- und professionsübergreifend gedacht werden. Die derzeit vorliegenden gesetzlichen Bestimmungen bzw.

---

[15] Landespflegekammer Rheinland-Pfalz (2020): Mitgliederstatistik 2020.

die geplanten Vorhaben der Bundesregierung gehen hier jedoch noch nicht weit genug. Letztlich bedarf es eines einheitlich ausbalancierten Systems, dass einrichtungs-, personen- und sektorenübergreifend auch verpflichtend genutzt werden muss, um unnötige Abstimmungsherausforderungen von Anfang an zu vermeiden. Da der Pflegeberuf bei dieser Anpassung des Systems voraussichtlich eine tragende Rolle übernehmen wird, kann dies auch zur weiteren gesellschaftlichen Anerkennung beitragen, die wesentlich ist, wenn gerade in diesem Feld die Kosten nachvollziehbar und sicher nicht unerheblich ansteigen werden. Damit verbunden wird dann ebenfalls eine Attraktivitätssteigerung des Pflegeberufes stattfinden, die ihrerseits über eine voraussichtlich gesteigerte Bereitschaft, den Pflegeberuf zu ergreifen zu weiterer Entschärfung der derzeit bestehenden extrem kritischen Personalsituation führt.

11. Die dadurch unzweifelhaft entstehenden Mehrkosten können nicht mehr auf die Versicherten alleine übertragen werden. Hier müssen alle Einkunftsarten mit bedacht werden, da letztlich auch jeder Einzelne von einem gut ausgebauten System, in dem viele Leistungen zukünftig als „Vorhalteleistungen" gesehen werden müssen, profitiert. Daher wird die **steuerfinanzierte Perspektive** wesentlich mehr als bisher in den Vordergrund rücken müssen.

12. Es ist von größter Bedeutung die **Angehörigen der Gesundheits- und Sozialberufe** vor den Auswirkungen möglicher Krisen primär zu **schützen**. Dazu müssen die bestehenden Überlegungen zur Lagerhaltung bzw. zur Produktion elementarer Schutzmaterialien wie Handschuhe, Schutzkittel usw. neu gedacht und konzeptioniert werden, damit zu keiner Zeit die Beschäftigten sich über Materialmangel sorgen müssen. Hier steht die Politik klar in der Verantwortung nachhaltige Lösungen schnellstmöglich, d. h. ohne schuldhaftes Zögern zu etablieren.

Schlussfolgerungen Aus der bestehenden Pandemie konnten alle Beteiligten bereits lernen, wie wichtig der grundlegende Einbezug der professionellen, generalistisch angelegten Pflegefachexpertise ist und wie Entscheidungen dadurch wesentlich verbessert werden können. Daher ist es unabdingbar, dass in allen Katastrophenplänen auf Landes- und Bundesebene zukünftig die Pflegeexpertise automatisch und selbstverständlich schon zu Beginn der jeweiligen Krisensituation mit einbezogen wird. Geschieht dies nicht, wird unnötige Zeit zur Etablierung pragmatischer Lösungen verschwendet und damit auch Menschenleben in Kauf genommen. Aktuell ist die Lage scheinbar noch gut und zielführend steuerbar. Die bisherigen Initiativen der Regierungen auf Landes- und Bundesebene sind grundsätzlich sehr zu begrüßen und konnten uns sicherlich vor einem größeren Ausmaß der Pandemie schützen. Im internationalen Vergleich der pandemischen

Lage steht Deutschland gut dar. Doch bei genauerem Hinsehen, werden erhebliche Schwachstellen sichtbar, die es dringend zu beseitigen gilt. Eine gezielte und nachhaltige Ressourcensteuerung, eine berufsgruppen- und sektorenübergreifende Kommunikation und Reaktion sowie die Einführung von zielorientierten, schlanken Krisenstrukturen lassen deutlich zu wünschen übrig. Nicht alle Maßnahmen können in der Praxis so umgesetzt werden, wie sie vorab gut gemeint waren. Werden solche Fehler nicht rechtzeitig erkannt und Maßnahmen zur Gegensteuerung nicht zeitnah eingeleitet, kann dies die bestehende Lage empfindlich schnell ins Wanken bringen. Gerät die Situation erst einmal aus den Fugen, wird unübersichtlich und nicht mehr steuerbar, würde dies zu erheblichen und teils irreparablen gesellschaftlichen, ökonomischen und sozialen Schäden für das ganze Land führen.

Die aktuelle Lage führt uns deutlich vor Augen, welche gesellschaftliche Relevanz der Pflegesektor und die Berufsangehörigen der professionellen Pflege einnimmt. Gute und ausreichende Pflege geht uns schließlich alle an. Im Bedarfsfall kann ein nicht vorhandener Bettplatz auf einer Intensivstation oder die fehlende ambulante Versorgung in einem so hoch entwickelten, fortschrittlichen und ökonomisch reichen Land, wie Deutschland keine Option sein. Wird die Verknappung der pflegerischen Ressourcen und die zunehmende Ökonomisierung im Gesundheitswesen jedoch nicht gestoppt, wird das Gesundheitssystem in ferner Zukunft nicht mehr den gesamten Bedarf an Versorgung auf unserem jetzigen Versorgungsniveau decken können. Professionelle Pflege wird dann nicht mehr jeder und jedem zur Verfügung stehen können und eine Frage der finanziellen Konstitution der Betroffenen sein. Eine „zwei-Klassen-Versorgung" ist in jedem Fall zu vermeiden.

Die Pflegeprofession muss zukunftssicher gestaltet werden. Pflege ist ein Menschenrecht und darf nicht zum Spielball der Interessensgruppen des Gesundheitswesens werden. Als tragende Säule der Gesellschaft darf die Pflege nicht aus Spiel gesetzt werden. Eine umfassende Vorbereitung und Prävention von Krisen- und Katastrophenschutzlagen muss die Versorgungsstrukturen der klinischen und außerklinischen Bereiche zwingend mitdenken. Bestehende Mangelsituationen und unstrukturierte Abstimmungsprozesse wirken sich fatal auf die Steuerung im Ernstfall aus und verhindern ein schnelles, effektives Handeln.

Wie einleitend beschrieben, ist es zu spät für gut gemeinte Pläne, wenn die Notlage bereits eingetreten ist. Es gilt jetzt zu Handeln. Die Politik, die Akteure im Gesundheitswesen und die Berufsangehörigen der professionellen Pflege selbst müssen ihre Lehren aus der aktuellen Situation ziehen und gemeinsame die Zukunft der pflegerischen Versorgung der Bevölkerung neu denken. Denn eins ist klar – ein Backup gibt es nicht.

Reflexionskasten

- Wie kann der Pflegeberuf attraktiver gestaltet werden?
- Wie müssen wir uns in Katastrophenlagen aufstellen?
- Wie erreicht die Pflege einen höheren Organisationsgrad?
- Was bedeutet die Aussage: „Pflege ist systemrelevant?"

Autorenkasten

Dr. rer. cur. Markus Mai
    Krankenpfleger (RN), Pflegewissenschaftler
    Präsident der Landespflegekammer Rheinland-Pfalz
    Kontaktadresse: markus.mai@pflegekammer-rlp.de

Ursula Erlen
    Gesundheits- und Kinderkrankenpflegerin (RN), M.Sc. Health Care
    Management
    Abteilungsleitung   Pflegeberufsentwicklung   Landespflegekammer
    Rheinland-Pfalz
    Kontaktadresse: ursula.erlen@pflegekammer-rlp.de

Literatur

Bundespflegekammer. (2020). „Gute Pflege ist ein Menschenrecht!" – Bundespflege-
    kammer legt Forderungskatalog vor. https://bundespflegekammer.de/news/gute-pflege-
    ist-ein-menschenrecht-bundespflegekammer-legt-forderungskatalog-vor.html. Zugegrif-
    fen: 26. Nov. 2020.
Bundesamt für Bevölkerungsschutz und Katastrophenhilfe, Vorsorge für den Katastrophen-
    fall.   https://www.bbk.bund.de/DE/Ratgeber/VorsorgefuerdenKat-fall/Vorsorgefuerden
    Kat-fall_Einstieg.html. Zugegriffen: 25. Nov. 2020.
Bundesamt für Bevölkerungsschutz und Katastrophenhilfe, Grundlagen Krisenmanagement.
    https://www.bbk.bund.de/DE/AufgabenundAusstattung/Krisenmanagement/Grundlage
    nKrisenmanagement/Grundlagen_KM_einstieg.html. Zugegriffen: 24. Nov. 2020.
Bundeszentrale für politische Bildung. (2019). Interessenvertretung und politisches System
    in Deutschland im Wandel. https://www.bpb.de/politik/wirtschaft/lobbyismus/275972/int
    eressenvertretung-und-politisches-system-in-deutschland-im-wandel.

Bundeszentrale für politische Bildung. (2020). Corona-Krise: Wie wichtig ist Expertenwissen in der Politik? https://www.bpb.de/politik/innenpolitik/coronavirus/310712/exp ertenwissen. Zugegriffen: 24. Nov. 2020.

Ciesinger, K.-G., Fischbach, A., Klatt, R., & Neuendorff, H. (2011). *Berufe im Schatten, Wertschätzung von Dienstleistungsberufen* (S. 24). LIT.

Gemeinsamer Bundesausschuss, Mitglieder. https://www.g-ba.de/ueber-den-gba/wer-wir-sind/mitglieder. Zugegriffen: 2. Dez. 2020.

Gemeinsamer Bundesausschuss. (2020). Richtlinie des Gemeinsamen Bundesausschusses über Maßnahmen zur Qualitätssicherung der Versorgung von Früh- und Reifgeborenen gemäß § 136 Absatz 1 Nummer 2 SGB V in Verbindung mit § 92 Abs. 1 Satz 2 Nr. 13 SGB V (Qualitätssicherungs-Richtlinie Früh- und Reifgeborene/QFR-RL), Anlage 2 der Qualitätssicherungs-Richtlinie Früh- und Reifgeborene (QFR-RL): Anforderungen an die Struktur-, Prozess- und Ergebnisqualität in den Versorgungsstufen, S. 2 ff.

Heilberufsgesetz Rheinland-Pfalz, § 3 Aufgaben der Kammern. http://landesrecht.rlp.de/ jportal/portal/t/1cex/page/bsrlpprod.psml/action/portlets.jw.MainAction?S.1=7&eventS ubmit_doNavigate=searchInSubtreeTOC&showdoccase=1&doc.hl=0&doc.id=jlr-Hei lBerGRP2014V5P3&doc.part=S&toc.poskey=#focuspoint. Zugegriffen: 20. Nov. 2020.

Landespflegekammer Rheinland-Pfalz, Landespsychotherapeutenkammer Rheinland-Pfalz. (2020). Gemeinsame Pressemeldung der Landespflegekammer und der Landespsychotherapeutenkammer Rheinland-Pfalz vom 24. März 2020, Seite an Seite durch die Krise: Kooperation der Kammern zur Unterstützung von Pflegekräften geplant. https://pflege kammer-rlp.de/index.php/aktuelles.html#news. Zugegriffen: 28. Nov. 2020.

Landespflegekammer Rheinland-Pfalz, Aufgaben – Gemeinsam stark für die Pflege. https:// pflegekammer-rlp.de/index.php/lpflk-rlp.html#aufgaben. Zugegriffen: 20. Nov. 2020.

Weltgesundheitsorganisation (WHO). https://www.euro.who.int/de/health-topics/health-eme rgencies/coronavirus-covid-19/news/news/2020/3/who-announces-covid-19-outbreak-a-pandemic. Zugegriffen: 25. Nov. 2020.

Die erste Welle – Auswirkungen der COVID-19-Pandemie auf die Versorgung von Menschen mit Pflegebedarf in Deutschland

Karin Wolf-Ostermann, Heinz Rothgang und Studienteam

Das Studienteam besteht außer den beiden Genannten aus: Dominik Domhoff, Anna Carina Friedrich, Franziska Heinze, Moritz Hess, Benedikt Preuss, Katrin Ratz, Annika Schmidt, Kathrin Seibert, Claudia Stolle, Henrik Wiegelmann.

Zusammenfassung

Weltweit fordert die COVID-19-Pandemie derzeit Gesellschaften und die jeweiligen Gesundheitssysteme in bisher nicht gekanntem Ausmaß heraus. Ende 2020 gibt es für Deutschland – aber auch im Ausland – nur wenige Studien, die die Auswirkungen der Pandemie in Bezug auf die Situation in der ambulanten und stationären Langzeitpflege untersucht haben. Basierend auf drei Querschnittsbefragungen aus Deutschland, die während der ersten Welle

K. Wolf-Ostermann (✉) · Studienteam
Institut für Public Health und Pflegeforschung (IPP), Universität Bremen, Bremen, Deutschland
E-Mail: wolf-ostermann@uni-bremen.de

H. Rothgang · Studienteam
SOCIUM Forschungszentrum Ungleichheit und Sozialpolitik, Universität Bremen, Bremen, Deutschland
E-Mail: rothgang@uni-bremen.de

K. Wolf-Ostermann · H. Rothgang · Studienteam
Health Sciences Bremen, Bremen, Deutschland

© Der/die Autor(en), exklusiv lizenziert durch Springer Fachmedien Wiesbaden GmbH, ein Teil von Springer Nature 2022
V. Breitbach und H. Brandenburg (Hrsg.), *Corona und die Pflege*,
Vallendarer Schriften der Pflegewissenschaft 10,
https://doi.org/10.1007/978-3-658-34045-2_15

der Pandemie durchgeführt wurden, werden exemplarisch die Infektions- und Versorgungssituation von Menschen mit Pflegebedarf in vollstationärer und ambulanter (Langzeit-)Versorgung sowie die Situation versorgender Angehöriger in der ersten Pandemiewelle analysiert, um hieraus versorgungs- und auch forschungspolitische Konsequenzen abzuleiten. Die Ergebnisse zeigen, dass Pflegebedürftige und ihre Angehörigen sowohl in häuslicher als auch in stationärer Versorgung stark von den Folgen der Pandemie betroffen sind. Rund 60 % aller Verstorbenen in Deutschland waren in Pflegeheimen oder von Pflegediensten betreute Pflegebedürftige. Pflegeheime sind mit der Hälfte aller Todesfälle der wichtigste Ort in Bezug auf mit COVID-19 Verstorbene. Hohe Infektionsraten zeigten sich auch für das Pflegepersonal. Schnelle Testungen und Schutzmaterialien waren zu Beginn der Pandemie nicht ausreichend verfügbar. Im Bereich der ambulanten Pflege gefährdeten instabile Pflegearrangements die Versorgungssicherheit. Der Langzeitpflege durch ambulante Pflegedienste und in stationären Einrichtungen muss daher mit Blick auf weitere Wellen der Pandemie eine höhere Aufmerksamkeit zukommen. Für informell Pflegende ist es zudem wichtig, dass auch in Pandemiesituationen ausreichend Entlastungsangebote zur Verfügung stehen, um eine ausreichende Versorgung ihrer Angehörigen sicherzustellen.

Schlüsselwörter

Corona • Covid-19 • Heime • Pflegedienste • Langzeitpflege

Einleitung

Weltweit fordert die COVID-19-Pandemie derzeit Gesellschaften und die jeweiligen Gesundheitssysteme in bisher nicht gekanntem Ausmaß heraus. Die Erkrankung durchlief dabei in der öffentlichen Wahrnehmung eine gravierende Änderung in der ihr zuteilwerdenden Aufmerksamkeit. Galt die Erkrankung zu Beginn des Jahres 2020 noch als seltene und auch eher seltsame Erkrankung in einer chinesischen Provinz, hat sie sich innerhalb eines Jahres zu einer globalen Herausforderung mit mehr als 40 Mio. Erkrankten und über einer Million Todesfällen in Zusammenhang mit dem SARS-CoV-2-Virus (Oktober 2020) gewandelt (Statista, 2020). In der Bundesrepublik Deutschland wurde die erste bestätigte Infektion am 27. Januar 2020 (BMG, 2020a) bekannt, im März 2020 begann dann die erste Welle der Pandemie und ebbte im Mai 2020 langsam ab. Nach einer Latenzphase im Sommer kam es im Oktober zu einer explosionsartigen Steigerung der Zahl der Neuinfektionen, die sich inzwischen auf einem annähernd viermal so hohen Niveau wie in der Spitze der ersten Welle stabilisiert hat. Wie in der ersten Welle steigt auch in der zweiten die

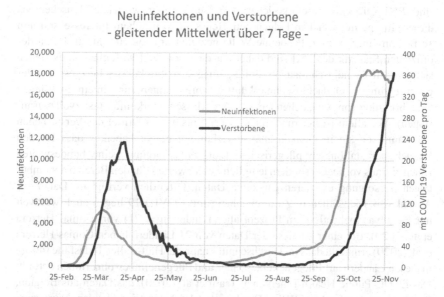

Abb. 1 Bestätigte Infektionen und Todesfälle in Zusammenhang mit dem SARS-CoV-2-Virus. (Quelle: eigene Berechnungen mit Daten des RKI Dashboards (RKI 2020b vom 5. Dezember 2020))

Zahl der Toten im Vergleich zur Zahl der Infizierten mit einigen Wochen Verzögerung. Es ist daher davon auszugehen, dass auch bei der Zahl der Infizierten in Kürze ein Plateau erreicht wird – allerdings wiederum auf einem deutlich höheren Niveau als in der ersten Welle (vgl. Abb. 1). Dabei hat der Anteil der älteren Menschen an den Infizierten seit Anfang September wieder zugenommen mit zahlreichen Häufungen in Alten- und Pflegeheimen (RKI, 2020a, S. 1). Der ähnliche Verlauf der zweiten Welle legt es nahe, sich intensiv mit der ersten Welle zu beschäftigen, auch um daraus Schlussfolgerungen für das aktuelle und zukünftige Pandemiegeschehen ableiten zu können.

Die Fallsterblichkeit (Verstorbene/kumulierte Infizierte am Stichtag) lag während der ersten Pandemie-Welle insgesamt bei 4,7 % (Stand: 09. Juni 2020, RKI, 2020d). 87 % der Todesfälle und 19 % aller infizierten Personen waren dabei 70 Jahre oder älter (Durchschnittsalter der Verstorbenen: 81 Jahren, Stand: 5. Mai (RKI, 2020c)). Da ältere Menschen mit Pflegebedarf zu den hoch vulnerablen Gruppen gehören, die bei einer Infektion mit dem SARS-CoV-2-Virus in besonderem Maße von schweren Krankheitsverläufen und einer hohen Mortalität betroffen sind (RKI, 2020f), wäre ein gesichertes Wissen darüber, wie viele Menschen aus dieser Gruppe mit welchen Folgen betroffen sind, von hohem Interesse, um nun zu Beginn einer zweiten Pandemie-Welle gezielter agieren zu können. Daten der offiziellen Statistik des RKI sind dabei nur eingeschränkt verfügbar, sie beziehen sich nur auf Gemeinschaftsunterkünfte gemäß § 36 Infektionsschutzgesetz (Pflegeeinrichtungen, Obdachlosenunterkünfte, Einrichtungen zur gemeinschaftlichen Unterbringung von Asylsuchenden, sonstige Massenunterkünfte, Justizvollzugsanstalten). Vor allem ist bei rund einem Viertel bis einem Drittel der Verstorbenen unbekannt, ob sie in Gemeinschaftsunterkünften gelebt haben, sodass für den Bereich der stationären pflegerischen Langzeitversorgung keine bundesweiten Daten hieraus vorliegen, sondern lediglich Schätzwerte – für den Bereich der ambulanten Versorgung existieren gar keine Daten. Öffentlich verfügbare Daten zur Anzahl von Todesfällen in Zusammenhang mit COVID-19 liegen auch weltweit nur für etwas mehr als zehn Prozent aller Länder (n = 21) vor (Comas-Herrera et al., 2020). Bei einer Analyse der Daten von 21 Ländern haben Comas-Herrera et al. (2020) ermittelt, dass im Durchschnitt knapp die Hälfte aller Todesfälle (46 %) in diesen Ländern auf Pflegeheimbewohner und Pflegeheimbewohnerinnen entfällt. Das ECDC Public Health Emergency Team et al. (2020), das Daten aus Belgien, Deutschland, England und Wales, Frankreich, Irland, den Niederlanden, Norwegen, Schweden und Spanien analysierte, verweist auf ähnliche Werte.

Die Zahl der Menschen mit einem über die Sozialgesetzgebung dokumentierten Pflege- und Unterstützungsbedarf ist groß in Deutschland: im Dezember 2019 haben 4,25 Mio. Menschen Pflegeleistungen der sozialen oder privaten Pflegepflichtversicherung bezogen – etwa ein Viertel (22 % bzw. 913.237 Pflegebedürftige) im Bereich der stationären und ca. drei Viertel (78 % bzw. 3,34 Mio. Pflegebedürftige) im ambulanten Versorgungsbereich (BMG, 2020b). Hinzu kommen weitere 1,2 Mio. Menschen, die aufgrund ihrer Tätigkeit in der professionellen Pflege einem höheren Erkrankungsrisiko ausgesetzt sind (stationär: 67 % bzw. 764.648 Beschäftigte, ambulant: 33 % bzw. 396.245 Beschäftigte) (Statistisches Bundesamt, 2017). Im Bereich der informellen Pflege kommen nach Schätzungen des Unabhängigen Beirats für die Vereinbarkeit von Pflege und Beruf (2019, S. 14) noch einmal allein für Angehörige im Alter zwischen 16 und 64 Jahren bis zu fünf Millionen Personen hinzu, die sich um pflegebedürftige Personen kümmern – andere Quellen gehen von bis zu neun Mio. Personen insgesamt für Deutschland aus (Eurocarers, 2020).

Im Dezember 2020 befinden wir uns nun mitten in der zweiten Welle der COVID-19-Pandemie, und die Beantwortung von Fragen zu Auswirkungen der Pandemie auf Menschen mit Pflegebedarf, informell Pflegende bzw. versorgende Angehörige sowie professionell Pflegende und die Einrichtungen, in denen sie tätig sind, sowie die Entwicklung geeigneter Strategien im Umgang mit der Erkrankung erlangen eine neue Brisanz, da weiterhin Impfungen als präventive Schutzmaßnahmen (noch) nicht verfügbar sind. Bislang gibt es für Deutschland – aber auch im Ausland – nur wenige Studien, die die Auswirkungen der Pandemie in Bezug auf Versorgungs- und Organisationsstrukturen, (fehlende) Ressourcen, die Situation von pflegebedürftigen Personen, ihren Angehörigen, aber auch Pflegefachpersonen im Hinblick auf Morbidität, Mortalität, Belastungen und Unterstützungsbedarfe sowie soziale Teilhabe und Lebensqualität untersucht haben.

Basierend auf drei Querschnittstudien aus Deutschland, die während der ersten Welle der Pandemie durchgeführt wurden, werden im Folgenden exemplarisch die Infektions- und Versorgungssituation von Menschen mit Pflegebedarf in vollstationärer und ambulanter (Langzeit-)Versorgung sowie die Situation versorgender Angehöriger beleuchtet, um hieraus versorgungs- und auch forschungspolitische Konsequenzen abzuleiten. Für eine genaue Beschreibung der Methodik und der Ergebnisse vgl. auch Wolf-Ostermann und Rothgang (2020) Wolf-Ostermann et al. (2020), Rothgang et al. (2020b), Domhoff et al. (2020), Stolle et al. (2020) sowie Rothgang und Wolf-Ostermann (2020).

Ergebnisse in Bezug auf die stationäre Langzeitpflege

Die hier berichteten Ergebnisse entstammen einer Querschnittstudie, die von der Universität Bremen vom 28. April bis zum 12. Mai 2020 deutschlandweit in vollstationären und ambulanten Einrichtungen als Onlinebefragung durchgeführt wurde. Zur Teilnahme an der Befragung wurde eine Gelegenheitsstichprobe von 7723 Pflegeheimen eingeladen, teilgenommen haben 849 Pflegeheime (11,0 %), hiervon waren Datensätze zu 824 Pflegeheimen (10,7 %) mit insgesamt knapp 65.000 Bewohnern und Bewohnerinnen auswertbar. Erfragt wurden neben Strukturmerkmalen der Pflegeeinrichtungen Angaben zum Vorkommen des SARS-CoV-2-Virus in den Pflegediensten/Einrichtungen, Auswirkungen der Pandemie, z. B. in Bezug auf personelle und sachliche Ausstattung, aber auch zu veränderten Arbeitsprozessen und Kommunikationsstrukturen sowie Wünschen an die Politik.

Corona in Pflegeheimen

Pflegeheime in Deutschland waren deutlich von der ersten Pandemie-Welle betroffen (vgl. Tab. 1). Der Anteil von Pflegeheimbewohner*innen an allen infizierten Personen in Deutschland betrug zum Stichtag 05. Mai gemäß den Hochrechnungen ca. 7 %. In Bezug auf die Todesfälle war die Lage ungleich dramatischer: knapp die Hälfte aller Toten mit COVID-19 lebte zuvor in Pflegeheimen. Wie in vielen anderen europäischen Ländern wie z. B. Italien, Spanien, Frankreich, Irland, Belgien oder dem Vereinigten Königreich, die z. T. deutlich höhere Zahlen an Infizierten und auch Todesfällen aufweisen, galt auch für Deutschland, dass Pflegeheime der

Tab. 1 Vergleich der Studienergebnisse und der amtlichen Statistik zu Pflegeheimen

Merkmal	Studienergebnis		Amtliche Statistik
Pflegeheime	Stichprobe (N)	Hochrechnung[1]	
Einrichtungsgröße (Mittelwert)			
Zahl der Plätze	90,6 (782)		78,0
Bewohner/Bewohnerinnen	83,7 (774)		70,5
Mitarbeitende (Mittelwert)			
Personenzahl	87,0 (774)		52,8
Vollzeitäquivalente	50,7 (707)		38,2
Pflegekräfte (Mittelwert)			
Personenzahl	50,8 (734)		38,4
Vollzeitäquivalente	33,0 (687)		28,9
Trägerschaft (N = 807)			
Öffentlich	11,0 % (89)		5,3 %
Freigemeinnützig	53,4 % (431)		53,6 %
Privat	35,6 % (287)		41,1 %
Infizierte Bewohner/Bewohnerinnen	960	11.391	12.675
Verstorbene Bewohner/Bewohnerinnen	282	3345	2473
Genesene Bewohner/Bewohnerinnen	477	5656	7000
Infizierte Mitarbeiter/Mitarbeiterinnen	833	8887	7458
Genesene Mitarbeiter/Mitarbeiterinnen	560	5973	6300

Vergleichsquellen der amtlichen Statistik: Statistisches Bundesamt, 2017, RKI 2020c
[1]Die Werte aus der vorliegenden Stichprobe wurden anteilsmäßig auf die Anzahl aller Pflegebedürftigen in Pflegeheimen in Deutschland zum Stichtag 05. Mai 2020 hochgerechnet

wichtigste Ort in Bezug auf COVID-19-Todesfälle waren. Dabei zeigten sich große Unterscheide zwischen den Heimen: knapp 80 % der Heime hatten zum Befragungszeitpunkt keine laborbestätigten Sars-CoV-2-Infizierten unter ihren Bewohnern und Bewohnerinnen, ein Fünftel der Heime wies dagegen entsprechende Fälle auf und war dann auch häufig stark betroffen. So entfielen 75 % der mit COVID-19 verstorbenen Heimbewohner auf Pflegeheime mit mehr als fünf Verstorbenen, und 81 %

der infizierten Bewohner und Bewohnerinnen lebten in Pflegeheimen mit mehr als zehn Infizierten. Kleinere Pflegeheime waren dabei deutlich stärker betroffen als große Einrichtungen.

Beschäftigte in Pflegeheimen waren ebenfalls in besonderem Maße betroffen. Jedes zehnte Pflegeheim hatte mindestens einen infizierten Mitarbeitenden. Insgesamt lag der Anteil an infizierten Mitarbeitenden mit 1,2 % etwa sechsmal so hoch wie in der Gesamtbevölkerung. Positiv fiel auf, dass in der Hälfte aller betroffenen Einrichtungen mit infizierten Mitarbeitenden eine Infektion von Bewohnern und Bewohnerinnen verhindert werden konnte.

Bei durchgeführten Tests zeigten sich in Bezug auf die Zeit zwischen Durchführung und Vorliegen des Ergebnisses keine großen Unterschiede zwischen Bewohnern und Bewohnerinnen und Mitarbeitenden. Eine durchschnittliche Wartezeit von 3–4 Tagen war ein deutlicher Hinweis auf logistische Schwierigkeiten und/oder laborbedingte Engpässe, da die reine Analyse von Proben im Labor nur etwa vier bis fünf Stunden dauert und ist insbesondere unbefriedigend, wenn auf Basis des Testergebnisses Isolationsmaßnahmen ergriffen werden sollen. Besondere Aufmerksamkeit erfordert auch die Tatsache, dass nur bei knapp der Hälfte (47 %) der Bewohner und Bewohnerinnen und 61 % der Mitarbeitenden mit positiven Tests COVID-19-typische Symptome berichtet wurden. Die asymptomatischen bzw. präsymptomatischen Fälle waren damit sehr häufig und weisen auf ein hohes Risiko für weitere Infektionen hin, wenn Quarantänemaßnahmen und Zugangsbeschränkungen nur symptomorientiert verhängt werden.

Schutzmaterialen und personelle Ressourcen

Zu Beginn der ersten Pandemiewelle war ein eklatanter Mangel an Schutzmaterialien zu beklagen. Knapp die Hälfte aller Pflegeheime (47 %) berichtete über einen Mangel an persönlichen Schutzausrüstungen, ein Viertel (24 %) über einen Mangel an Flächendesinfektionsmitteln während dieser ersten Welle, wobei sich diese Mangelsituation über die Zeit zwar entspannte, aber auch im Mai 2020 durchaus noch bestand (Schutzausrüstung: 16 %, Flächendesinfektion: 5 %). Etwa drei Viertel der Pflegeheime berichteten von (zumeist begrenzten) Personalausfällen bei gleichzeitigen zeitlichen Mehraufwänden in der Versorgung z. B. durch Hygiene und Infektionsschutzmaßnahmen von durchschnittlich einer Stunde pro Pflegekraft und Schicht und dem Wegfall von Unterstützungspotenzial durch An- und Zugehörige sowie ehrenamtliche Helfer. Mehrarbeit bei weniger Personal erhöht die Arbeitsverdichtung für Pflegekräfte deutlich.

Auswirkungen auf die Versorgung

Angelehnt an die Empfehlungen des Robert-Koch-Instituts ergriffen alle Pflegeheime Maßnahmen, um das Infektionsgeschehen einzudämmen, so wurden in fast allen Heimen Maßnahmen zur Kontaktreduktion innerhalb der Einrichtung ergriffen (98,7 %), ein Krisenteam eingerichtet (96,1 %) und Abwesenheitsregelungen bei symptomatischem Heimpersonal umgesetzt (97,0 %). Zudem erfolgte bei vielen Heimen ein Aufnahmestopp (49,1 %) bzw. die Schließung einzelner Bereiche (30,7 %).

Neben häufig praktizierten Zugangsbeschränkungen für externe Leistungserbringer und ehrenamtlich Tätige betraf eine der am kritischsten zu betrachtenden Maßnahmen die Zugangsbeschränkung für An- und Zugehörige von Bewohnern und Bewohnerinnen. Mehr als die Hälfte der Einrichtungen (56,4 %) gewährte Besuchenden überhaupt keinen Zugang, während die übrigen Heime Besuchende nur in Ausnahmen zuließen. Hier zeigte sich eine ausschließliche Fokussierung auf das Infektionsgeschehen und die damit verbundenen Risiken in Bezug auf Morbidität und Mortalität – gesundheitliche Risiken der Bewohner und Bewohnerinnen, entstehend aus physischer Distanzierung und daraus resultierender sozialer Isolation, wurden dem Infektionsschutz untergeordnet.

Pflegeheime nutzen im Zuge der COVID-19-Pandemie vermehrt digitale Technologien sowohl für die interne Kommunikation, beispielsweise mit den Mitarbeitenden, als auch für die Unterstützung der sozialen Kontakte der versorgten Personen.

Wünsche an die Politik

Wünsche an die Politik wurden in den Antworten auf die entsprechenden Fragen des Fragebogens vor allem im Bereich Personal und Krisenmanagement geäußert. Da Pflegeheime schon vor Ausbruch der Pandemie unter einer angespannten Personalsituation litten, standen hier insbesondere Wünsche nach Personalaufstockung, Prämien für Berufsrückkehrer, personeller Unterstützung durch Berufsaussteiger und einer Corona-Prämie für Pflegende im Fokus. Die Corona-Prämie wurde dabei auch insofern kritisch gesehen als befürchtet wurde, diese Prämie könne anstelle einer Erhöhung der Tariflöhne gewährt werden. Im Bereich des Krisenmanagements wurden prioritär eine volle Kostenübernahme von Sachmitteln, ausreichende Schutzkleidung und Desinfektionsmittel aber auch eine systematische und regelmäßige Testung von Pflegekräften sowie der Wunsch nach bundeseinheitlichen Handlungsanweisungen genannt.

Ergebnisse in Bezug auf die ambulante Pflege

Die an dieser Stelle berichteten Ergebnisse entstammen ebenfalls der zuvor beschriebenen Querschnittstudie. Zur Teilnahme wurde eine Gelegenheitsstichprobe von 9547 ambulanten Pflegediensten eingeladen, teilgenommen haben 755 Pflegedienste (7,9 %), hiervon waren Datensätze zu 701 Pflegediensten (7,3 %) auswertbar.

Tab. 2 Vergleich der Studienergebnisse und der amtlichen Statistik zu ambulanten Pflegediensten

Merkmal	Studienergebnis		Amtliche Statistik
Ambulante Pflegedienste	Stichprobe (N)	Hochrechnung[1]	
Mitarbeitende (Mittelwert)			
Personenzahl	37,5 (613)		27,8
Vollzeitäquivalente	19,8 (579)		18,9
Pflegekräfte (Mittelwert)			
Personenzahl	25,8 (595)		20,1
Vollzeitäquivalente	15,5 (543)		13,9
Trägerschaft (N = 674)			
Öffentlich	5,0 % (34)		1,4 %
Freigemeinnützig	33,8 % (228)		32,8 %
Privat	61,1 % (412)		65,8 %
Infizierte Klienten/Klientinnen	250	2499	
Verstorbene Klienten/Klientinnen	81	784	
Genesene Klienten/Klientinnen	113	1127	
Infizierte Mitarbeiter/Mitarbeiterinnen	116	1717	
Genesene Mitarbeiter/Mitarbeiterinnen	98	1462	

Vergleichsquellen: Statistisches Bundesamt 2019
[1]Die Werte aus der vorliegenden Stichprobe wurden anteilsmäßig auf die Anzahl aller Pflegebedürftigen in Deutschland zum Stichtag 05. Mai 2020 hochgerechnet

Corona in ambulanten Pflegediensten
Ambulante Pflegedienste in Deutschland waren ebenfalls deutlich von der ersten Pandemie-Welle betroffen (vgl. Tab. 2). Der Anteil von ambulant versorgten Pflegebedürftigen an allen infizierten Personen in Deutschland betrug zum Stichtag 05. Mai gemäß den Hochrechnungen knapp 2 %. In Bezug auf die Todesfälle war auch hier ein überproportional hoher Anteil zu erkennen: etwa 12 % aller Toten mit COVID-19 waren zuvor pflegebedürftig und wurden von einem ambulanten Pflegedienst versorgt, so dass auch dem Setting ambulante Pflegedienste eine erhöhte

Aufmerksamkeit in Bezug auf COVID-19-Erkrankungen und insbesondere Todesfälle zukommen sollte. Auch bei den Pflegediensten zeigten sich große Unterschiede
zwischen den Einrichtungen: etwas mehr als 80 % der Dienste hatten keine Klienten und Klientinnen mit laborbestätigter SARS-CoV-2-Infektion. Bei knapp einem
Drittel der Einrichtungen mit infizierten Klienten und Klientinnen (31,7 %) waren
gleichzeitig Mitarbeitende betroffen. Etwas mehr als fünf Prozent der ambulanten
Dienste wiesen sowohl Fälle unter den Mitarbeitenden als auch unter der Klientel
auf.

Beschäftigte von ambulanten Pflegediensten waren ebenfalls in besonderem
Maße betroffen. Der Anteil infizierter Mitarbeitender war in ambulanten Pfle-
gediensten doppelt so hoch wie in der Normalbevölkerung. Auffällig war, dass
Mitarbeitende bei Erkrankungsfällen unter der Klientel ein erhöhtes eigenes
Erkrankungsrisiko hatten, verglichen mit Diensten ohne Erkrankungsfälle.

Bei den Tests zeigten sich in Bezug auf die Zeit zwischen Durchführung und
Vorliegen des Ergebnisses keine großen Unterschiede zwischen Klientel und Mit-
arbeitenden. Ähnlich wie bereits bei Pflegeheimen wurde eine durchschnittliche
Wartezeit von 3–4 Tagen berichtet, was daraufhin deutet, dass es keine generelle
Priorisierung von Tests je nach Setting gegeben hat. Der Anteil von Klienten und
Klientinnen und Mitarbeitenden mit positiven Tests und gleichzeitig COVID-19-
typischen Symptomen war mit 66 % der Klientel sowie 85 % der Mitarbeitenden
deutlich höher als in Pflegeheimen – aber auch hier wurde ein beträchtlicher
Anteil von asymptomatischen bzw. präsymptomatischen Fällen mit entsprechendem
Infektionsrisiko berichtet.

Schutzmaterialen und personelle Ressourcen

Auch bei ambulanten Pflegediensten war zu Beginn der ersten Pandemiewelle ein
großer Mangel an Schutzmaterialien zu beklagen. Mehr als die Hälfte aller Dienste
(56 %) berichtete über einen Mangel an persönlichen Schutzausrüstungen, ein Drittel (34 %) einen Mangel an Flächendesinfektionsmitteln während dieser ersten
Welle, wobei sich diese Mangelsituation über die Zeit zwar entspannte, aber auch
im Mai 2020 noch deutlich vorhanden war (Schutzausrüstung: 24 %, Flächendesinfektion: 11 %). Vier von zehn Diensten (43 %) berichteten von (zumeist begrenzten)
Personalausfällen.

Auswirkungen auf die Versorgung

Für ambulant versorgte Menschen mit Pflege- und Unterstützungsbedarf zeigten sich deutliche Auswirkungen der Pandemie. Neben dem schon berichteten
Rückgang in Anspruch genommener Leistungen wurde insbesondere ein starker
Wegfall bezahlter Hilfskräfte aus dem Ausland (Live-Ins) benannt. In Kombination mit pandemiebedingt fehlenden teilstationären Versorgungsangeboten waren

nach Einschätzung aus den Pflegediensten viele häusliche Versorgungsarrange ments gefährdet/instabil oder gar nicht mehr sichergestellt. Fast die Hälfte der Pflegedienste berichtet dies für einen Teil ihrer Klientel.

Wünsche an die Politik
Wünsche an die Politik unterscheiden sich im Bereich der ambulanten Pflegedienste nicht wesentlich von den zuvor beschriebenen Wüschen der Pflegeheime und wurden im Bereich Personal und Krisenmanagement geäußert. In Bezug auf Wünsche an Kostenträger, die aus Sicht der befragten Dienste dabei unterstützen sollten, die Herausforderungen der Pandemie-Situation zu bewältigen, zeigen sich hohe Zustimmungsraten für finanzielle Anreize wie einer „Corona-Prämie" für Pflegende oder einer Prämie für Berufsrückkehrer. Auch personelle Unterstützung durch Berufsaussteiger*innen oder ausländische Kräfte trafen auf eine Zustimmung von mehr als der Hälfte der Dienste.

In Bezug auf das direkte Krisenmanagement wurden ebenfalls analog zu Pflegeheimen insbesondere die volle Kostenübernahme für Sachmittel, eine ausreichende Zurverfügungstellung von Schutzmaterialien aber auch bundeseinheitliche Handlungsanweisungen von fast allen Diensten angemahnt. Eine systematische und regelmäßige Testung von Pflegekräften wurde ebenso wie eine zugehende dienstbezogene Unterstützung und Beratung bei der Infektionsprävention und -kontrolle in den Diensten durch das zuständige Gesundheitsamt und das Aussetzen externer Prüfungen während der Pandemie befürwortet.

Ergebnisse aus der Sicht von versorgenden Angehörigen
Die hier berichteten Ergebnisse entstammen einer Querschnittstudie, die von der Universität Bremen vom 08. Juni bis zum 12. August 2020 deutschlandweit in Kooperation mit der DAK Gesundheit und dem Verein wir pflegen e. V. als Onlinebefragung durchgeführt wurde. Für eine genaue Beschreibung der Methodik und der Ergebnisse vgl. auch Rothgang und Wolf-Ostermann (2020). Erfragt wurden neben soziodemografischen Merkmalen Angaben zur Wahrnehmung der Pandemie-Situation, zum Vorkommen des SARS-CoV-2-Virus im Pflegearrangement, Auswirkungen der Pandemie, z. B. in Bezug auf eine veränderte Versorgungssituation, der eigenen gesundheitlichen Situation, dem Belastungsempfinden aber auch zu Wünschen bzgl. einer Unterstützung. Zur Teilnahme wurde eine Gelegenheitsstichprobe von 24.500 DAK-Versicherten, informell Pflegenden gemäß § 19 SGB XI im erwerbsfähigen Alter (bis 67 Jahre) sowie Mitglieder des Vereins „wir pflegen e. V." eingeladen, teilgenommen haben 1357 Personen, hiervon waren Datensätze zu 1296 Personen auswertbar – bezogen auf DAK-Versicherte belief sich Rücklaufquote auf 5 % (1173 Personen).

Corona in der häuslichen Versorgung
Versorgende Angehörige berichten für die erste Pandemiewelle in Deutschland einen in etwa vergleichbaren Anteil von laborbestätigt Infizierten wie ambulante Pflegedienste. Nach Angaben der ambulanten Pflegedienste betrug dieser Anteil zum Stichtag 05. Mai etwa 1,5 % (s. auch Tab. 2) – versorgende Angehörige benannten einen Anteil von 1,4 % (vgl. Tab. 3). Der Anteil positiv getesteter informell Pflegender war in der Stichprobe mit 0,7 % nur halb so groß – aber immer noch deutlich höher als insgesamt in der Bevölkerung mit 0,24 %, wenn man knapp 198.178 bestätigt Infizierte (Stand 10. Juli 2020, mittleres Befragungsdatum, RKI 2020e) in das Verhältnis zu Gesamtbevölkerung in Deutschland (83,1 Mio., Statistisches Bundesamt, 2020) setzt.

Gut zwei Drittel der Befragten gaben dabei an, gut über die Coronavirus-Pandemie informiert zu sein, in ihrer Rolle als versorgende Angehörige fühlte sich allerdings nur knapp ein Fünftel der Befragten (19 %) bei den Maßnahmen gegen die Coronavirus-Pandemie angemessen berücksichtigt.

Schutzmaterialien und persönliche Ressourcen
Etwa ein Sechstel aller versorgenden Angehörigen berichteten, mindestens 1–2-mal wöchentlich oder häufiger keinen ausreichenden Zugang zu Schutzmaterialien und Desinfektionsmitteln gehabt zu haben. Wie auch in der professionellen Pflege (Wolf-Ostermann & Rothgang, 2020) hat sich die Situation seit Beginn der Pandemie deutlich verbessert. Dennoch war der Anteil an Personen, die das Fehlen von Schutzmaterialien beklagten, immer noch hoch.

Mehr als die Hälfte (57 %) der versorgenden Angehörigen gab an, dass sich der tägliche Zeitaufwand für die Pflege in der Corona-Pandemie erhöht hat. Dieser erhöhte Zeitaufwand dürfte insbesondere auf die sich verändernde Rahmenbedingungen wie weniger soziale Unterstützung, erhöhter Aufwand für die Bewältigung des Alltags mit Pflegebedürftigen, geringere Unterstützung durch versorgende Institutionen, mehr Personen im Haushalt unter Quarantänebedingungen oder auch veränderte Arbeitsbedingungen zurückgehen.

Auswirkungen auf die Versorgung
Mehr als die Hälfte aller Befragten (59 %) berichteten von einer veränderten Versorgungssituation aufgrund der Pandemie bei Angeboten professioneller Dienstleister. Die Situation war durch stark rückläufige Inanspruchnahmen geprägt, wobei die Ursache für den Rückgang der Nutzung sowohl darauf zurückzuführen war, dass Dienstleister das Angebot aufgrund der Coronavirus-Pandemie nicht mehr anboten, als auch darauf, dass die Pflegehaushalte das Angebot wegen der damit verbundenen Infektionsgefahr nicht mehr in Anspruch nahmen. Eine rückläufige Nutzung professioneller Pflegedienste erhöhte – ceteris paribus – den Bedarf an informeller

Tab. 3 Studienergebnisse für informell Pflegende

Merkmal	Studienergebnis
Informell Pflegende	
Alter in Jahren (MW, SD)	52,6 (9,6)
Geschlecht (%, N)	
Weiblich	86,5 (1091)
Männlich	13,4 (169)
Divers	0,2 (2)
Erwerbsstatus (%, N)	
≥ 20 h/Woche	25,7 (318)
< 20 h/Woche	23,5 (291)
Nicht erwerbstätig	50,8 (629)
Unterstützung durch Dienstleister (%, N)	
Ambulante Pflegedienste	20,6 (261)
Tagespflege	5,5 (70)
Live-Ins	2,7 (34)
Keine Unterstützung	47,9 (606)
Beziehung zur zu pflegenden Person (%, N)	
(Ehe-)Partner	21,0 (259)
Eltern	26,4 (327)
(Schwieger)Kinder	48,8 (592)
Andere	3,8 (46)
Entfernung zur gepflegten Person (%, N)	
Im selben Haushalt/Haus	80,7 (994)
In der Nachbarschaft/im selben Ort	13,3 (164)
Sonstiges	6,0 (73)
Mit SARS-CoV 2 positiv getestet (%, N)	
Ja	0,7 (8)
Nein	96,9 (1188)
Unbekannt	2,4 (30)
Pflegebedürftige	
Alter (MW, SD)	48,7 (30,9)
Geschlecht (%, N)	
Weiblich	48,3 (604)

(Fortsetzung)

Tab. 3 (Fortsetzung)

Merkmal	Studienergebnis
Männlich	51,6 (646)
Divers	0,1 (1)
Pflegegrad (%, N)	
Pflegegrad 1	0,5 (6)
Pflegegrad 2	23,9 (288)
Pflegegrad 3	33,1 (399)
Pflegegrad 4	22,6 (273)
Pflegegrad 5	19,7 (238)
Keine Einstufung	0,2 (2)
Demenzielle Erkrankungen (%, N)	
Ja	22,2 (252)
Nein	77,8 (884)
Mit SARS-CoV 2 positiv getestet (%, N)	
Ja	1,4 (17)
Nein	97,1 (1192)
Unbekannt	1,5 (19)

Pflege. Die Belastungssituation der pflegenden Angehörigen erhöhte sich während der ersten Pandemiewelle merklich (COPE-Skala (McKee et al. (2003):7–28): 13,9 vor der Pandemie, 15,7 während der Pandemie).

Wünsche an die Politik
Die Coronavirus-Pandemie hat für informelle Pflegepersonen zu erheblichen Belastungssteigerungen geführt und zudem bereits vorhandene Vereinbarkeitsprobleme von Beruf, Familie und Pflege geführt, sodass hier insbesondere bei berufstätigen, informell Pflegenden finanzielle Gesichtspunkte im Vordergrund standen. Dies betraf zum einen Wüsche zur freien Verfügbarkeit von finanziellen Zuwendungen (z. B. Entlastungsbeträge aber auch Budgets für Tages- oder Nachtpflege), um Hilfen flexibler und individuell finanzieren zu können, aber auch den Wusch nach flexiblen Arbeitszeiten und/oder Freistellungszeiten mit Lohnfortzahlungen. Daneben dominierte der Wunsch nach ausreichender Versorgung mit Schutzmaterialien und einer Ausweitung von Tests.

Schlussfolgerungen

Zunächst einmal bleibt festzuhalten, dass alle drei betrachteten Settings (stationäre Langzeitpflege sowie formelle und informelle ambulante Langzeitpflege) und auch die dort tätigen sehr unterschiedlichen Akteure eines gemeinsam haben: Die Versorgungssituation von Menschen mit Pflegebedarf ist dadurch gekennzeichnet ist, dass

- sie eine sehr große Anzahl von Personen mit einer zum Teil hohen Vulnerabilität betrifft,
- ein deutlich erhöhtes Infektionsrisiko – sowohl für Gepflegte als für Pflegende – mit erheblichen Auswirkungen auf Mortalität oder auch prekäre Versorgungssituationen besteht,
- einfach durchzuführende Schutzmaßnahmen wie etwa eine physische Distanzierung im Bereich der direkten Versorgung nicht anwendbar sind.

In der ersten Welle entfielen in Deutschland etwa die Hälfte aller Todesfälle mit COVID-19 auf Heimbewohner und Heimbewohnerinnen und annähernd zwei Drittel auf die Gruppe der Pflegebedürftigen insgesamt. Um die Zahl der Patienten und Patientinnen mit schwersten Verläufen und Todesfälle mit COVID-19 zu verhindern, ist es daher essentiell, ein Eindringen und eine Ausbreitung des Virus insbesondere in Pflegeheimen zu verhindern. Dies ist jedoch nur eine Seite der Medaille – da sie ausschließlich auf das Infektionsgeschehen und die damit verbundenen Risiken in Bezug auf Morbidität und Mortalität fokussiert. Auf der anderen Seite ist inzwischen bekannt, dass physische Distanzierung und die daraus resultierende soziale Isolation ebenfalls schwere Folgen für Heimbewohner und Heimbewohnerinnen hat (Armitage & Nellums, 2020; Courtin & Knapp, 2017; Seidler et al., 2020; Verbeek et al., 2020), sodass eine einseitige Fokussierung auf Isolation zu kurz greift.

Versorgungspolitisch ergibt sich daraus die Forderung, dass eine derartig weitreichende Kontaktsperre weitgehend vermieden werden sollte. Pflegeeinrichtungen stehen dabei jedoch vor einem grundsätzlichen Dilemma: es gilt, die Ausbreitung des Virus zu stoppen, ohne dabei Vereinsamungstendenzen zu befördern. Dies kann nur durch einen Maßnahmenmix gelingen, der sowohl zu Pflegende und ihre An- und Zugehörigen als auch Mitarbeitende in den Einrichtungen/Diensten berücksichtigt. Hierbei könnten regelmäßige Antigen-Schnelltests, wie sie seit Oktober 2020 zur Verfügung stehen, einen zentralen Beitrag leisten, indem sie beispielsweise vor dem Besuch einer Pflegeeinrichtung verbindlich durchgeführt werden – auch wenn die Sensitivität dieser Antigentests derzeit noch deutlich niedriger als die der PCR-Tests sind. Ergänzend zu notwendig verschriebenen negativen (Schnell-)Testergebnissen sind – neben der Einhaltung von Hygieneregeln – weitere Schritte denkbar, wie eine Begrenzung der Zahl der Besuchenden auf einen festen Personenkreis, die Nutzung ausgewiesener Besuchsräume und die kompensatorische Nutzung digitaler Kommunikation, um Sozialkontakte auch zu den Menschen ermöglichen, die auf einen physischen Besuch verzichten müssen. Gleichermaßen sollten auch das Personal der Pflegeheime und von ambulanten Pflegediensten regelmäßig in kurzen Abständen mittels Antigentest getestet werden.

Neben dem Eindringen des Virus in ein Versorgungssetting, ist auch seine Verbreitung zu bekämpfen. Auch hierzu können Schnelltests einen Beitrag leisten, indem bspw. in Pflegeheimen alle Bewohner und Bewohnerinnen und Beschäftigten unmittelbar nach Bekanntwerden eines Falls sofort getestet werden, so das positive Bewohner und Bewohnerinnen isoliert und positive Beschäftige schon freigestellt werden können, während die Ergebnisse der PCR-Testung noch nicht vorliegen. Für ambulante Versorgungssituationen wäre ein analoges Vorgehen vorzusehen.

Neben der ausreichenden Zurverfügungstellung von Schutzmaterialien und Tests sollte Pflegeheimen und ambulanten Diensten eine einheitliche Richtlinie an die Hand gegeben werden, wie in welchen konkreten Pandemiesituationen zu handeln ist – um wichtige Handlungsempfehlungen nicht der jeweiligen Kompetenz und dem Zufall vor Ort zu überlassen. Darauf aufbauend erscheint es sinnvoll, Stufenpläne zu erarbeiten, sodass im Fall des Auftretens einer Infektion auf ein zuvor ausgearbeitetes Handlungsschema zurückgegriffen werden kann. Dies könnte auch nach Corona für mögliche andere Pandemie-Situationen vorbeugend hilfreich sein.

Da sowohl der Infektionsschutz als auch die Aufrechterhaltung von Sozialkontakten wichtige Ziele sind, stehen Einrichtungen und Dienste vor der Aufgabe, im Rahmen staatlicher Vorgaben schwierige Abwägungen selbst durchzuführen und ergänzend in digitale Lösungen zu investieren, um zumindest in Fällen, wo dies möglich ist, Folgen einer sozialen Isolation abzumindern. Der Einsatz von unterstützender Technik in der Pflege könnte auch dazu beitragen, eines der brennendsten generellen Probleme in der Versorgung – nämlich den Mangel an Pflegepersonal – zumindest in Teilen zu kompensieren. Zu verhindern, dass Pflegekräfte systematisch überfordert werden – in Pandemiesituationen, aber auch darüber hinaus bereits in der alltäglichen Pflege – ist von größter Bedeutung. Hierzu können eine qualifizierte (auch akademische) Ausbildung, eine situationsangepasste Personalausstattung, wie sie für Pflegeheime im vorgelegten Personalbemessungsverfahrens abgebildet wird (Rothgang et al., 2020a), und eine angemessene Entlohnung und Wertschätzung beitragen.

Für informell Pflegende ist es zudem wichtig, dass auch in Pandemiesituationen ausreichend Entlastungsangebote zur Verfügung stehen, um eine ausreichende Versorgung ihrer Angehörigen sicherzustellen. Die Vereinbarkeit von Pflege, Familie und Beruf sollte weiter unterstützend vorangetrieben werden, dies auch unter dem

Gesichtspunkt, dass gerade Frauen hier noch immer eine Hauptlast in der Versorgung tragen.

Aus forschungspolitischer Sicht ist es notwendig, zum einen flexibel und schnell Mittel zur Erforschung einer Pandemie zur Verfügung zu stellen. Eine bisher übliche Forschungsstruktur mit langwierigen Antragsphasen und Bewilligungsprozessen wird dem nicht gerecht. Im Fokus der Forschung sollten dabei nicht nur virologische und medizinische Fragestellungen stehen. Mit Blick auf die Pflege sind vielmehr insbesondere auch Fragestellungen einer umfassenderen Versorgungssicht – auch mit Blick etwa auf Folgen der sozialen Gesundheit – dringend notwendig. Und nicht zuletzt gilt es, Veröffentlichungsstrategien etablierter wissenschaftlicher Journale zu überdenken, um Ergebnisse aus Forschungsprozessen zeitnah etwa in Form von Preprints zur Verfügung zu stellen, um trotz unverzichtbarer Qualitätssicherungsstrategien durch peer-review-Prozesse eine schnelle Veröffentlichung zu ermöglichen.

Fazit

Die COVID-19-Pandemie hat große versorgungs- und forschungspolitische Konsequenzen für Menschen mit Pflegebedarf und ihre versorgenden Angehörigen sowie Beschäftigte in allen Pflegesettings, aber auch für die Pflegewissenschaft. Ersteres ergibt sich direkt aufgrund der großen Anzahl von betroffenen Personen mit einer zum Teil hohen Vulnerabilität und einem deutlich erhöhten Infektionsrisiko und z. T. prekären Versorgungssituationen. Dies macht es zweitens erforderlich, im Rahmen evidenzbasierten Handelns qualitativ hochwertige Forschungsergebnisse zu erarbeiten und dieses auch schnellstmöglich zu tun, um Ergebnisse zeitnah in ein zielgerichtetes Versorgungshandeln umzusetzen. Genau hier zeigen sich jedoch auch Grenzen und Schwierigkeiten des derzeitigen Wissenschaftssystems. Forschungsmittel werden – wenn sie kurzfristig zur Verfügung stehen – primär neben der Entwicklung von Impfstoffen in virologische oder epidemiologische Forschungsfelder investiert, weniger in Themen einer pflegewissenschaftlich geprägten Versorgungsforschung trotz der großen Relevanz. Pflegewissenschaftliche Versorgungsforschung ohne Mittel ist jedoch sicher keine tragende und zukunftsweisende Vision. Hier wäre es zukünftig wichtig, pflegewissenschaftliche Forschung stärker in den Fokus einer versorgungspolitisch wichtigen Disziplin zu rücken.

Reflexionskasten

Mögliche Lehren für die zweite Welle und zukünftige Pandemien

- Kontaktbeschränkungen für Pflegebedürftige beinhalten die Gefahr der sozialen Isolation für die Pflegebedürftigen. Ziel sollte es daher sein, derartige Kontaktbeschränkungen so weit wie möglich zu vermeiden. Insoweit dies nicht möglich ist, sollten insbesondere Pflegeheime die Fähigkeit ihrer Bewohner*innen zur digitalen Kommunikation stärken, durch technische Ausstattung und Anleitung. In der ersten Welle gab es hierfür viele positive Beispiele.
- Die erste Welle hat ambulante und stationäre Pflegeeinrichtungen unvorbereitet getroffen.

Autorenkasten

Karin Wolf-Ostermann
Professorin
Universität Bremen
Leiterin der Abteilung
Pflegewissenschaftliche Versorgungsforschung
Institut für Public Health und Pflegeforschung (IPP)
Universität Bremen
Fachbereich Human- und Gesundheitswissenschaften, Universität Bremen
Aktuelle Veröffentlichungen:
- Wolf-Ostermann, Karin/Schmidt, Annika/Preuss, Benedikt/Heinze, Franziska/Seibert, Kathrin/Friedrich, Anna-Carina/Domhoff, Dominik/Stolle, Claudia/Rothgang, Heinz (2020): Pflege in Zeiten von Corona: Ergebnisse einer deutschlandweiten Querschnittstudie zu ambulanten und teilstationären Pflegeeinrichtungen, in: Pflege 33 (5), 277–288 https://doi.org/10.1024/1012-5302/a000761
- Krick, Tobias/Huter, Kai/Seibert, Kathrin/Domhoff, Dominik/Wolf-Ostermann, Karin (2020) Measuring the effectiveness of digital nursing technologies: Development of a comprehensive digital nursing technology outcome framework based on a scoping review
- BMC Health Serv Res 20, 243 (2020). https://doi.org/10.1186/s12913-020-05106-8

- Rothgang, Heinz/Wolf-Ostermann, Karin/Domhoff, Dominik/Friedrich, Anna Carina/Heinze, Franziska/Preuss, Benedikt/Schmidt, Annika/Seibert, Kathrin/Stolle, Claudia (2020): Care Homes and Covid-19: Results of an Online Survey in Germany. https://ltccovid.org/2020/07/16/care-homes-and-covid-19-results-of-an-online-survey-in-germany, Arbeitsschwerpunkte: Ambulante und stationäre Langzeitpflege, Pflege und Technik, Versorgung von Menschen mit Demenz
Kontaktaddresse: wolf-ostermann@uni-bremen.de

Heinz Rothgang
  Professor an der Universität Bremen
  Leiter der Abteilung Gesundheit, Pflege, Alterssicherung
  SOCIUM Forschungszentrum Ungleichheit und Sozialpolitik, Universität Bremen
Aktuelle Veröffentlichungen:

- Rothgang, Heinz/Domhoff, Dominik/Friedrich, Anna-Carina/Heinze, Franziska/Preuss, Benedikt/Schmidt, Annika/Seibert, Kathrin/Stolle, Claudia/Wolf-Ostermann, Karin (2020): Pflege in Zeiten von Corona: Zentrale Ergebnisse einer deutschlandweiten Querschnittsbefragung vollstationärer Pflegeheime, in: Pflege, 33 (5), 265–275; https://doi.org/10.1024/1012-5302/a000760
- Rothgang, Heinz/Fünfstück, Mathias/Kalwitzki, Thomas/Stolle, Claudia (2020): Personalbemessung in der Langzeitpflege, in: Gaertner, Thomas/Knoblich, Stephan/Muck, Thomas/Rieger, Martin (Hrsg.): Die Pflegeversicherung, 4. aktualisierte, überarbeitete und erweiterte Auflage. Berlin: De Gruyter, 749–760.
- Schulz, Maike/Czwikla, Jonas/Tsiasioti, Chrysanthi/Schwinger, Antje/Gand, Daniel/Schmiemann, Guido/Schmidt, Annika/Wolf-Ostermann, Karin/Kloep, Stephan Kloep/Heinze, Franziska/Rothgang, Heinz (2020): Differences in medical specialist utilization among older people in need of long-term care – results from German health claims data, in: International Journal for Equity in Health (IJEH), https://doi.org/10.1186/s12939-020-1130-z.
Arbeitsschwerpunkte: Stationäre Langzeitpflege, Pflege und Technik, Pflegeversicherung
Kontaktadresse: Mary-Somerville-Straße 3, 28359 Bremen, rothgang@uni-bremen.de

Literatur

Armitage, R., & Nellums, L. B. (2020). COVID-19 and the consequences of isolating the elderly. *The Lancet Public Health, 5*(5), e256. https://doi.org/10.1016/S2468-266 7(20)30061-X.

BMG – Bundesministeriums für Gesundheit. (2020a). *Coronavirus SARS-CoV-2: Chronik der bisherigen Maßnahmen.* https://www.bundesgesundheitsministerium.de/coronavirus/ chronik-coronavirus.html. Zugegriffen: 29. Okt. 2020.

BMG – Bundesministeriums für Gesundheit. (2020b). *Pflegeversicherung, Zahlen und Fakten.* https://www.bundesgesundheitsministerium.de/themen/pflege/pflegeversicher ung-zahlen-und-fakten.html. Zugegriffen: 29. Okt. 2020.

Comas-Herrera, A., Zalakaín, J., Lemmon, E., Henderson, D., Litwin, C., Hsu, A. T., Schmidt, A. E., Arling G., & Fernández, J. (2020). *Mortality associated with COVID-19 in care homes: international evidence.* International Long-term Care Policy Network ILPN. https://ltccovid.org/wp-content/uploads/2020/10/Mortality-associated-with-COVID-among-people-living-in-care-homes-14-October-2020-4.pdf. Zugegriffen: 29. Okt. 2020.

Courtin, E., & Knapp, M. (2017). Social isolation, loneliness and health in old age: A scoping review. *Health & Social Care in the Community, 25,* 799–812.

Domhoff, D., Seibert, K., Rothgang, H., & Wolf-Ostermann, K. (im Druck). Die Nutzung von digitalen Kommunikationstechnologien in ambulanten und stationären Pflegeeinrich-tungen während der Covid-19-Pandemie. In D. Frommeld, U. Scorna, S. Haug, & K. Weber (Hrsg.), *Gute Technik für ein gutes Leben im Alter? Akzeptanz, Chancen und Herausforderungen altersgerechter Assistenzsysteme.* transcript.

ECDC Public Health Emergency Team, Danis, K., Fonteneau, L., Georges, S., Daniau, C., Bernard-Stoecklin, S. et al. (2020). High impact of COVID-19 in long-term care facilities, suggestion for monitoring in the EU/EEA. *Euro Surveill, 25*(22). https://doi.org/10.2807/ 1560-7917.ES.2020.25.22.2000956. Zugegriffen: 29. Okt. 2020.

Eurocarers. (2020). *Number of carers and existing support measures across the EU.* https:// eurocarers.org/publications/number-of-carers-and-existing-support-measures-across-the-eu/. Zugegriffen: 29. Okt. 2020.

McKee, K. J., Philp, I., Lamura, G., Prouskas, C., Öberg, B., Krevers, B., Spazzafumo, L., Bien, B., Parker, C., Nolan, M. R., & Szczerbinska, K. (2003). The COPE index–A first stage assessment of negative impact, positive value and quality of support of caregiving in informal carers of older people. *Aging & Mental Health, 27*(1), 39–52. https://doi.org/ 10.1080/1360786021000006956.

RKI – Robert Koch-Institut. (2020a). Täglicher Lagebericht des RKI zur Coronavirus-Krankheit-2019 (COVID-19). 04.12.2020 Aktualisierter Stand für Deutschland. https://www.rki.de/DE/Content/InfAZ/N/Neuartiges_Coronavirus/Situationsberichte/Dez_2020/2020-12-04-de.pdf?__blob=publicationFile. Zugegriffen: 5. Dez. 2020.

RKI – Robert Koch-Institut. (2020b). *COVID-19-Dashboard. Auswertungen basierend auf den aus den Gesundheitsämtern gemäß IfSG übermittelten Meldedaten.* https://experience.arcgis.com/experience/478220a4c454480e823b17327b2bf1d4/page/page_0/.

RKI – Robert Koch-Institut. (2020c). Täglicher Lagebericht des RKI zur Coronavirus-Krankheit-2019 (COVID-19). 05.05.2020 Aktualisierter Stand für Deutschland. https://www.rki.de/DE/Content/InfAZ/N/Neuartiges_Coronavirus/Situationsberichte/2020-05-05-de.pdf?__blob=publicationFile. Zugegriffen: 29. Okt. 2020.

RKI – Robert Koch-Institut. (2020d). Täglicher Lagebericht des RKI zur Coronavirus-Krankheit-2019 (COVID-19). 09.06.2020 Aktualisierter Stand für Deutschland. https://www.rki.de/DE/Content/InfAZ/N/Neuartiges_Coronavirus/Situationsberichte/2020-06-09-de.pdf?__blob=publicationFile. Zugegriffen: 29. Okt. 2020.

RKI – Robert Koch-Institut. (2020e). Täglicher Lagebericht des RKI zur Coronavirus-Krankheit-2019 (COVID-19). 05.07.2020 Aktualisierter Stand für Deutschland. https://www.rki.de/DE/Content/InfAZ/N/Neuartiges_Coronavirus/Situationsberichte/2020-07-05-de.pdf?__blob=publicationFile. Zugegriffen: 29. Okt. 2020.

RKI – Robert Koch-Institut. (2020f). *Informationen und Hilfestellungen für Personen mit einem höheren Risiko für einen schweren COVID-19-Krankheitsverlauf.* https://www.rki.de/DE/Content/InfAZ/N/Neuartiges_Coronavirus/Risikogruppen.html. Zugegriffen: 29. Okt. 2020.

Rothgang, H., & Wolf-Ostermann, K. (2020). *Zur Situation der häuslichen Pflege in Deutschland während der Corona-Pandemie Ergebnisse einer Online-Befragung von informellen Pflegepersonen im erwerbsfähigen Alter.* https://www.socium.uni-bremen.de/uploads/Sch nellbericht_Befragung_pflegender_Angehoriger_-_print.pdf. Zugegriffen: 29. Okt. 2020.

Rothgang, H. et al. (2020a). *Zweiter Zwischenbericht im Projekt Entwicklung eines wissenschaftlich fundierten Verfahrens zur einheitlichen Bemessung des Personalbedarfs in Pflegeeinrichtungen nach qualitativen und quantitativen Maßstäben gemäß § 113c SGB XI (PeBeM).* https://www.gs-qsa-pflege.de/wp-content/uploads/2020/02/2.-Zwischenbericht-Personalbemessung-%C2%A7-113c-SGB-XI.pdf. Zugegriffen: 29. Okt. 2020.

Rothgang, H., Domhoff, D., Friedrich, A. C., Heinze, F., Preuß, B., Schmidt, A., Seibert, K., Stolle, C., & Wolf-Ostermann, K. (2020). Pflege in Zeiten von Corona: Zentrale Ergebnisse einer deutschlandweiten Querschnittsbefragung vollstationärer Pflegeheime. *Pflege, 33*(5), 265–275. https://doi.org/10.1024/1012-5302/a000760.

Seidler, A., Schubert, M., Petereit-Haack, G., Horn, A., Kämpf, D., & Westerman, R. (2020). *Soziale Isolation als Sterblichkeitsrisiko für ältere Menschen.* http://www.public-health-covid19.de/images/2020/Ergebnisse/2020_05_18_fact_sheet_soziale-isolation-als-mor talita__tsrisiko_1.pdf. Zugegriffen: 29. Okt. 2020.

Statista. (2020). *Entwicklung der weltweiten Fallzahl des Coronavirus (COVID-19) seit Januar 2020.* https://de.statista.com/statistik/daten/studie/1094950/umfrage/entwic klung-der-weltweiten-fallzahl-des-coronavirus/. Zugegriffen: 29. Okt. 2020.

Statistisches Bundesamt. (2017). *Pflegestatistik. Pflege im Rahmen der Pflegeversicherung. Deutschlandergebnisse.* https://www.destatis.de/DE/Themen/Gesellschaft-Umwelt/Ges undheit/Pflege/Publikationen/Downloads-Pflege/pflege-deutschlandergebnisse-522400 1179004.pdf?__blob=publicationFile. Zugegriffen: 29. Okt. 2020.

Statistisches Bundesamt. (2020). *Bevölkerung – Bevölkerungsstand.* https://www.destatis. de/DE/Themen/Gesellschaft-Umwelt/Bevoelkerung/Bevoelkerungsstand/_inhalt.html. Zugegriffen: 29. Okt. 2020.

Stolle, C., Schmidt, A., Domhoff, D., Friedrich, A. C., Heinze, F., Preuß, B., Seibert, K., Rothgang, H., & Wolf-Ostermann, K. (2020). Bedarfe der Langzeitpflege in der COVID-19-Pandemie. *Zeitschrift Für Geriatrie Und Gerontologie.* https://doi.org/10.1007/s00 391-020-01801-7.

Unabhängiger Beirat für die Vereinbarkeit von Pflege und Beruf. (2019). *Erster Bericht des unabhängigen Beirats für die Vereinbarkeit von Pflege und Beruf.* https://www.bmf sfj.de/blob/138138/1aac7b66ce0541ce2e48cb12fb962eef/erster-bericht-des-unabhaeng igen-beirats-fuer-die-vereinbarkeit-von-pflege-und-beruf-data.pdf. Zugegriffen: 29. Okt. 2020.

Verbeek, H., Gerritsen, D. L., Backhaus, R., de Boer, B. S., Koopmans, R. T. C. M., & Hamers, J. P. H. (2020). Allowing visitors back in the nursing home during the COVID-19 crisis: A Dutch national study into first experiences and impact on well-being. *JAMDA, 21*(7), 900–904.

Wolf-Ostermann, K., & Rothgang, H. (2020). *Zur Situation der Langzeitpflege in Deutschland während der Corona-Pandemie- Ergebnisse einer Online-Befragung in Einrichtungen der (teil)stationären und ambulanten Langzeitpflege.* https://www.uni-bre men.de/fb11/corona-update-fb11/zur-situation-der-langzeitpflege-in-deutschland-wae hrend-der-corona-pandemie. Zugegriffen: 29. Okt. 2020.

Wolf-Ostermann, K., Schmidt, A., Preuß, B., Heinze, F., Seibert, K., Friedrich, A. C., Domhoff, D., Stolle, C., & Rothgang, H. (2020). Pflege in Zeiten von Corona: Ergebnisse einer deutschlandweiten Querschnittbefragung von ambulanten Pflegediensten und teilstationären Einrichtungen. *Pflege, 33*(5), 277–288. https://doi.org/10.1024/1012-5302/a000761.

Pflege in Zeiten von Corona: Diskursanalyse zur gesellschaftlichen Anerkennung Pflegender

Marie Florence Labonte

Zusammenfassung

Die Corona-Pandemie und die damit gesteigerte mediale Aufmerksamkeit gegenüber Pflegefachkräften zeigen sich in unterschiedlich aufbereiteten Sendeformaten im Fernsehen. Auch Talkshows gehören zu den Formaten, die häufig aktuelle Themen aufgreifen und sie somit dem öffentlichen Diskurs zuführen. Vor allem Talkshows eignen sich daher zur Erfassung des aktuellen Diskurses, um die Arbeit und Relevanz von Pflegepersonen in unterschiedlichen Settings öffentlich darzustellen. Dabei können unterschiedlich konstruierte Strukturen von Phänomenen aufgedeckt und die Rolle von Pflegenden in der Gesellschaft analysiert werden. In einer Analyse dreier Talkshows, die stellvertretend für den Diskurs um Pflegende in der Gesellschaft stehen, konnten verschiedene Ansichten und Zuschreibungen herausgearbeitet werden. Vor allem durch die Pandemie der COVID-19-Erkrankung wurde die mediale Aufmerksamkeit auf das Gesundheitssystem gelenkt und dadurch der Diskurs zum Pflegeberuf neu belebt. Mit Rückgriff auf die wissenssoziologische Diskursanalyse von Reiner Keller (2011b) konnten aus diesem beispielhaften Diskurs verschiedene Ergebnisse entwickelt werden. Aus diesen ergaben sich weitere Fragen um den Kampf der Anerkennung von Pflegenden in der Gesellschaft, deren Grundlage von Axel Honneth (Kampf um Anerkennung. Zur moralischen Grammatik sozialer Konflikte, Suhrkamp, 2018) begründet wurde und

M. F. Labonte (✉)
Pflegewissenschaft, PTHV, Koblenz, Deutschland
E-Mail: marie.labonte@k-z-s.de

zu einer Diskussion über die Wertschätzung von Pflegefachpersonen in der aktuellen Situation führt.

Schlüsselwörter

Corona • Talkshows • Diskursanalyse • Pflegesettings • Anerkennung

1 Einleitung: Mediale Debatte um den Stand der Pflegefachkräfte während der Corona-Pandemie

Der Ausbruch der Corona-Pandemie in Deutschland führte auf unterschiedlichen gesellschaftlichen Ebenen zu Herausforderungen. Neben sozialen, wirtschaftlichen und politischen Problemen wurden gleichzeitig Defizite im Bereich der Gesundheitsversorgung zutage gefördert, die zum Teil bereits seit einigen Jahren bestehen und in Zeiten einer erhöhten Leistungsanforderung besonders zum Tragen kommen. Zu dieser gesundheitlichen Versorgung der Bevölkerung gehört zu einem großen Anteil die Arbeit von professionellem Pflegepersonal, das in unterschiedlichen Settings für die Pflege von kranken oder alten Menschen zuständig ist.

Diesem Pflegepersonal wurde vor allem in der frühen Phase der Virusausbreitung ein hohes Interesse und Wertschätzung seitens der Bevölkerung entgegengebracht. Diese Wertschätzung und das gesteigerte Interesse an diesem Berufsstand zeigten sich auch in der medialen Darstellung des Berufes und der darin dargestellten hohen Einsatzbereitschaft und Relevanz, die mit diesem verbunden sind. Wie die mediale Darstellung tatsächlich geprägt ist und welche Wahrheiten und Zusammenhänge von Phänomenen in Bezug auf die Pflegefachkräfte konstruiert wurden, konnte in einer vorangegangenen Arbeit analysiert und dargestellt werden. Zur Analyse dienten dazu drei Talkshows, die sowohl die aktuelle Lage um Corona thematisierten und gleichzeitig die Arbeit von Pflegefachpersonal in den Blick nahmen. Entsprechend des medialen Diskurses, der sich vor allem in der ersten Hälfte des Jahres 2020 mit Pflegethemen im Zusammenhang mit der COVID-19-Erkrankung beschäftigte, wurden Talkshows im genannten Zeitraum ausgewählt. Die Ergebnisse zeigten zum einen bisher bereits bekannte oberflächliche Probleme in der pflegerischen Versorgung und der Ausstattung von und mit Personal, zum anderen jedoch auch tiefer liegende Gründe für die außerhalb der Krise geringe Wertschätzung und die geringe Bezahlung von Pflegepersonal.

2   Diskursanalyse dreier Talkshows

Auswahl der Talkshows und Analyseschritte
Zur Analyse des Diskurses wurden drei Talkshows aus unterschiedlichen Zeitpunkten der Pandemie gewählt. Zur Auswahl standen unterschiedliche vor allem politisch geprägte Talkshows aus einem Zeitraum von März bis Juli 2020. Kriterien, die die folgende Auswahl begründeten, waren zum einen die quantitativ häufige Thematisierung der Arbeit von Pflegefachkräften, zum anderen jedoch auch die physische Teilnahme am Diskurs durch Gäste aus der professionellen Pflegearbeit. Unter diesen Kriterien konnten schließlich drei Talkshows ausgewählt werden. In der Talkshow von Maybrit Illner, die am 26. März 2020 im ZDF ausgestrahlt wurde, war die Fachkrankenschwester für Intensivpflege als Diskussionsteilnehmerin zu Gast (DACH Medien, 2020a). Eine weitere analysierte Sendung war „hart aber fair", die unter der Moderation von Frank Plaßberg am 06. April 2020 im NDR ausgestrahlt wurde. Auch in diesem Format war eine Pflegefachkraft anwesend, die jedoch den Bereich der Altenpflege vertrat. Silke Behrendt-Stannies war in dieser Sendung eine Akteurin neben Altersmedizinern und Virologen sowie dem Betreiber privater Alten- und Pflegeheime (DACH Medien, 2020b). Die dritte Talkshow der „Münchner Runde" wurde von Christian Nitsche moderiert und am 03. Juni 2020 im Bayerischen Rundfunk ausgestrahlt. In dieser Produktion fanden sich keine Fachkräfte der Pflege, allerdings ließ die Themenauswahl und die getroffenen Aussagen der verschiedenen Akteure eine Aufnahme in die Analyse zu (BR, 2020). Insgesamt wurden aus den Talkshows verschiedene Aussageereignisse zusammengefasst, die für die einzelnen Akteure in ihrer Gesamtheit eine bestimmte Aussage bildeten. Zu dieser Zusammenfassung dienten die Transkripte der Talkshows, durch die einzelne Äußerungen den Akteuren zugeordnet werden konnten (Keller, 2011a, S. 66 f.). Die von Keller (2011a) vorgeschlagene Phänomenstruktur diente einer Strukturierung der Aussagen in verschiedene Kategorien, wie *Probleme, Ursachen, Problemlösungen, Zuständigkeiten* und *Selbstpositionierung* der Pflegenden (Keller, 2011a, S. 103 ff.).

Phänomenstruktur durch Pflegefachpersonen
Insgesamt werden im pandemiegeprägten Diskurs unterschiedliche Sichtweisen auf das aktuelle *Problem* in der pflegerischen Versorgung der Gesellschaft eröffnet. Außerdem wird der Schutz von Infektionsgefährdeten und vor allem der Risikogruppen als Hauptproblem gesehen, für die verschiedene *Ursachen* gefunden werden (DACH Medien, 2020a, 7:17, b, 3:00). Die Sicht und Ursachenanalyse der Pflegenden beziehen sich häufig auf die aktuellen Herausforderungen

in der täglichen Arbeit mit Bewohnerinnen und Bewohnern oder Patientinnen und Patienten unter dem Einfluss einer Gefahr von Corona-Infektionen. Hier werden vor allem knappe Ressourcen verschiedener Art benannt. Neben mangelnder Schutzausrüstung, die eine Infektion mit dem Erreger von COVID-19 verhindern soll (DACH Medien, 2020a, 23:00, b, 45:49), wird ebenso der Mangel an qualifiziertem Personal bemängelt (DACH Medien, 2020b, 13:43). Auch die ökonomischen Interessen, die an die Arbeit von Pflegenden geknüpft sind, stehen vor allem für Frau Behrendt-Stannies als wichtige Ursache für grundlegende Probleme in der pflegerischen Versorgung, die sich auch unabhängig von der Pandemie zeigen (DACH Medien, 2020b, 1:10:46). Als Strategien zu Behebung der Ursachen werden unterschiedliche Maßnahmen benannt, deren *Zuständigkeit* vor allem bei den politischen Entscheidungsträgern liegt. Neben dem direkt adressierten Gesundheitsminister Jens Spahn (DACH Medien, 2020b, 11:43), werden auch allgemeine Appelle an die Politik und die Gesellschaft formuliert. Die ausgesprochenen Forderungen zur *Problemlösung* beschäftigen sich auf politischer Ebene in erster Linie mit einer generellen Förderung des Gesundheitssystems und einer Erstellung von Konzepten und Strategien für Gesundheitsversorgungseinrichtungen, die in der Pandemie eine Erleichterung für das Personal schaffen sollen (DACH Medien, 2020b, 13:52). Zusätzlich werden von Pflegenden ein erhöhter Lohn gefordert, der sich jedoch auch über die Corona-Krise hinweg durchsetzen sollte (DACH Medien, 2020a, 51:04). Damit verbunden ist die Forderung an die Gesellschaft für ein erhöhtes Bewusstsein der Wichtigkeit des Berufes (DACH Medien, 2020a, 50:50). Des Weiteren wird auf die Versorgung mit ausreichenden Arbeitsschutzmaterialien gedrängt, die die Grundlage für eine weitere Arbeit unter Pandemiebedingungen stellen (DACH Medien, 2020b, 14:18). Neben diesen Apellen verweisen die beiden Pflegerinnen auf bereits eigenständig ergriffene Maßnahmen als aktuelle Handlungsmöglichkeiten. Hierzu zählen beispielsweise das Meiden der Öffentlichkeit im privaten Bereich und berufliche Maßnahmen, wie das Tragen eines selbst genähten Mundschutzes (DACH Medien, 2020b, 12:37). Betrachtet man die pflegerische *Selbstpositionierung,* sehen sich Pflegende selbst auf der einen Seite als professionell, engagiert und gesellschaftlich relevant, auf der anderen Seite jedoch durch die Gesellschaft geringgeschätzt und durch die aktuelle pandemische Lage gefährdet (DACH Medien, 2020a, 7:11, 52:34, 53:43, b, 1:10:58, 1:11:31, 1:12:04).

Phänomenstruktur anderer Akteure
Neben der diskursiven Darstellung von Pflegenden über ihre eigene Betroffenheit sowohl in Zeiten der Pandemie als auch darüber hinaus, zeigt sich die Sicht anderer Akteure aus Politik, Wirtschaft und Medizin teilweise ergänzend zu denen der

Pflegefachpersonen. Das oben benannte *Problem* wird häufig durch die Moderation oder die redaktionelle Aufbereitung vorgegeben und wird daher auch von den nicht-pflegenden Akteuren so angenommen. Abweichungen zeigen sich allerdings in der Betrachtung der *Ursachen* für eine gefährdete pflegerische Versorgung und dem Schutz der Risikopatienten. Neben Aspekten des Personal- und Materialmangels, wird vom Vorsitzenden der Deutschen Stiftung Patientenschutz, Eugen Brysch, grundsätzlich die gesellschaftliche Rolle der Frau angesprochen, die er ursächlich für grundlegende Probleme in der Pflege sieht (BR, 2020, 40:16). Von einer weiteren Akteurin wird außerdem die geringe Bezahlung von Pflegenden und damit zusammenhängend die geringe gesellschaftliche Anerkennung Pflegender in der Gesellschaft gesehen. Für sie bedeuten diese Gegebenheiten eine Ursache für Probleme in der Pflegearbeit, die sich aktuell in einer problematischer werdenden pflegerischen Versorgung zeigen. Die Bezahlung steht für sie außerdem als Ausdruck gesellschaftlicher Wertschätzung und Anerkennung des Berufes, die demnach ebenso gering sind (BR, 2020, 37:14). Neben der gesellschaftlichen Geringschätzung führt, laut dem Politiker Florian Herrmann, eine schwache Interessenvertretung im politischen Handlungsfeld zu den herrschenden Problemen (BR, 2020, 11:35). Auffällig ist hier, dass vor allem von den politischen Akteuren keine *Zuständigkeiten* für die Bedarfe benannt werden. Einzig Eugen Brysch fordert von politischer Seite eine Bearbeitung der Finanzierung der Pflegeversicherung (BR, 2020, 40:42). Alle anderen Ursachen werden nicht mit konkreten Handlungsbedarfen und Zuständigkeiten versehen und so keiner genaueren Lösungssuche unterzogen. Die *Selbstpositionierung* der Pflegenden wird von den nicht-pflegenden Akteuren in bestimmten Bereichen mitgetragen. Vor allem Frau May verweist auf die geringe Anerkennung und stützt so das Attribut der Geringschätzung. Zusätzlich benennt sie jedoch auch die Relevanz für die Gesellschaft mit dem Begriff der *„Helden"* (BR, 2020, 37:14). Die Aussagen der fachfremden Akteure zur Pflegearbeit stellen dementsprechend hauptsächlich grundlegende Probleme dar, die nicht in direktem Zusammenhang mit der Corona-Pandemie stehen und hauptsächlich durch diese aufgedeckt, jedoch nicht grundlegend verursacht werden.

Einbindung von Pflegefachpersonen im Talkshow-Diskurs
Pflegende wurden in den drei ausgewählten und zu Corona-Zeiten durchgeführten Talkshows in unterschiedlichen Abhängigkeitsverhältnissen dargestellt. Prinzipiell scheinen sie von politischen und gesellschaftlichen Bedingungen abhängig zu sein. Politische Entscheidungen begründen den Personal- und Materialmangel, der durch die Öffnung des Pflegemarktes und der damit einhergehenden Ökonomisierung der Pflege bestimmt ist. Die seit den 1980er Jahren bestehende

Ökonomisierung des Gesundheitssektors wird nicht nur aktuell von den Pflegepersonen beschrieben, sondern lässt sich durch die eingeführte Marktlogik in allen Bereichen der Pflege nachweisen (Mohr et al., 2020, S. 206). Die Gesellschaft stellt ein Bindeglied zwischen Politik und Berufsstand von Pflegenden dar und wird sehr häufig als scheinbares Sprachrohr der Pflege in die Verantwortung genommen. Bürgerinnen und Bürger sollen verschiedene Forderungen an politische Entscheidungsträger herantragen. Dadurch soll eine bessere Bezahlung erreicht werden, mit der gleichzeitig höhere Einstellungsraten erzielt würden. Auch die Maßnahmen des Arbeitsschutzes für Pflegende sollen von der Bevölkerung eingefordert werden. Die Abhängigkeit der Bevölkerung von den Leistungen der Pflegefachpersonen, wird nur hintergründig angesprochen und scheint sich als Phänomen der aktuellen Pandemie darzustellen, wodurch die Pflegenden erstmals in ihrer Wichtigkeit wertgeschätzt zu sein scheinen. Insgesamt bleiben Pflegende jedoch auch im aktuellen Diskurs, der sich in den analysierten Talkshows widerspiegelt, in einer passiven Stellung, in der sie die aktuelle Lage nicht oder nur bedingt beeinflussen können. Auch die Institutionen sehen sich einer scheinbar unmöglichen Einflussnahme gegenüber, indem sie Besuchsverbote ertragen und durch den Begriff „Corona-Falle" als gefährlich dargestellt werden (DACH Medien, 2020b, 0:15).

3   Anerkennung von Pflegefachpersonen im Diskurs

Vergleich zum „Kampf um Anerkennung"
Eine verkürzte Darstellung der Ergebnisse der abgeschlossenen Diskursanalyse erfolgte bereits im vorangegangenen Kapitel. Um einen weiteren und abschließenden Blick auf die Pflege innerhalb des aktuellen Diskurses zu erhalten, sollte die anschließende Diskussion sich mit der Stellung von Pflegefachkräften in der Gesellschaft beschäftigen und die herrschenden Abhängigkeitsverhältnisse im Hinblick auf soziale Konflikte näher betrachten. Die implizit im Diskurs verankerten Verhältnisse stellen ein Phänomen gegenseitiger Anerkennung dar, das Axel Honneth in seinem Werk „Kampf um Anerkennung" darstellt. Die darin enthaltenen Implikationen lassen sich teilweise auf das Bild des Diskurses anwenden, der natürlich zeitlich der Corona-Pandemie zuzuordnen ist, allerdings auch allgemein als stellvertretend gelten kann. Honneth bezieht sich in seinem Buch auf die Werke und darin beinhalteten Ideen von Parsons, Mead und Hegel, die die Grundlage für seine Theorie der gegenseitig notwendigen Anerkennung boten. Anerkennung bezeichnet Honneth demnach als notwendig, um gesellschaftliches Leben weiter fortbestehen zu lassen. Dieses Phänomen muss demnach

gegenseitig ausgebildet sein, um auch die Ausbildung eines eigenen Selbstverständnisses zu erwirken. Im Lebensprozess wird diese Anerkennung stets neu erlangt und weitergebildet, um erweiterten Ansprüchen der Gesellschaft zu genügen. Dementsprechend geschieht der Kampf um Anerkennung nicht nur im Laufe der Entwicklung eines Individuums, sondern auch innerhalb von gesellschaftlichen Veränderungen (Honneth, 2018, S. 148). Betrachtet man den aktuellen Diskurs um Pflegende, so wird deutlich, dass sich auch hier ein Kampf um Anerkennung zeigt. Die gesellschaftliche Anerkennung für den Berufsstand von Pflegenden wurde in Zeiten von Corona zumindest kurzfristig auf einer medialen Plattform dargestellt und so in den öffentlichen Diskurs eingespeist. Die Debatte um Bezahlung und Wertschätzung von Pflegekräften sind auch nach Honneth ein Ausdruck des Kampfes um Anerkennung und können mit der Hilfe seiner Ausführungen näher analysiert und dargestellt werden. Viele der Ergebnisse lassen sich in seiner Theorie wiederfinden und erlauben einen tieferen Blick in die gesellschaftlichen Verhältnisse gegenseitiger Anerkennung der im Diskurs angesprochenen Personengruppen.

Anerkennung durch „Solidarität" oder „Wirtschaft"
Die Erwartung an die Wahrnehmung und dadurch ausgelöste Wertschätzung durch Gesellschaft und Politik, ist ein Bestandteil des impliziten Gedankengutes der Angehörigen des Pflegeberufes im Diskurs. Die immanente Erwartung dieses Ausdrucks von Anerkennung äußert sich in der Forderung Pflegender für gesellschaftliches Engagement für deren Berufsstand. In den drei analysierten Talkshows wird diese Forderung jedoch nicht nur von den Pflegenden selbst getätigt, sondern auch von anderen Akteuren. Diese Tatsache weist auf eine normative Grundlage dieser Forderung hin, die später noch näher beschrieben werden soll. Neben der Forderung nach Engagement und Wertschätzung für den Berufsstand, wird auch häufig eine verbesserte Bezahlung von beruflich Pflegenden gefordert, die in wirtschaftlicher Form von Geld laut Honneth eine *„sphärenspezifische Rolle eines symbolischen Mittels der öffentlichen Veranschaulichung erworbener Anerkennung"* (Honneth, 2010, S. 5) einnimmt. In der Sphäre der Wirtschaft, die Honneth neben Recht und Liebe benennt, ist das Medium Geld Ausdruck von Anerkennung. Eine geringe Bezahlung ist dementsprechend ein Hinweis auf eine geringe Wertschätzung, was vor allem eine Schauspielerin durch ihre Aussagen dem Diskurs zuführt (BR, 2020, 37:14). In der Sphäre der Wirtschaft oder Solidarität, wie sie Honneth auch benennt, wird die Ausprägung der Selbstschätzung bestimmt. Diese Selbstschätzung ist Ausdruck der praktischen Selbstbeziehung Pflegender und ist durch die mangelnde Entlohnung und damit einhergehende

Entwürdigung als gering anzusehen (Honneth, 2018, S. 211). Die scheinbare Entwürdigung durch die geringe Bezahlung wird von den Pflegenden hingenommen. Die geringe Bezahlung, die vor allem in der Altenpflege nachweisbar ist, wird von entsprechenden Interessenkollektiven oder -vertretungen nicht bearbeitet, da diese vor allem bei privaten Anbietern häufig nicht existieren (Schroeder & Kiepe, 2020, S. 218). Anstatt einer Bildung von Gewerkschaften und Berufsvertretungen, die aus verschiedenen Gründen in der Struktur des Pflegeberufes unterbleiben, wird die Verantwortung auf Staat und Gesellschaft übertragen, was sich auch im analysierten Diskurs deutlich zeigt (Schroeder & Kiepe, 2020, S. 217 f.).

Weitere Verknüpfungspunkte zwischen dem dargestellten Diskurs und Honneths Theorie der Anerkennung im Bereich der Wirtschaftssphäre ist das Leistungsprinzip, das bereits innerhalb der Aussagen der Pflegenden gegensätzlich dargestellt wird. Zwar wird von den Pflegenden allgemein eine hohe Leistungsbereitschaft und ein hoher beruflicher Einsatz angeführt, allerdings wird bereits in verschiedenen Pflegesettings ein unterschiedlich hoher Leistungsanspruch festgestellt. Während scheinbar die Legitimierung einer großen Anerkennung im Bereich der Intensivmedizin hoch ist, wird die Leistung in der Altenpflege als ersetzbar und unwichtig dargestellt, womit eine geringere Anerkennung verbunden ist. Der diskursiv geäußerte Unterschied in der Wertigkeit der verschiedenen Pflegesettings steht dem Gedanken der Professionalisierung entgegen, der neben einer Akademisierung auch durch die generalistische Pflegeausbildung zum Ausdruck kommen sollte (Mohr et al., 2020, S. 205).

Anerkennung durch „Liebe"

Neben Honneths Wirtschafts- oder Solidaritätssphäre spielt in der Pflegearbeit zusätzlich noch die Sphäre der Liebe eine wichtige Rolle, die ebenso in einem Wechselverhältnis zur eben benannten Sphäre steht. Die emotionalen und sozialen Leistungen, die Pflege beinhaltet, dienen als Kompensationsfaktor für die geringe gesellschaftliche und damit wirtschaftliche Wertschätzung. Die große Aufopferung von Pflegenden, die im Diskurs benannt wird, beleuchtet dementsprechend den Ausgleich finanziell fehlender Anerkennung durch Fürsorgebeziehungen. Die gegenseitige Anerkennung von Pflegenden und Pflegebedürftigen, die durch die hohe Bereitschaft von Pflegekräften ausgebildet werden kann, stellt diesen Ausgleich dar (Honneth, 2010, S. 3). Durch die seit vielen Jahren allgemein verstärkten Arbeitsbelastungen bei Pflegenden (Schmucker, 2020, S. 50) und den durch die Corona-Pandemie verschärften Bedingungen in der Arbeit, kann die Zufriedenheit mit der Pflegearbeit einen Ausgleich solidarischer Wertschätzung nicht mehr erreichen (Begerow & Gaidys, 2020, S. 33 f.). Pflegende fühlen sich in der aktuellen Situation daher mehr denn je um ihre Ansprüche betrogen, die ihnen aufgrund implizit geltender Normen zustehen müssten. Von einem Aufbegehren ganzer Gruppen, wie sie Honneth zu bestimmten Zeiten erwartet, kann jedoch nur eingeschränkt die Rede sein. Historisch begründete Überzeugungen und normative Grundsätze der Gesellschaft dienen als Begründung für die Forderungen der Pflege um mehr Anerkennung, die sich auf das solidarische Miteinander in der Gesellschaft stützen (Honneth, 2010, S. 10). Auch eine nicht der Pflege angehörende Akteurin benennt diesen Anspruch im Hinblick auf die sozialen Berufe sehr generell (BR, 2020, 37:26). Trotz des hohen Bedarfs an den Leistungen von Pflegenden und der teils prekären Verhältnisse in Bezahlung und Ausübung des Berufes, bleibt die Empörung und ein Aufbegehren aus, weil auch in der Pflege eine Angst vor dem eigenen Versagen einen ernsthaft angeführten Kampf verhindert (Honneth, 2010, S. 10). Zusätzlich ist dieses Phänomen mit der Herkunft des Berufes aus einer durch Frauen übernommenen kirchlich-karitativen Tätigkeit zu begründen (Schroeder & Kiepe, 2020, S. 216).

Anerkennung im öffentlichen Diskurs
Talkshows, als Möglichkeit der Teilnahme am öffentlichen Diskurs und einer Erzeugung öffentlicher Wahrnehmung des Berufes und dessen Herausforderungen, können zu einer Veränderung der Anerkennung führen, wie Honneth fast beispielhaft für die Pflege darlegt:

> *„je stärker es sozialen Bewegungen gelingt, die Öffentlichkeit auf die vernachlässigte Bedeutung der von ihnen kollektiv repräsentierten Eigenschaften und Fähigkeiten aufmerksam zu machen, desto eher besteht für sie die Chance, den sozialen Wert oder eben das Ansehen ihrer Mitglieder in der Gesellschaft anzuheben."* (Honneth, 2018, S. 206)

Die geringen Möglichkeiten der Veränderung öffentlicher Aufmerksamkeit ist durch bestimmte Regeln des Formates der Talkshows geknüpft (Gäbler, 2011; Hütt, 2017). Auch hier finden sich Parallelen zu den Ausführungen Honneths, der eine starke Hinführung und Verstärkung kapitalistischer Interessen durch diejenigen sieht, die bereits aus den vergangenen wirtschaftlichen Entwicklungen als Gewinner hervorgegangen sind (Honneth, 2010, S. 11). Insgesamt kann mit diesem Vergleich zu Honneths Werk eine Erklärung dafür gegeben werden, warum Pflegende in den Talkshows auftreten und ihre Forderungen an die Gesellschaft herantragen und damit einen „Kampf um Anerkennung" aufnehmen. Wie dieser Kampf schlussendlich ausgehen wird, welche Konsequenzen aus dem Auftritt Pflegender in Talkshows zu einem frühen Zeitpunkt der Corona-Pandemie entstehen werden, bleibt zum jetzigen Zeitpunkt noch nicht absehbar. Die Hintergründe und Bestrebungen, die vor allem auf die Selbstschätzung von Pflegefachkräften zurückzuführen sind, wurden jedoch mit diesem Vergleich klarer.

4   Schluss

Die oben in aller Kürze dargestellte Analyse des Diskurses anhand von drei aus-gewählten Talkshows stellt sicher nur einen Teilbereich des gesellschaftlichen Diskurses zu Pflegepersonen zu Corona-Zeiten dar. Trotzdem lohnt sich ein Blick auf die Gestaltung dessen und auch die Verkürzungen, die durch journalistische und redaktionelle Eingriffe darin vorgenommen werden. Insgesamt zeigen sich in der aktuellen Debatte Problemfelder, die sich auch in der Arbeit Pflegender vor Corona gespiegelt haben. Die Ökonomisierung der Pflege wird zwar als wich-tige Ursache für die bestehenden Probleme deklariert, jedoch nur oberflächlich dargestellt. Die zeitweise sogar aufopfernde Rolle der Pflegenden, deren Interes-sen und Gesundheit denen der Gesellschaft untergeordnet sind, prägen das Bild der medialen Darstellung. Dadurch wird das historische Relikt eines weiblichen kirchlich-karitativen Berufes in der Öffentlichkeit weitergetragen.

Durch die aktuelle Situation der Pandemie wurde dem gesamten Gesundheits-system und darin eingeschlossen auch den Pflegekräften, neuer Raum geschaffen, der zu einer Teilnahme am öffentlichen Diskurs einlädt. Der erneute Eintritt in eine mediale und damit verkürzten aber dennoch vorhanden öffentlichen Darstellung, der tief im System verankerten Probleme in der Versorgung Pflege-bedürftiger, war somit möglich. Das Interesse der Medien spiegelt gleichzeitig die verstärkte Aufmerksamkeit der Öffentlichkeit und bietet so die Chance auf eine Aufarbeitung von strukturellen Problemen. Trotz dieser aktuell erhöhten Auf-merksamkeit auch für den Berufsstand von Pflegenden, verbleibt der Diskurs auf einer beschreibenden Ebene und dient damit nicht effektiv der Entwicklung einer Lösungsstrategie. Die Thematisierung erfolgt in den gezeigten Talkshows zum Teil durch Angehörige des Berufsstandes, muss jedoch durch Nicht-Pflegende ergänzt werden, um einen ansatzweisen umfassenden Blick zu ermöglichen. Der Kampf um Anerkennung professionell Pflegender kann in diesem Diskurs deut-lich nachvollzogen werden. Sowohl die wirtschaftliche Anerkennung als auch die Anerkennung im normativen Bereich wird von Pflegenden vermisst und eingefor-dert. Ein tatsächlicher „Kampf", wie er von Honneth betitelt wird, findet jedoch nicht statt. Die Verantwortlichkeit für den eigenen Beruf wird an die Rezipienten von Pflegeleistungen abgegeben und somit verschoben.

Die tatsächliche Nutzung einer öffentlichen Bühne und die damit verbun-dene Chance auf Aufmerksamkeit, und höheres soziales Ansehen werden in den analysierten Talkshows scheinbar abgetreten. Auch journalistische und redaktionelle Einschränkungen tragen dazu bei und führen zu einer Verkürzung und Engführung des Diskurses um die Rolle Pflegender in Zeiten von Corona. Zugrunde liegend dafür sind verschiedene Mechanismen der Beeinflussung durch die Gestaltung des Talkshow-Formates. Neben offensichtlichen Einflüssen, wie dem Einschreiten, Verbessern und Erläutern durch die Moderation wurden auch andere strukturelle Einschränkungen des Formates in der Diskursanalyse deutlich. Eine Verkürzung der Thematik lässt sich aus unterschiedlichen Blickwinkeln erklären. Zum einen ist es in einer bestimmten Zeitspanne nicht möglich alle Themenbereiche tiefer gehend zu betrachten und zu analysieren. Eine Beschreibung grundlegender Problematiken bleibt daher aus. Auch die notwendigen Einschaltquoten sorgen dafür, dass eine weniger wissenschaftliche, sondern eher beschreibende und erzählende Perspektive eingenommen wird und so unterschiedliche Themenbereiche ausgeblendet und aus dem Diskurs ausgeschlossen werden. Für Pflegepersonen bietet sich durch die aktuelle Lage, trotz aller Einschränkungen durch die mediale Darstellung, die Möglichkeit eines gesteigerten gesellschaftlichen und politischen Bewusstseins und dadurch möglicherweise auch längerfristige Lösungsperspektiven für bestehende Probleme.

Reflexionskasten

- Wie kann die mediale Aufmerksamkeit für und von Pflegepersonen genutzt werden, um langfristige Veränderungen in der öffentlichen Wahrnehmung zu erreichen und über die Pandemie hinaus eine erhöhte Wertschätzung zu erzielen?
- Wie kann es gelingen, eine stärkere politische Interessenvertretung durch Pflegende zu initiieren, die selbstständig für die eigene Anerkennung eintritt? Welche Rolle spielt dabei die aktuelle Pandemie?
- Welche Rollen kommen Aus-, Fort- und Weiterbildungen zu, um das pflegerische Selbstverständnis auf lange Sicht zu verbessern und Kompetenzen für eine erfolgreiche berufspolitische Interessenvertretung zu fördern?

Autorenkasten

Marie Florence Labonte
   Operationstechnische Assistentin, Bachelor of Education und Master-
   Studierende für das Lehramt Pflege an Berufsbildenden Schulen an
   der Universität Koblenz-Landau und der Philosophisch-Theologischen
   Hochschule in Vallendar.
Kontaktadresse: marie.labonte@k-z-s.de

Literatur

Bayerischer Rundfunk (BR). (6. Juni 2020). Münchner Runde. Vergesst uns nicht – Corona
   Risikogruppen im Abseits. *BR Mediathek.* https://www.br.de/mediathek/video/muench
   ner-runde-polit-talk-03062020-vergesst-uns-nicht-corona-risikogruppen-im-abseits-av:
   5e98771821c9740013e7ab7a. Zugegriffen: 8. Jan. 2021.
Begerow, A., & Gaidys, U. (15. April 2020). Covid-19 Pflege Studie. Erfahrungen von
   Pflegenden während der Pandemie – erste Teilergebnisse. *Pflegewissenschaft,* S. 33–36.
DACH Medien. (26. März 2020a). Maybrit Illner. Kampf gegen Corona – Genug Geld, genug
   Kraft, genug Zeit? (ZDF). *Youtube.* https://www.youtube.com/watch?v=0D-WfsEe-Mo.
   Zugegriffen: 8. Jan. 2021.
DACH Medien. (6. April 2020b). Hart aber fair. Das Virus und die Pflege – werden Alten-
   heime zur Falle? *Youtube.* https://www.youtube.com/watch?v=Q6Vbrn50ums&t=2971s.
   Zugegriffen: 8. Jan. 2021.
Gäbler, B. (2011). „… und unseren täglichen Talk gib uns heute" – Inszenierungsstrategien,
   redaktionelle Dramaturgien und Rolle der TV-Polit-Talkshows. Otto Brenner Stiftung.
Honneth, A. (28. Dezember 2010). Verwilderung. Kampf um Anerkennung im frühen 21.
   Jahrhundert. *Bundeszentrale für politische Bildung.* https://www.bpb.de/apuz/33577/ver
   wilderungen-kampf-um-anerkennung-im-fruehen-21-jahrhundert?p=7. Zugegriffen: 8.
   Jan. 2021.
Honneth, A. (2018). *Kampf um Anerkennung. Zur moralischen Grammatik sozialer Konflikte.*
   Suhrkamp.
Hütt, H. (2017). Das Hohlsprech-Prinzip. 14 Anleitungen für erfolgreichen Talkshow-
   Bullshit. In A. Nassehi & P. Felixberger (Hrsg.), *Bullshit.Sprech* (S. 22–36). Murmann.
Keller, R. (2011a). *Diskursforschung. Eine Einführung für SozialwissenschaftlerInnen.* Sprin-
   ger.
Keller, R. (2011b). *Wissenssoziologische Diskursanalyse. Grundlegung eines Forschungspro-
   gramms.* Springer.

Mohr, J., Fischer, G., Lämmel, N., Höß, T., & Reiber, K. (2020). Pflege im Spannungsfeld von Professionalisierung und Ökonomisierung. Oder: Kann der Pflegeberuf wirklich attraktiver werden? In Bundeszentrale für politische Bildung, *Pflege. Praxis – Geschichte – Politik. Schriftenreihe Band 10497* (S. 203–213). Societäts-Verlag

Schmucker, R. (2020). Arbeitsbedingungen in Pflegeberufen. In K. Jacobs, A. Kuhlmey, S. Greß, J. Klauber, & A. Schwinger (Hrsg.), *Pflege-Report 2019 Mehr Personal in der Langzeitpflege – aber woher?* (S. 49–59). Springer.

Schroeder, W., & Kiepe, L. (2020). Improvisierte Tarifautonomie in der Altenpflege. Zur Rolle von Gewerkschaften, Arbeitgeberverbänden und Staat. In Bundeszentrale für politische Bildung, *Pflege. Praxis – Geschichte – Politik. Schriftenreihe, Bd. 10497* (S. 214–226). Societäts-Verlag

Gedankenimpulse aus Sicht der Studierenden der Theologischen und der Pflegewissenschaftlichen Fakultät der PTHV

Trauer in Zeiten von Corona

Lena Christin Beuth

Zusammenfassung

In dem vorliegenden Artikel geht es um gegenwärtige Möglichkeiten und Grenzen von Trauer(gemeinschaften) und einer ersten angestellten Reflexion aus einer hoffnungsvollen christlich-spirituellen Sicht. Hierbei geht es vor allem um gemachte Erfahrungen ersten sechs Monate des ersten Lockdowns 2020. Betont werden möchte, dass ein so subjektives Thema nicht verallgemeinert oder gegenüber anderen Erfahrungen von Tod und Trauer relativierend behandelt dargestellt werden möchte. Die Liebe zu einem Menschen scheint etwas so Heiliges zu sein, dass es im Todesfall zugleich eine der verletzbarsten Stellen des Menschen ist. Man kann abschließend sagen, dass die Trauer(gemeinschaft) aus christlicher Sicht über alle Distanzen und Einschränkungen hinweg- oder eher mitten in dieser stehend- einen lebensstiftenden Trost und eine Hoffnung über diese Krise hinaus stiften möchte. Gerade in der ersten Zeit des Lockdowns (freilich aber auch noch nach 1,5 Jahren) möchte uns die Botschaft sagen, dass wir nicht alleine den Weg gehen und wir über den Tod hinaus mit dem Verstorbenen im Herzen verbunden sind. Solange die Herzen gemeinsam in die Richtung dieser Sehnsucht drängen.

Schlüsselwörter

Trauer • Corona-Lockdown • Trost • Spiritualität • Theologie

L. C. Beuth (✉)
Theologin, Kaufbeuren, Deutschland
E-Mail: lenabeuth@freenet.de

© Der/die Autor(en), exklusiv lizenziert durch Springer Fachmedien
Wiesbaden GmbH, ein Teil von Springer Nature 2022
V. Breitbach und H. Brandenburg (Hrsg.), *Corona und die Pflege*,
Vallendarer Schriften der Pflegewissenschaft 10,
https://doi.org/10.1007/978-3-658-34045-2_17

285

Beitrag

Es kam die Nachricht eines Virus, das sich rasend schnell über den Globus ausbreitete, die Gesellschaft in ihrem Tun erheblich einschränkte, sie in Sorge versetzte und nicht zuletzt weltweit Tausende von Todesopfern forderte. Diese so plötzlich eingetretenen Umstände sind nicht nur rationale Zahlen und Fakten, sondern sie treffen konkret Menschen, die in diesen Momenten ihre Familie, Freunde oder Angehörige verlieren und tiefen Schmerz erfahren. Vom einen auf den anderen Tag ist das Leben dieser Menschen komplett anders.

So erging es vielleicht jenen, die im COVID-19-Lockdown und darüber hinaus einen oder mehrere ihrer Lieben verloren haben.

In diesem Artikel möchte ich versuchen, einen Einblick in die Erfahrung und mögliche Veränderung der Trauer in Zeiten von Corona zu geben. Hierbei berichte ich aus meinen Erfahrungen der ersten sechs Monate des ersten Lockdowns 2020. Ich möchte betonen, dass ein so subjektives Thema meinerseits nicht verallgemeinert oder gegenüber anderen Erfahrungen von Tod und Trauer relativierend behandelt dargestellt werden möchte.

Die Liebe zu einem Menschen scheint mir etwas so Heiliges zu sein, dass es im Todesfall zugleich eine der verletzbarsten Stellen des Menschen ist. Das möchte ich respektieren.

Oftmals werden bei einem Tod die Angehörigen kontaktiert und die Familie kommt zusammen. Gemeinsam trauern, beten, gemeinsam Erlebnisse aus dem Leben des Verstorbenen austauschen, sich an ihn erinnern oder einfach nur sitzen und gemeinsam das Schweigen aushalten. Aus jüdisch-christlicher Perspektive ist das eine Gemeinschaft, die gemeinsam klagt, aber darin auch einen hoffnungsvollen Trost in Gott findet und mit dem Tod nicht das Ende markiert ist, sondern ein neues Leben beginnt. Zu Beginn der Pandemie, so meinte ich es zu beobachten, ging der Trend jedoch eher in Richtung Anonymität und auch der Sterbeort ist oftmals nicht mehr das eigene Zuhause, sondern verlagert sich zunehmend in Einrichtungen wie Krankenhäuser oder Seniorenheime.

In Zeiten des Lockdowns 2020 erfuhren viele Menschen im Falle eines Todes nun eine zwangsweise Distanz zu den Verstorbenen. Traf man sich dennoch, um eine Trauergemeinschaft zu bilden, so sind die Gedanken doch vielleicht auch bitter durchzogen von der Sorge um COVID-19, ist es uns doch sehr nahegelegt, Kontakte zu meiden. Wie war die letzte Begegnung mit dem Menschen? War sie überhaupt unter den strengen Auflagen möglich? Das Gefühl der Ohnmacht oder der Versteinerung während der Zeit der Trauer wird zusätzlich durch einen Entzug der Möglichkeit von gewohnter Gemeinschaft und Begegnung verstärkt.

Vor der Pandemie beobachtete ich zudem, wie manche Menschen unsicher waren, ob sie zu dem in der Todesanzeige genannten „engen Familienkreis" dazugehören. Es schien mir, als sei in der Art der Teilnahme eine gewisse Hemmschwelle vorhanden, die sich natürlich in der letzten Zeit nochmal mehr zuspitzte. Die begrenzte Anzahl von Teilnehmenden an der Trauerfeier war manchen ein schmerzhaftes Hindernis, als bester Freund, Arbeitgeber, Pflegekraft (…) nicht Abschied nehmen zu können. Vor Ort: Keine Umarmung, nur der eigene Haushalt darf beisammenstehen, aber irgendwie steht doch jeder alleine und auf Abstand. Auch ein anschließendes Beisammensein beim Kaffee gab es nicht, und so löst sich unmittelbar nach der Beerdigung die kleine Gemeinschaft auf Abstand leise auf.

Andererseits könnte man aber auch aus all dem vorsichtig versuchen schon einen Blick auf die Dinge zu richten, die aus einer Trauer, aus Hindernissen, aus dem Gefühl der Entzogenheit, der Ohnmacht und der begrenzten Möglichkeit von Gemeinschaft heraus entstanden sind.

Vielleicht ist in all dem auch ein Gefühl dafür gewachsen, wie wichtig uns Menschen liebende Nähe ist. Nähe, also auch eine Anwesenheit, von jemandem, der uns tröstet, der uns berührt, in den Arm nimmt, mit uns klagt, die Wege der Krise mitgeht und uns aufbaut.

Das ist zutiefst kostbar und wird besonders im Entzug deutlich.

Ein theologisch-spiritueller Ansatz geht gerade von dieser Dynamik aus: Dass in der Sehnsucht, dem Entzug und dem, was fehlt, ein immer größerer Hunger nach dem, was uns festhält, dem, was uns lebensstiftend sein will, eine Liebe liegt, der Distanzen kein Hindernis sind. Und genau das ist letztlich unsere Kraft.

Natürlich ist der Tod eines Menschen niemals unbedeutend oder gerade deswegen „gewollt", aber vielleicht ist in dieser Zeit in all dem etwas Wesentliches innerlich gewachsen und gereift.

Schluss

Wenn von Christus als demjenigen gesprochen wird, der den Tod überwunden hat, dann ist das nicht nur eine schöne Sache für ihn persönlich, sondern nimmt uns zu allen Zeiten dort mit hinein. Das für mich tief Beeindruckende ist, dass das natürlich für den Verstorbenen aber auch für die Angehörigen ein tiefer Segen sein möchte. Denn gerade als uns in Zeiten des Lockdowns 2020 äußerliche Gesten, das Abschiednehmen oder die Trauergemeinschaft fehlten, gerade dort wollte uns die Botschaft vielleicht verstärkt sagen, dass wir nicht alleine den Weg gehen und wir über den Tod hinaus mit dem Verstorbenen im Herzen verbunden sind. Solange die Herzen gemeinsam in die Richtung dieser Sehnsucht drängen, und um das Kostbare und Liebende bewusst werden können, ob nun gläubig oder nicht, glaube ich, verbindet innerlich etwas so stark, das in Krisenzeiten, wie sie mit dem Tod eines

Angehörigen in einem -Lockdown erlebt wurden, einen lebensstiftenden Trost und eine Hoffnung über diese Krise hinaus stiften möchte.

Christus gibt sein Versprechen, nicht nur eine *Möglichkeit,* sondern eine unmittelbare *Wirklichkeit,* auch in Krisen, mit uns, bei uns, für uns und in uns zu sein.

Reflexionskasten

- Wie geschieht in aller Distanzierung in Trauer eine tiefe Begegnung?
- Können wir die ohnehin schon bestehende „Begegnungshürde" durch diese Zeit lernen zu überspringen und den Trauerprozess neu in seiner Relevanz und Kostbarkeit erfahren?
- Worin liegt die spezifisch christliche Prägung in der Frage nach der benannten *Sehnsucht?*
- Gibt es bisher (empirische) Studien zur Trauerarbeit, die über diese Zeit des Lockdowns hinaus erweitert werden könnten?
- Was können die Studierenden und die Professoren der Theologie zu dem Thema längerfristig beitragen, ohne nur zu „vertrösten"?

Autorenkasten

Lena Beuth
    Theologin (ehem. Studentin der katholischen Theologie an der PTHV) Kontaktadresse: Lena Christin Beuth, Obstmarkt 5, 87600 Kaufbeuren, lenabeuth@freenet.de

Kirche war zu leise

Carolin Hostert-Hack

Zusammenfassung

Der untenstehende Beitrag behandelt die Fragen nach der Bedeutung der Pandemie für die Gesellschaft und die kirchlichen Entwicklungen. Dazu wird die Lage der Gesellschaft ab März 2020 kurz skizziert und die Anforderung an die Gesellschaft zum solidarischen Handeln erläutert. Andererseits wird auch die Herausforderung beschrieben, die sich unter anderem für die Alleinlebenden, Alten, Kranken, Menschen in systemrelevanten Berufen, und sozial Schwächeren stellten. Dies und auch das Unverständnis vieler Menschen führte schließlich zu einer Art Spaltung der Gesellschaft. Auch Kirche hatte mit den großen Einschränkungen zu kämpfen. Im Beitrag werden diese und die Handlungen von Kirche vor allem in Zeiten des Lockdowns beschrieben. Klar wird, dass auch hier, wie im Falle der Spaltung der Gesellschaft dringender Handlungsbedarf besteht und Ideenreichtum gefragt ist, um die Menschen weiterhin für Gottesdienst, für Kirche, aber besonders auch für den Glauben zu begeistern.

Schlüsselwörter

Kirche Corona • Aufhebung Sonntagspflicht • Spaltung Corona • Livestream Kirche

C. Hostert-Hack (✉)
Theologie, PTHV, Vallendar, Deutschland
E-Mail: chostert@pthv.de

V. Breitbach und H. Brandenburg (Hrsg.), *Corona und die Pflege*,
Vallendarer Schriften der Pflegewissenschaft 10,
https://doi.org/10.1007/978-3-658-34045-2_18

289

Was bedeutet die Pandemie für die Gesellschaft und was für die kirchlichen Entwicklungen?

Mit diesen Fragen durfte ich mich aus der Sicht einer Magister-Absolventin der Katholischen Theologie an der Philosophisch-Theologischen Hochschule Vallendar beschäftigen.

Ende Januar 2019 erreichte Corona auch Deutschland. Spätestens mit den Kontaktbeschränkungen, den Schließungen von Schulen und anderen Einrichtungen und Veranstaltungsabsagen war das Virus in aller Munde. Und gerade anfangs musste sich die Gesellschaft besonders solidarisch zeigen. Dies brachte auch die Bundeskanzlerin mit ihrer Ansprache vom 18. März 2020 deutlich zum Ausdruck. Die Bevölkerung wurde aufgefordert, die Lage ernst zu nehmen. Durch unser solidarisches Handeln sollte das Virus verlangsamt und über Monate gestreckt werden. In Rücksicht auf Andere galt und gilt es bis heute Abstand voneinander zu halten, auf die Umarmung oder den Handschlag zur Begrüßung und Verabschiedung zu verzichten, regelmäßig die Hände zu waschen und zu desinfizieren sowie Kontakt zu besonders gefährdeten Menschen zu vermeiden. Die Gesellschaft zeigte sich jedoch nicht nur damit solidarisch, sondern auch mit den vielen Hilfsangeboten – vor allem von jungen Menschen für Vorerkrankte und Alte. Beispielsweise wurden Einkaufsdienste ins Leben gerufen, in sozialen Netzwerken zu #stayhome aufgerufen und Regenbögen mit dem Schriftzug „Bleibt gesund!" an die Fenster gehangen.

So einfach und gleichzeitig doch so schwer war Helfen noch nie. Einerseits bedeutete die Ansprache der Kanzlerin, dass man schon helfen könne, indem man NUR zu Hause bleibt und andererseits bedeutete genau das für viele Alleinlebenden, Alte oder Menschen in Heimen soziale Isolation und große Einsamkeit. Diese Situation brachte darüber hinaus auch die Gefahr von Gefühlen der Angst, der Unsicherheit, vom Anstieg häuslicher Gewalt sowie von Vernachlässigung mit sich. Die einen erlebten diese besondere Zeit als Entschleunigung, konnten die Zeit mit ihren Lieben genießen und sahen in der beschleunigten Digitalisierung eine Chance, andere wiederum litten unter Existenzängsten, waren mit der Isolation, dem Homeschooling oder der vielen Arbeit in systemrelevanten Berufen überfordert.

Die Corona-Zeit brachte durchaus großes Potenzial zur Spaltung der Gesellschaft mit sich. Neben den genannten Aspekten spielte auch die soziale Stellung eine große Rolle. Ein großes Haus mit Garten übertrifft eine Ein-Zimmer-Wohnung schließlich im Platzangebot. Aber Deutschland hielt zusammen. Das wurde im Großen und Ganzen vor allem an den niedrigen Fallzahlen deutlich. Heute, rund sechs Monate nach dem Lockdown-Beginn, zeigt sich aber auch, dass die Geduld und das Verständnis Vieler nicht ewig andauern sollten. Reisen in sogenannte Risikoländer, das Ignorieren der verhängten Maskenpflicht im öffentlichen Personennah- und -fernverkehr, Einzelhandel und Co. sowie Demonstrationen gegen die Einschränkungen sind an der Tagesordnung. Das Bedürfnis nach der alten, gewohnten Freiheit steht der Angst vor einer erneuten, großen Infizierten-Welle oder gar einem erneuten Lockdown gegenüber.

„Kirche und Corona – Chance und Risiko": Diese Aussage habe ich in der letzten Zeit sehr oft gelesen. Und das ist auch bis heute meine Wahrnehmung. Auch die katholische Kirche war vom Lockdown betroffen: Keine Gottesdienste, keine Treffen von Messdienern, des Kirchenchors und Co., keine Gebetsgruppen und die Einhaltung der Kontaktbeschränkungen. Einige Wochen zuvor wurde bereits das Weihwasser aus den Kirchen entfernt sowie die Mundkommunion verboten. Nach den Gottesdienstabsagen folgte die Aufhebung der Sonntagspflicht. Vor allem die in der Jugendpastoral Tätigen nutzten die Chance. Neben Online- und Telefongottesdiensten versuchte man vor allem über die Sozialen Medien sowie Podcasts junge Menschen zu erreichen. Sicherlich – Livestream-Gottesdienste und -Gebetszeiten gab es zuhauf, aber wo war Kirche für die Einsamen, diejenigen ohne Zugang zum World Wide Web und ist wirklich Liturgie die wichtigste Aufgabe von Kirche?

In den einen Pfarreien konnte man zumindest an Palmsonntag Palmsträuße ergattern, zu Ostern Anleitungen zu Hausgottesdiensten finden oder eine Kerze anzünden, in anderen Kirchen blieben die Türen jedoch ganz geschlossen.

Kirche war zu leise. Das wird in vielen Gesprächen mit Gläubigen deutlich. Kirche ist es auch jetzt noch. Zwar finden seit geraumer Zeit an vereinzelten Orten wieder Gottesdienste mit Voranmeldungen, Mundschutz und Abstand sowie Kommunionausteilung unter besonderen Auflagen statt, doch fehlen nichtliturgische Angebote, haben nicht alle Menschen die Möglichkeit den Gottesdienst zu besuchen und kann auch über die Feierlichkeit und Fröhlichkeit der Gottesdienste und Sakramentenspendungen in der jetzigen Situation diskutiert werden. Ein Gottesdienst in der aktuellen Zeit bedeutet einen immensen Aufwand für die Ehrenamtlichen, oftmals ohne Gesang oder Gesang mit Maske. Ich selbst durfte bereits eine Taufe und Firmungen in den letzten beiden Monaten begleiten und stand deutlich unter Anspannung.

Oben genannte Kritik gilt eindeutig nicht für alle Geistlichen, Laien und Ehrenamtlichen in den einzelnen Pfarreien, sondern spiegelt einen Gesamteindruck wider.

Fest steht jedoch, dass Kirche in dieser Zeit, die für Viele als sehr schwierig und herausfordernd erlebt wird, zeigen muss, dass sie bei den Menschen ist: ob per Telefon, durch Briefe, online und vor allem durch persönlichen Kontakt, der durchaus auch mit Abstand möglich ist. Kirche muss sich von der „Komm-Kirche" verabschieden und zu den Menschen in all ihren Lebenslagen hingehen. Nur so wird Kirche auch viele Jahre nach der Pandemie noch ein wichtiger Bestandteil im Leben der Gläubigen sein können.

Schluss

Zusammenfassend lässt sich sagen, dass die Coronakrise sowohl Kirche, als auch Gesellschaft über alle erdenklichen Maße hinaus getroffen hat. Kirchen wurden geschlossen und auch das gesellschaftliche Leben kam nahezu zum Erliegen. In der Gesellschaft bedurfte es besonderer Rücksicht und in Kirche besonderen Ideenreichtum. In beiden Fällen gilt es nun die Menschen mitzunehmen, sie in dieser schwierigen Zeit zu begleiten, ihnen die Angst zu nehmen und sie zu solidarischem Handeln zu ermutigen.

Reflexionskasten

- Welche Gegenmaßnahmen gegen die Spaltung der Gesellschaft könnten unternommen werden?
- Wie hätte man die alten und einsamen Menschen in Zeiten des Lockdowns auffangen können?
- In welchen Bereichen gab es besonders große Schwierigkeiten (Bspw. Digitalisierung/Pflege) und was kann jetzt dagegen getan werden?
- Was hätte Kirche noch für die Menschen tun können?
- Was muss Kirche tun, um die Gläubigen auch weiterhin für Glauben und Kirche zu begeistern?
- Wie kann Gottesdienst trotz der Einschränkungen feierlicher gestaltet werden?

Autorenkasten

Carolin Hostert-Hack
   wissenschaftliche Mitarbeiterin
   PTH Vallendar
   Forschungsprojekt: DFG FOR 2973: Katholischsein in der Bundesrepublik Deutschland. Semantiken, Praktiken und Emotionen in der westdeutschen Gesellschaft 1965–1989/1990: „Nur der Wissende ist

in der Lage, richtige Entscheidungen zu fällen ..." Theologie und Zivilgesellschaft im Spiegel von Rezension und Buchempfehlung
Kontaktadresse: Bergstraße 2, 54687 Arzfeld, chostert@pthv.de

Nachhaltige Systemrelevanz

Manuela von Lonski

Zusammenfassung

Im folgenden Beitrag wird festgestellt, dass die anfängliche Begeisterung der Gesellschaft über das Engagement von Pflegenden in der ersten Coronakrise, die alle überrollt hat, schnell verpufft ist. Die Leistungen der Pflege als Berufsgruppe wandelten sich von systemrelevanten zu selbstverständlichen. Die allgemeine Erwartung und auch die Erwartung an sich selbst lautet vermeintlich, die eigene Gesundheit einzusetzen, um das System aufrecht zu erhalten, sei angebracht. Es wird die Frage aufgeworfen, wie die Pflege als Berufsgruppe sich selbst ermächtigen kann, um diese Krise zu nutzen, um ihre eigenen Haltungen und Rollen zu hinterfragen und sich neue Denk- und Handlungsweisen zu erlauben und sich damit neu zu definieren und zu positionieren. Daraus resultiert die Frage, welche alternativen Antworten es auf die aktuellen und dauerhaften Fragen nach den Rahmenbedingungen unter denen Pflege stattfindet, gibt.

Schlüsselwörter

Corona • Pflege • Systemrelevanz • Nachhaltigkeit • ICN-Ehrenkodex • Berufsorganisation

M. von Lonski (✉)
Pflegewissenschaftliche Fakultät, Philosphisch-Theologische Hochschule, Vallendar, Deutschland
E-Mail: mvlonski@web.de

© Der/die Autor(en), exklusiv lizenziert durch Springer Fachmedien Wiesbaden GmbH, ein Teil von Springer Nature 2022
V. Breitbach und H. Brandenburg (Hrsg.), *Corona und die Pflege*,
Vallendarer Schriften der Pflegewissenschaft 10,
https://doi.org/10.1007/978-3-658-34045-2_19

Einleitung

Zu Beginn der Corona-Krise wurde die Berufsgruppe der Pflegenden von der Öffentlichkeit als besonders systemrelevant eingeschätzt. Die Systemrelevanz der Pflege als Berufsgruppe ergibt sich aus der Notwendigkeit für die Sicherung der professionellen pflegerischen Versorgung einerseits und der Unterstützung von nicht beruflich Pflegenden (wie pflegenden Angehörigen) andererseits. Die Sicherung der pflegerischen Versorgung wird dabei auf Kosten der Gesundheit von Pflegenden gewährleistet. Hierbei spielt auch die große Fluktuation in den Pflegeberufen eine Rolle. Als es darum ging, diese Wertschätzung in konkrete Handlungen, wie zum Beispiel bessere Bezahlung umzumünzen, war die Unterstützung wesentlich geringer. Es wurde lange um eine kleine Aufstockung der Bezüge für beruflich Pflegende wurde verhandelt. Sogar über die Frage, ob es diese überhaupt angemessen sei, wurde debattiert. Das Ergebnis war eine relativ geringe Einmalzahlung für Alten- bzw. Gesundheits- und Krankenpfleger und Krankenpflegerinnen.

Was können Pflegende, Organisationen und die Gesellschaft tun um die Bedeutung der Pflege nachhaltig herauszustellen? Besonders Pflegende im ambulanten Bereich setzen sich durch wechselnde Klienten und körpernahe Arbeit besonderen gesundheitlichen Gefährdungen aus. Dennoch erhielten sie u. a. unzureichende Schutzausrüstung. Angesichts des Ansteckungsrisikos ist es unangemessen, dass regelmäßige Testungen nicht zügiger eingeführt wurden. Das hätte zu einem Aufstand führen können, hat es aber nicht. Pflichtbewusst wurde weitergearbeitet, obwohl die eigene Gesundheit aufs Spiel gesetzt, um ihre Patienten zu schützen. Die Einstellung, die Gesundheit des Patienten vor die eigene zu stellen, ist in der Pflege bemerkenswert häufig anzutreffen und deutet auf ein kollektives Verständnis hin.

Es ist nachvollziehbar, dass professionell Pflegende ihre Patienten gemäß ihrer Berufsauffassung schützen, wie im Ethikkodex der Internationalen Vereinigung der Pflege (geplante Revision 2020), festgeschrieben (ICN, 2012). Constanze Eylmann (2015) hat in ihrer Arbeit zum Habitus in der Altenpflege festgestellt, dass dies auf einer bestimmten Haltung beruht. Auch in der Corona-Krise ließ sich feststellen, dass Teamgeist vor die eigenen Interessen nach körperlicher und psychischer Gesundheit gesetzt wird. Die Kollegen zu unterstützen, wird als prioritär erachtet. Die große Anzahl von Pflegenden, die z. T. vor Jahren aus dem Beruf ausgestiegen sind und sich zum Dienst zur Verfügung gestellt haben, stützt diese Annahme.

Innerhalb der Pflege scheint es zu wenig Bewusstsein für die berufseigenen Werte zu geben. Zumindest werden diese nicht offen ausgesprochen. Aber auch Pflegende sind Menschen, und wenn unmögliche Arbeitsbelastungen und ständige Erreichbarkeit die Regel sind, und so die Gesundheit von den Arbeitern in der Gesundheitsbranche gefährden, entstehen Wertekonflikte.

Pflegende sollten hier mehr Verantwortung für sich selbst übernehmen und z. B. Überlastungsanzeigen schreiben oder Beschwerden einreichen, um aufzuzeigen, dass sie mit den Arbeitsbedingungen unzufrieden sind. Untereinander sollte mehr Solidarität und Verständnis bekundet werden.

Sie müssen sich über ihre Werte und Prioritäten klar werden und es auch wagen, darüber Debatten zu führen. Nicht zuletzt müssen Pflegende ihre eigene Selbstpflege ernstnehmen und Gesundheitsförderung in Betrieben und Einrichtungen fordern und auch nutzen. Sie sollten den Schutz der eigenen Gesundheit wichtig nehmen und gegenüber Organisationen und Politik einfordern. Denn, wenn Pflegende krank werden oder sterben, stehen noch weniger Fachkräfte zur Verfügung.

Neben diesen nach innen gerichteten Maßnahmen sollten Pflegende auch aktiver in Richtung der Gesellschaft bzw. Öffentlichkeit werden. Immer noch ist nur ein Teil in Berufsverbänden organisiert, in Gewerkschaften noch weniger. Pflegekammern haben innerhalb der Berufsgruppe immer noch keine eindeutige unterstützende Mehrheit. Sie werden weniger als Chance zur Selbstbestimmung und Interessenvertretung betrachtet, vielmehr steht die finanzielle Belastung für viele Pflegende im Vordergrund. Die (mitunter langfristigen) positiven Effekte sind nicht bei der Mehrheit angekommen. Es fragt sich, wo die Gründe dafür liegen. Sind es Desinteresse, Ohnmachtsgefühle oder ein Kommunikationsproblem? Sind die positiven Wirkungen evtl. für viele Berufsangehörige nicht nachvollziehbar?

Ich denke, dass das sich Organisieren in Berufsverbänden und Mitwirkung in Gremien oder auf Veranstaltungen sinnvoll ist. Die eigenen Interessen wahrzunehmen, zu bündeln und an ein Gremium zu übertragen sollte für eine professionell Pflegende selbstverständlich sein. Jeder kann an seiner Arbeitsstelle mitwirken. Das sollte auch schon in der Ausbildung unterstützt werden. Hilfreich wäre, sich über Gremien und Personalrat die Entwicklungsarbeit als Arbeitszeit sichern zu lassen. Pflege sollte sich der eigenen Berufsgruppe sowie der Öffentlichkeit gegenüber vertreten. In Bezug auf Corona sind auch interdisziplinäre Task Forces denkbar, in denen die Berufsangehörigen aufzeigen, wie wichtig sie für die Aufrechterhaltung der Gesundheitsversorgung sind. Ein Ziel derer könnte sein, in Zukunft auf ähnliche Krisensituationen besser vorbereitet zu sein. Dazu sind eine systematische Analyse und Reflexion der Erfahrungen während der akuten Krise und der Zeit danach nötig, um sich dauerhaft zu etablieren. Hierbei spielt die Pflegeforschung eine entscheidende Rolle, u. a. um die Ergebnisse in die Fachwelt zu transportieren.

Des Weiteren ist es unabdingbar, dass Pflegende sich in politische Entscheidungen einbringen, die sie selbst betreffen. So ist z. B. die Vernachlässigung der psychischen Beeinträchtigungen bei Menschen mit kognitiven Einschränkungen nicht hinzunehmen. Laut eigener Berufsbeschreibung ist es auch die Pflicht von Pflege, diese vulnerablen Patientengruppen anwaltschaftlich zu vertreten. Zudem stellt die Kasernierung von Menschen, die in Einrichtungen der stationären Langzeitpflege leben, eine Menschenrechtsverletzung dar, auf die hingewiesen werden muss.

Organisationen und Einrichtungen sollten Rahmenbedingungen bereitstellen, um dies tun zu können, um den Pflegenden zu ermöglichen, sich selbst zu organisieren. Dies ist eine Führungsaufgabe. Es ist Aufgabe von Führungskräften, selbstbewusst die Sache der Pflege, und nicht nur die ökonomischen Erfordernisse zu vertreten. Auf Verbandsebene kann kritisiert werden, welche Erfordernisse es gibt. Hier darf sich die Berufsgruppe der Pflegenden nicht aus dem öffentlichen Diskurs drängen lassen. Sie sollten demonstrieren, streiken und Politiker gezielt auf Maßnahmen und Strategien zur Unterstützung der Pflege aufmerksam machen.

Pflegende sollten den ICN-Kodex kennen und sich immer wieder neu darauf verpflichten. Sie sollten sich ihrer Verantwortung gegenüber ihren Mitmenschen bewusst sein und sich die Bedeutung ihres gesellschaftlichen Engagements immer wieder selbst bewusst machen. In ihrer Berufsausübung sollten sie für ein sicheres Umfeld sorgen. Insbesondere im Hinblick auf zukünftige Krisen wie die Corona-Krise sollten sie auf sichere Arbeitsbedingungen (z. B. Schutzausrüstung, bevorzugte Testung, etc.) bestehen (vgl. Stievano & Tschudin, 2019). Für Hochleistungsphasen mit vielen Arbeitsstunden könnte zusätzlicher Freizeitausgleich gewährt werden, auch um die Arbeitsfähigkeit dauerhaft zu erhalten. Pflege muss dafür eintreten, bei der Entwicklung von nationalen Strategien gehört und einbezogen zu werden.

Schluss
Im Beitrag wird festgestellt, dass wichtige Impulse zur nachhaltigen Wahrnehmung der Pflege als systemrelevant aus der Berufsgruppe selbst kommen müssen. Die Anerkennung und Wertschätzung, die sie sich wünschen, sollten sie sich selbst und ihren Kollegen entgegenbringen. Damit könnte eine neue Solidarität in der Pflege als Berufsgruppe entstehen, die dazu beitragen kann, dass „das System" neu hinterfragt und überdacht wird.

Dies setzt voraus, dass sich Pflegende ihrer Einstellungen und Haltungen und ihres beruflichen Selbstverständnisses bewusst werden. Das kann unter anderem durch die Berufung auf den Ehrenkodex der Vertretung aller Pflegenden, des International Council of Nurses geschehen. Entscheidend ist auch, sich klar zu machen, dass Pflegende die Verantwortung für ihre Belange übernehmen, sich einmischt und ihr Potenzial für weiterführende Rollen, z. B. im Öffentlichen Gesundheitsdienst deutlich macht. Ansätze dafür gibt es, aber sie sind noch bei Weitem zu vereinzelt und zaghaft und bilden bei Weitem nicht die gewaltige Anzahl an in der Pflege Tätigen ab. Es wäre hilfreich, in der Pflege mit einer Stimme zu sprechen, aber die dafür notwendigen Abstimmungsprozesse und Diskussionen stehen noch aus. Die Corona-Krise kann zum Anlass genommen werden, damit sich Pflege neu im Feld der Gesundheitsversorgung aufstellt. Was würden Sie dafür tun?

Reflexionskasten

- Was können Pflegende an ihrem Arbeitsplatz tun, um ihren Beitrag sichtbar zu machen?
- Was können Pflegende an ihrem Arbeitsplatz tun, um Solidarität zu ihren Berufskolleginnen und -kollegen zu demonstrieren?
- Wie können Pflegende soziale Medien nutzen, um ihren besonderen Beitrag unter den erschwerten Bedingungen der Pandemie zu thematisieren?
- Wie können Studierende der Pflege den Austausch zwischen Theorie und Praxis fördern helfen?
- Wie können Studierende in der Pflege für die politische Dimension ihres Berufs sensibilisiert werden?
- Wie können studentische Initiativen gefördert oder unterstützt werden?
- Was können Einrichtungsleitungen tun, um Mitarbeiter mit unterschiedlichen Ausbildungs- und Berufshintergründen über ihre Sichtweisen miteinander ins Gespräch zu bringen?
- Wie kann eine sinnvolle Berufsinteressenvertretung auf breiter Basis organisiert werden? Was muss dazu in der Ausbildung geschehen?
- Wie kann der Pflegeberuf und seine Möglichkeiten in den weiterführenden Schulen (Klasse 6–13) bekannt gemacht werden?
- Wie reden wir miteinander und übereinander, sowie über die Pflege als Berufsfeld?

Autorenkasten

Manuela von Lonski
Examinierte Krankenschwester, Bachelor of Science in Nursing
Philosophisch-Theologische Hochschule Vallendar
Studierende im Masterprogramm Pflegewissenschaft

Aktuelle Veröffentlichungen:

- Redaèlli, M., Tebest, R., von Lonski, M., Bouamoud, H., Bergmann, T., Koch, F., Schäfer, C., Paulus, M. & Wacker, R. (2019). Abschlussbericht – Wohnen selbstbestimmt! Köln, Dortmund, Bielefeld. Online unter: http://wohnen-selbstbestimmt.de/wp-content/uploads/2020/07/2020-07-Abschlussbericht_Wohnen-selbstbestimmt.pdf
- Lohmann, H, von Lonski, M., Brill; K. (2020): (Pflege-)pädagogische und pflegepraktische Perspektive. In: MSAGD/PTHV: Gutes Altern in Rheinland-Pfalz (GALINDA) – Kulturwandel und Quartiersöffnung in der stationären Langzeitpflege – ein Beitrag zu sorgenden Gemeinschaften – Endbericht und Anlagenband. Berichte aus der Pflege; Nr. 27; Juni 2020: 395–398

Arbeitsschwerpunkte: Lebenswelten und Versorgung alter Menschen mit körperlichen Einschränkungen und kognitiven Beeinträchtigungen; gerontologische Pflege.

Kontaktadresse: Löwenzahnweg 39a, 50259 Pulheim, mvlonski@web.de

Literatur

ICN-Ethikkodex für Pflegende; Deutsche Übersetzung. (2012). International Council of Nurses. Genf (CH) unter: https://www.dbfk.de/media/docs/download/Allgemein/ICN-Ethikkodex-2012-deutsch.pdf

Eylmann, C. (2015). *Es reicht ein Lächeln als Dankeschön: Habitus in der Altenpflege* (Reihe Pflegewissenschaft und Pflegeausbildung Bd. 12). Vandenhoeck & Ruprecht.

Stievano, A., & Tschudin, V. (2019). The ICN code of ethics for nurses: A time for revision. *International Nursing Review, 66*(2), 154–156. https://doi.org/10.1111/inr.12525

Pandemie als Chance für die Pflege

Jennifer Reif, Moritz Koster und Sarah Ziethen

Zusammenfassung

Ziel dieses Beitrages ist es, auf Basis von wissenschaftlich relevanter Literatur, persönlichen Erfahrungen und auf Basis pflegewissenschaftlichen Wissens die gestellten Fragen zu beantworten, in denen es um die Auseinandersetzung pflegerelevanter Themen in Bezug zur Corona-Pandemie geht. In dem Beitrag wird auf Aspekte der Organisationskultur und organisatorische Rahmenbedingungen, auf die Verantwortungsbereiche, pflegerelevante Prozesse und Maßnahmen, auf den Umgang mit Pflegenden innerhalb der Corona-Pandemie und auf die Akademisierung der Pflege Bezug genommen und überwiegend durch persönliche Ansichten der Autoren begründet. Die Beantwortung der Fragestellungen und somit die Erstellung dieses Beitrages fand zu Beginn der Corona-Pandemie statt. Daher gilt es die Inhalte dieses Beitrages, die teilweise im Präsens geschrieben wurden, in Bezug mit der anfänglichen Situation zu setzen. Im Zuge dessen erfolgte bewusst keine Änderung des Tempus, um die Emotionalität und die situativen Gegebenheiten der anfänglichen Problematiken wiederzugeben.

Schlüsselwörter

Corona-Pandemie • Organisationskultur • Organisatorische
Rahmenbedingungen • Verantwortungsbereiche • Akademisierung der Pflege

J. Reif · M. Koster · S. Ziethen (✉)
Pflegewissenschaft, PTHV, Vallendar, Deutschland
E-Mail: sarah.ziethen@luisenhospital.de

Vor der Corona-Pandemie galt der Beruf der Pflege innerhalb der Gesellschaft als eine aufopfernde, selbstlose und dienende Tätigkeit. Die Politik stand nicht hinter dem Beruf der Pflege. Forderungen nach besseren Rahmenbedingungen innerhalb des Berufes wurden schlichtweg ignoriert. Jetzt hat die derzeitige Corona-Pandemie darauf aufmerksam gemacht, welchen unverzichtbaren Stellenwert die Pflege innerhalb der Gesellschaft hat. Denn Pflege ist ein zentraler Beruf innerhalb des Gesundheitswesens. Das Bild der Gesellschaft über die Pflege hat sich zu Beginn der Corona-Pandemie gewandelt. Nun galten Pflegende als systemrelevant und wurden wie Helden gefeiert. Die allabendlich stattfindende Applausstunden und die Lobesworte vonseiten der Politik deuteten darauf hin, dass sich der Stellenwert der Pflege innerhalb der Gesellschaft im Umbruch befand. Jedoch fand dieser Umbruch ein schnelles Ende. Die Gesellschaft und auch die Politik fielen in ihre alten Vorstellungen von Pflege zurück. Es wurde nicht mehr am Abend für Pflegende applaudiert. Es wurde sich nicht mehr vonseiten der Politik für die Pflege engagiert. Ganz im Gegenteil wurden die lang erkämpften Pflegeuntergrenzen einfach aufgehoben. Es wurde sogar versucht das Pflegepersonal mittels einer Corona-Prämie ruhig zu stellen.

Innerhalb der Corona-Pandemie ist auffällig, dass die Pflege von vielen verschiedenen Petitionen nahezu „überrollt" wird, jedoch ist hier anzumerken, dass die derzeitigen Petitionen auf wenig Resonanz stoßen. Nur ein geringer Teil der Pflegenden ist dazu bereit an einer Petition teilzunehmen bzw. diese zu unterzeichnen. Diese zurückhaltende Haltung der Pflegenden ist kein neues Merkmal, sondern schon vor der Corona-Pandemie erkennbar gewesen.

In Bezug auf die Organisationskultur, ist aufzuführen, dass einige Organisationen mit der Corona-Pandemie überfordert wirken. Als Beispiel sind hier Altenpflegeeinrichtungen zu nennen, die die Corona-Pandemie unterschiedlich handhaben. Einige Einrichtungen führten zu Beginn der Corona-Pandemie innerhalb ihrer Einrichtung einen Lock-Down durch, obwohl dieser teilweise nicht rechtskonform war. Andere wiederum grenzten trotz der Corona-Lockerungen ihre Einrichtungen und damit auch alle dort lebenden Menschen weiterhin von der Gesellschaft aus. Aufgrund der Corona-Pandemie sollten Organisationen ihre Konzepte und Hygienevorschriften anpassen. Diese Entscheidungen sollten vom Führungsmanagement getragen werden. Leider war dies in einigen Einrichtungen nicht der Fall, da diese Entscheidungen von den Pflegenden selbst getragen wurden. Weiter zu kritisieren ist der ausgeprägte wirtschaftliche Gedanke der Institutionen. Dieser steht auch im Rahmen der Corona-Pandemie im Vordergrund. Die Corona-Pandemie wurde monetär ausgenutzt, das Pflegepersonal wurde in „Zwangsurlaub" oder aber in Minusstunden gedrängt. Der ausgeprägte wirtschaftliche Gedanke steht im Zentrum aller Überlegungen, das Wohl der Mitarbeiter wird dabei nicht zufriedenstellend berücksichtigt. Drastisch formuliert gehen die Bedingungen teilweise in die Richtung einer „modernen Sklaverei". Darüber hinaus wurde die zur Verfügung gestellte, freiwillige Arbeitsbereitschaft von dem Pflegepersonal, in den sog. „Corona Krankenhäusern" auszuhelfen und dort das Personal zu unterstützen nicht anerkannt. Hier fehlt es eindeutig an unterstützenden Konzepten.

Festzuhalten bleibt, dass Pflege immer noch ein Beruf ist, der innerhalb unserer Gesellschaft keinen großen Stellenwert hat (vgl. Rosenberg 2020). Die Pflege wird bemitleidet aber nicht entsprechend wertgeschätzt. Auf vorhandene Missstände wurde hingewiesen, aber darauf eingegangen wurde nicht. Inwieweit hat die Gesundheit der Pflegenden in der Gesellschaft und Politik eine Rolle gespielt? Wurden nicht sogar Pflegekräfte gesellschaftlich ausgegrenzt und als Risiko gesehen anstatt als Helden?

Wunsch nach Weiterentwicklung der Pflegewissenschaft und der Pflegepraxis

Pflegende sollten durch ihre Kompetenzen und Erfahrungen sowie durch ihre akademischen Fachkenntnisse als Facilitators ihrer Arbeit einen bedeutenden Stellenwert geben. Im Vordergrund geht es um die Durchführung der evidenzbasierten Pflege. Innerhalb der Pflegepraxis können die Pflegenden selbst aktiv werden, indem sie für ihre Werte einstehen und diese auch einfordern. Diese Werte müssen im Hinblick auf die Pflegewissenschaft von den Pflegenden selbst durch eine Argumentation der Evidenz sowie das Einfordern von Standards verlangt werden. Um ein Beispiel anzuführen: „Eine Grundsatzdiskussion was gute Pflege wert ist". Darüber hinaus sollte der individuelle Gesundheitsschutz der Pflegenden und eine bedarfsgerechte Versorgung der Patienten im Vordergrund stehen. Durch die Fortschreitung der Pflegewissenschaft kann die Pflegepraxis ihre Argumentationsgrundlage verbessern und stärken. Dennoch dürfen die individuelle Haltung und die Erfahrungen jeder einzelnen Pflegekraft nicht außer Acht gelassen werden. Denn die aktiv ausführende Rolle einer evidenzbasierten Pflege liegt bei den Pflegenden selbst. Diese müssen offen und bereit für Neues sein, um die beschriebenen Aspekte voranzutreiben.

Des Weiteren sind die Wissenstransferstrategien ein wichtiger Aspekt, die von der Organisation geleitet und gesteuert werden sollten. Um die Pflegewissenschaft und die Pflegepraxis weiterzuentwickeln muss auf der Basis der Organisation eine Kultur entstehen, die das Implementationsmanagement unterstützt und weiterentwickelt. Durch eine verbesserte Implementationspraxis kann die Entwicklung von Standards und Leitlinien in der Pflege vorangetrieben werden. Die Organisationsentwicklungsmaßnahmen sind dabei vom besonderen Interesse. Eine offene

Organisationskultur begünstigt eine voranschreitende Forschung in der Implementierungswissenschaft. Die Gesellschaft wünscht und fordert eine transparente Kommunikation, die signalisiert, dass die Entwicklung in der Pflege forciert wird.

Objektiv gesehen ist die Förderung der Akademisierung in der Pflege in Deutschland von enormer Bedeutung. Durch einen höheren prozentualen Anteil an akademisch ausgebildeten Pflegekräften kann der Stellenwert und die Professionalität der Pflege angehoben werden. Durch eine einheitliche Pflegeorganisation in allen Bundesländern könnte sich die Berufsgruppe der Pflege eigenständig organisieren und somit die Erarbeitung von Standards und Leitlinien vorantreiben. Als weiterer Aspekt ist die Weiterentwicklung der thematischen Inhalte der Pflegeausbildung zu nennen. Durch eine detaillierte Anpassung der Inhalte bezüglich der zustehenden Rechte, kann die Verantwortung für die eigene Person als Pflegekraft und für die Berufsgruppe gefördert werden. Durch dieses Wissen kann der Aspekt des „nicht Wissens" vor allem bei rechtlichen Themen minimiert werden.

Unterstützung vonseiten der Politik unabdingbar

In der Corona-Pandemie sind die professionell Pflegenden eine der meist geforderten Berufsgruppen weltweit. Dadurch wurden Herausforderungen in der Pflege, die bereits vor der Pandemie vorhanden waren, verstärkt wahrnehmbar. Die Rede ist zum Beispiel vom Fachkräftemangel, von der Knappheit der materiellen Ressourcen, der Regelvergütung, den Arbeitszeiten, der Arbeitsbelastungen und den Berufsrisiken. Selbst wenn diese Punkte vonseiten der Politik und den Medien angesprochen wurden, waren die zu Rate gezogenen „Experten" nur selten oder überhaupt keine Pflegewissenschaftler oder Pflegepraktiker. Es wurde also nicht mit der Pflege, sondern von Externen und Fachfremden über die Pflege diskutiert.

Es braucht also eine Einbindung von Pflegewissenschaftlern und -praktiker in das politische Geschehen, wenn es um pflegerische Themenfelder geht (vgl. Hunlede et al. 2020). Ein weiterer Punkt ist die gesellschaftliche Stellung der Angehörigen der Profession Pflege. Leider zeigt sich in und für die Gesellschaft die große Systemrelevanz der Pflege erst in solchen Ausnahmesituationen wie der Corona-Pandemie, obwohl diese bereits seit Jahrhunderten ein wichtiger Baustein für den Zusammenhalt und Fortbestand der Gesellschaft war und ist. Es wurde auf Balkonen geklatscht und sich bedankt, was an sich eine schöne Geste und rührende Aktion war und als ein Zeichen der Anerkennung zu verstehen gilt, jedoch leider keinen langfristigen Nutzen zur eigentlichen Problemlösung beiträgt. Es bräuchte Veränderungen die Pflegeberufe in Deutschland attraktiver zu gestalten. Dazu gehören angepasste Rahmenbedingungen wie z. B. veränderte Arbeitszeiten oder eine angemessene Regelvergütung. Aber auch eine Öffentlichkeitsarbeit,

die die Möglichkeiten, Perspektiven und positiven Seiten der Pflegeberufe auf-
zeigt, ist von enormer Bedeutung. Denn es ist doch mitentscheidend, wie ein
Beruf wahrgenommen und von der Politik und somit auch von der Gesellschaft
definiert bzw. verstanden wird. Die Politik sollte sich also an einer entsprechenden Imagebildung der Pflege beteiligen und die Weichen stellen, dass es für
Menschen attraktiv wird einen solchen Beruf zu ergreifen. Des Weiteren zeigt
die derzeitige Situation welche Auswirkungen es haben kann, wenn man Medi-
kamente, Schutzkleidung, Hygieneartikel und andere lebenswichtigen Produkte
fast ausschließlich importieren muss, da vor Ort nur geringe Produktionsstätten
und Ressourcen dafür bereitstehen. Es braucht also neue Strategien um solche
Produkte und damit den Schutz und die Gesundheit der Bürger inklusive der
Personen im Gesundheitssektor sicherzustellen und zu gewährleisten. Der letzte
Punkt der hier angesprochen werden soll, ist die Organisationskultur. Es braucht
seitens der Politik Fördermaßnahmen, um beim Aufbau pflegerischer Organisationsstrukturen zu unterstützen. Dies würde nicht nur den Pflegenden, sondern
auch den Patienten zu Gute kommen. Denn mit solchen Organisationseinheiten
lassen sich auch Kontrollinstanzen bilden, in denen beispielsweise die Fort- und
Weiterbildungen registriert und überprüft werden, um sicherzustellen, dass die
Pflegenden auf dem neuesten Erkenntnisstand sind, um dementsprechend eine
fundierte Patientenversorgung durchführen zu können. Im großen Sektor Pflege
gibt es noch viele weitere Themenkomplexe wofür es eine Unterstützung seitens
der Politik bedarf, doch eine Sensibilisierung für die Systemrelevanz der Pflege
und der Einbezug von pflegerischen Experten wäre schon mal ein guter Anfang.

Schluss

Festzuhalten bleibt, dass Institutionen ihrer Verantwortung im Sinne einer Organisationskultur und Fürsorgepflicht nicht nachgekommen sind, da sie aufgrund
fehlender organisatorischer Rahmenbedingungen die Pflegenden intuitiv handeln
ließen ohne einen klar definierten Strukturplan vorzulegen. Hier wäre eine klar
definierte Aufgaben- und Verantwortungseinteilung notwendig gewesen, um die
Prozesse und Maßnahmen situationsgerecht zu adaptieren. Die Institutionen haben
zudem aufgrund eines marktwirtschaftlichen Gedankens (Minusstunden, Zwangsurlaub) die Belange des Unternehmens über das Wohl der Pflegenden gestellt. Die
Pflege benötigt Organisationen, die das Implementationsmanagement in ihrer Kultur
verankern. Denn somit können die Entwicklungen, Einführungen und Umsetzungen
von Standards und Leitlinien in der Pflege besser vorangetrieben werden. Darüber
hinaus benötigt die Pflege Facilitators, die der Arbeit einen bedeutenden Stellenwert
geben. Durch ihren Theorie-Praxistransfer sind Facilitators der Ansprechpartner
für Pflegende im Hinblick auf eine evidenzbasierte Pflege. Außerdem benötigt

die Pflege einen höheren prozentualen Anteil an akademisch ausgebildeten Pflegekräften. Hierdurch könnten der Stellenwert und die Professionalität der Pflege
angehoben werden. Schließlich bedarf es einer guten Imagebildung der Pflege
vonseiten der Politik, damit das Berufsbild Pflege gesellschaftlich attraktiver wird.

Reflexionskasten

- Inwieweit hat die Gesundheit der Pflegenden in der Gesellschaft und
  Politik eine Rolle gespielt? Wurden nicht sogar Pflegekräfte gesell-
  schaftlich ausgegrenzt und als Risiko gesehen anstatt als Helden? Was
  muss passieren, damit die vorhandenen Missstände in der Pflege von der
  Gesellschaft wahrgenommen werden?
- Ist es möglich, dass „bottom up" Ansätze im Gegensatz zu „top-down"
  Ansätzen zu einer besseren Akzeptanz von Pflegenden führen, neues
  Wissen in die Pflege zu integrieren?
- Warum werden bei pflegepolitischen Themen keine Pflegewissenschaft-
  ler oder Pflegepraktiker mit in die Entscheidungsfindung involviert?

Autorenkasten

Jennifer Reif B.Sc.
   Gesundheits- und Krankenpflegerin
   Philosophisch-Theologische Hochschule Vallendar
   Bachelorstudiengang Pflegeexpertise (Studium abgeschlossen)
   Seniorenhaus Waldpark Alten- und Pflegeheim GmbH, Blankenrath
Kontaktadresse: Biebernerstraße 13, 55471 Külz, jennifer.reif@studenten.
pthv.de

Moritz Koster B.Sc.
   Gesundheits- und Krankenpfleger
   Philosophisch-Theologische Hochschule Vallendar
   Bachelorstudiengang Pflegeexpertise (Studium abgeschlossen)
   Bethlehem Gesundheitszentrum Stolberg gGmbH; Franziska Schervier
   Schul- und Bildungszentrum
Kontaktadresse: Neustraße 20a, 52146 Würselen, koster@bethlehem.de

Sarah Ziethen B.Sc.
Gesundheits- und Krankenpflegerin
Philosophisch-Theologische Hochschule Vallendar
Bachelorstudiengang Pflegeexpertise (Studium abgeschlossen)
Christliche Bildungsakademie für Gesundheitsberufe Aachen GmbH
Kontaktadresse: Neustraße 20A, 52146 Würselen, sarah.ziethen@luisenhospital.de

Literatur

Hunlede, D., Thole, C., Wehrstedt, N., & Wiedermann, A. (2020). Einbindung von Pflegefachwissen im Rahmen der Pandemie. Pflegerische Selbstverwaltungen sollten dringend Teil der Krisenstäbe sein. In A. Lauterbach (Hrsg.), *Sonderausgabe: Die Corona-Pandemie. Interdisziplinäre Aspekte der Corona-Pandemie und deren Implikationen für Pflege und Gesellschaft.* hpsmedia. https://www.hpsmedia-verlag.de/home/info/corona_special_hps1.pdf. Zugegriffen: 4. Nov. 2020.

Rosenberg, R. (2020). *Covid-19 und die Rolle der Pflege(wissenschaft).* Deutsche Gesellschaft für Pflegewissenschaft e. V. (DGP) (Hrsg.). https://dg-pflegewissenschaft.de/aktuelles/covid-19-und-die-rolle-der-pflegewissenschaft/. Zugegriffen: 4. Nov. 2020.

Ausblick – Nach der Krise ist vor der Krise: Von einer „neuen Normalität" und Vertrauen in Zeiten des Coronavirus zum „Jahr der Entscheidungen"

Verena Breitbach und Hermann Brandenburg

Schlüsselwörter

Coronakommunikation • Wissenschaftskommunikation • Wissenschaftsjournalismus • Coronaforschung

Das alte „Normal" gibt es aktuell nicht mehr und das wird es auch nicht mehr geben. Wie die „neue Normalität" konkret aussehen wird, weiß aktuell noch niemand. Welche Lehren lassen sich aus der Corona-Krise ziehen? Wie ändert sich unser Verständnis von Gesundheit (Stichwort „Holistic Health")? Schafft es die Pflege als dauerhaft systemrelevant eingestuft zu werden?

Es ist unmöglich alle diese Fragen an dieser Stelle erschöpfend zu beantworten, ein „Verlassen der Komfortzone" und ein Umdenken, welches auf Nachhaltigkeit setzt, wird aus unserer Sicht notwendig sein. Was sich bereits abzeichnet ist, dass jetzt – ein Jahr nach Ausbruch der Corona-Pandemie – das aktuelle Jahr 2021 das Potenzial zum „Jahr der Entscheidungen" hat. Entscheidungen wird es weiterhin viele brauchen. In sämtlichen Lebenssystemen und -bereichen. Und dies nicht nur in der Pflegepolitik. Jetzt, d. h. im *Frühjahr 2021*

V. Breitbach (✉)
Kommunikation, Stiftung Humor Hilft Heilen, Bonn, Deutschland
E-Mail: booklaunch.corona@web.de

H. Brandenburg
Pflegewissenschaft, PTHV, Vallendar, Deutschland
E-Mail: hbboxter@t-online.de

V. Breitbach und H. Brandenburg (Hrsg.), *Corona und die Pflege*,
Vallendarer Schriften der Pflegewissenschaft 10,
https://doi.org/10.1007/978-3-658-34045-2_21

mit den ersten Aussichten auf ein Abklingen der Krise, sollte man sich folgende Fragen stellen:

1 Vertrauen in Wissenschaft und Forschung – wie kann ernsthaft und kontrovers über Möglichkeiten und Grenzen von Wissenschaft gestritten werden?

Krisen lösen eingefahrene Denkmuster auf – die Corona-Krise ist auch die Geschichte eines Wandels. Eine Krise wie diese erzwingt Innovationen, die vorher festgesteckt haben: Wissenschaftler waren in den Medien über Monate präsenter als je zuvor. Das Wissenschaftsbarometer Corona Spezial von „Wissenschaft im Dialog" (die Umfrage wurde am 25. und 26. Mai 2020 durchgeführt) zeigt auf, dass das Vertrauen in Wissenschaft und Forschung während der Corona-Krise in der deutschen Gesellschaft angestiegen sei: 66 % der Befragten gaben an, Wissenschaft und Forschung zu vertrauen. Der Wert liege laut Umfrage deutlich höher als die Werte in den vorangegangenen Jahren. Deutlich weniger Menschen als in den Vorjahren äußerten sich in der Umfrage unentschieden bezüglich ihres Vertrauens in Wissenschaft und Forschung. Vor allem Ärzte und medizinisches Fachpersonal genießen laut dieser Befragung großes Vertrauen – 79 % der Befragten gaben an, dass sie deren Aussagen zu Corona eher oder voll und ganz vertrauen. Über 70 % der Befragten sagten dies über die Aussagen von Wissenschaftlern. Weiterhin stimmten 81 % der Befragten der Aussage eher oder voll und ganz zu, dass politische Entscheidungen im Umgang mit Corona auf wissenschaftlichen Erkenntnissen beruhen sollten (Vgl. Wissenschaft im Dialog, 2020).

Universitäre Forschung hat mit höchster Dringlichkeit reagiert
Bereits zu Beginn der Corona-Pandemie haben Universitäten bewiesen, dass sie auch in der Kommunikation kurzfristig, unter Druck und schnell in der Lage sind, auf die erheblich veränderten Rahmenbedingungen zu reagieren. Der Bundesverband Hochschulkommunikation e. V., der Zusammenschluss der Kommunikationsverantwortlichen an Hochschulen in Deutschland, hat eine umfassende Liste mit Projekten an deutschen Hochschulen, Universitäten und Universitätskliniken zusammengestellt, die sich mit dem Themenkomplex Corona und den Auswirkungen befassen. Inzwischen zählt diese Liste mehr als 520 Projekte, die im Jahr 2020 zu der Thematik erschienen sind. Diese Listung zeigt auf, wie vielfältig die Hochschulwissenschaftswelt in Forschung und auch in der Wissenschaftskommunikation auf den Themenkomplex Corona reagiert hat – unter den Beiträgen viele aus den

Bereichen Psychologie und Soziologie (die sonst häufig übersehen und unterschätzt werden) und auch die „Corona-Impulse" der PTHV (Vgl. Bundesverband Hochschulkommunikation e. V., 2020).

Forschende im Fokus der Öffentlichkeit
Zu beachten ist auch, dass die unterschiedlichen Perspektiven in der Wissenschaft (*die* Wissenschaft gibt es nicht!) mindestens ansatzweise gelernt haben auch über ihre Grenzen zu sprechen. Das ist nicht einfach, denn ein naives Wissenschaftsverständnis (vielfach in der Öffentlichkeit, aber z. T. auch durch die einzelnen Wissenschaftler selbst kommuniziert) weckt Erwartungen nach endgültiger Klarheit, die nicht eingelöst werden (können). Der Virologe Christian Drosten hat die Vorläufigkeit von wissenschaftlichen Erkenntnissen mustergültig vorgeführt und darauf verwiesen, dass es sich hier um ein lernendes System handelt. Der ehemalige Vorsitzende der wichtigsten deutschen Forschungsförderinstitution – der Deutschen Forschungsgemeinschaft – hat dies wie folgt ausgedrückt: „Wissenschaftliches Wissen ist revisionsoffen auf falsifikatorische Selbstüberholung hin angelegt. Forschung erzeugt vorbehaltliche Erkenntnis. Und die darf nicht mit jener Form des Weisheitswissens verwechselt werden, welche zwischen Erkenntnis und Normativität, zwischen Wissen und Werten, zwischen Epistemischem und Axiologischem nicht zu unterscheiden weiß" (Strohschneider, 2020, S. 152).

2 Erosion verlässlicher Quellen und Angst vor „Fake News" – wie kann verloren gegangenes Vertrauen zurückgewonnen und der Wissenschaftsjournalismus systematisch gestärkt werden?

Neben der Wissenschaft ist es der Wissenschaftsjournalismus, der in dem Pandemiejahr an Bedeutung gewonnen hat. Was jedoch stark gelitten hat – während der Corona-Pandemie und auch noch ein Jahr nach Ausbruch – ist das Vertrauen in die Politik, aber auch in die Wirtschaft und in die Medien. Insbesondere ist die Angst vor „Fake News" allgegenwärtig. Dies bestätigt das Edelman Trust Barometer 2021, eine zum 21. Mal durchgeführte Befragung der Beratungsfirma Edelman Trust zum Vertrauen in Regierungen, Nichtregierungsorganisationen (NGOs), Wirtschaft und Medien. Die Studie zeigt auf, dass 43 % der Deutschen denken, dass Journalisten die Menschen absichtlich durch falsche Informationen in die Irre führen wollen (Vgl. Edelman Trust Barometer, 2021).

Orientierung und Vertrauen

Doch insbesondere Wissenschaftsjournalisten haben seit Beginn der Pandemie, in einer Phase fundamentaler Unsicherheit und auch Existenznot, durch Verständlichkeit und fundierter und reflektierter Berichterstattung zu Vorsorgemaßnahmen und Ansteckungsrisiken für Orientierung und Vertrauen gesorgt. In Zeiten einer gestörten Gate Keeper-Funktion – der Auswahl von Informationen – gingen die relevanten, seriösen Meldungen im Stimmengewirr der lauten und verwirrenden Nachrichten und Schlagzeilen jedoch häufig unter. Hier fehlten wie von Medienexperte Bernhard Pörksen betitelte „Gate Reporter", die die Bedingungen der Wissensentstehung offenlegen (Vgl. Netz, 2017).

Wissenschaftskommunikation hat sich seit jeher in einem Spagat befunden: zwischen der Unsicherheit wissenschaftlicher Erkenntnis und der Erwartungshaltung der Öffentlichkeit. Diese Kontroverse und der Umgang damit sind während der Pandemie nochmal im Brennglas-Effekt verdeutlicht worden. Ein transparenter und strukturierter, wohlüberlegter und konstruktiv-seriöser Wissenschaftsjournalismus in enger Zusammenarbeit mit den Wissenschaftlerinnen und Wissenschaftlern ist nötig, um dauerhaft das Vertrauen in die Medien, aber auch in die Wissenschaft zu sichern. Wissenschaftsjournalismus ist systemrelevant: das hat das Pandemiejahr nochmal nachdrücklich gezeigt (Siehe dazu auch: Stollorz, 2021). Er selektiert und wertet aus. Schnellschüsse und mediale Kurzschlüsse sowie hektische Betriebsamkeit taugen hier wenig und erzielen eher das Gegenteil: eine unkontrollierte Panikmache, die Unwissenheit schürt und Fehlinformationen verbreitet bzw. jene Quellen unterstützt, die genau solche „Fake News" verbreiten und die „aufgeregte Gesellschaft" noch weiter aufheizen (Siehe dazu: Hübl, 2019).

Was es künftig braucht, ist ein höherer Stellenwert von gutem Journalismus über Wissenschaft in allen journalistischen Medien und auch die Reflexion der Medienmachenden über die Wirkungen, die sie bei ihrem Zielpublikum erzielen. Weniger der Nutzen für die eigenen Institutionen ist hier entscheidend als der Nutzen für den Rezipienten. Und es geht auch um eine Sensibilisierung der Arbeitsmethoden der Wissenschaftler. „Um gesellschaftliches Vertrauen in wissenschaftliche Erkenntnisse zu fördern, sollte sich die Wissenschaftskommunikation weder als primär politisch, noch vor allem als Vertreterin der Wettbewerbsinteressen einzelner Wissenschaftlerinnen und Wissenschaftler oder ihrer Organisationen verstehen. Vielmehr sollten wissenschaftliche Erkenntnisse und die Grenzen ihrer Geltungsbedingungen möglichst klar und verständlich kommuniziert werden", sagen der Politikwissenschaftler Arndt Wonka und die Wissenschaftskommunikatorin Julia Gantenberg, beide von der Universität Bremen (Vgl. Wonka & Gantenberg, 2020).

Mit den in diesem Band versammelten wertvollen „Denkanstößen" haben wir versucht Antworten auf die Fragen, die sich in dieser Stunde stellen, zu geben. Damit haben wir auch einen Gegenentwurf vorgelegt, der zeigt, welches Potenzial in reflektiertem menschlichem Nachdenken liegt, und dies aus Sicht verschiedener wissenschaftlicher Disziplinen.

„Das Bedürfnis im Denken will aber, dass gedacht werde. Es verlangt seine Negation durchs Denken, muss im Denken verschwinden, wenn es real sich befriedigen soll, und in dieser Negation überdauert es, vertritt in der innersten Zelle des Gedankens, was nicht seinesgleichen ist. Die kleinsten innerweltlichen Züge hätten Relevanz fürs Absolute, denn der mikrologische Blick zertrümmert die Schalen des nach dem Maß des subsumierenden Oberbegriffs hilflos Vereinzelten und sprengt seine Identität, den Trug, es wäre bloß Exemplar. Solches Denken ist solidarisch mit Metaphysik im Augenblick ihres Sturzes."

Theodor W. Adorno
Negative Dialektik (1966)

„Während Rieux den Freudenschreien lauschte, die aus der Stadt empordrangen, erinnerte er sich nämlich daran, daß diese Fröhlichkeit ständig bedroht war. Denn er wußte, was dieser frohen Menge unbekannt war und was in den Büchern zu lesen steht: daß der Pestbazillus niemals ausstirbt oder verschwindet, sondern jahrzehntelang in den Möbeln und der Wäsche schlummern kann, daß er in den Zimmern, den Kellern, den Koffern, den Taschentüchern und den Bündeln alter Papiere geduldig wartet und daß vielleicht der Tag kommen wird, an dem die Pest zum Unglück und zur Belehrung der Menschen ihre Ratten wecken und erneut aussenden wird, damit sie in einer glücklichen Stadt sterben."

Albert Camus
Die Pest (1947)

Autorenkasten

Verena Breitbach (M.A.)
   Kommunikation
   Stiftung Humor Hilft Heilen
Kontaktadresse: booklaunch.corona@web.de

Hermann Brandenburg
Universitätsprofessor
Philosophisch-Theologische Hochschule Vallendar
Aktuelle Veröffentlichungen:

- Brandenburg, H.; Loersch, L.; Bauer, J.; Ohnesorge, B.; Grebe, C. (2020). Organisationskultur und Quartiersöffnung. Neue Perspektiven für die stationäre Langzeitpflege. Heidelberg: Springer.

Arbeitsschwerpunkte: Gerontologische Pflege (konzeptionelle und wissenschaftstheoretische Fragen), Qualitätssicherung/Qualitätsentwicklung in Heimen, Lebensqualität und Interventionsformen bei Menschen mit Demenz
Kontaktaddresse: hbboxter@t-online.de

Literatur

Bundesverband Hochschulkommunikation e. V. (2020). *Projekte zur Bekämpfung von Corona und deren Auswirkungen.* https://www.bundesverband-hochschulkommunika tion.de/aktuelles/news/einzelnews/erstmals-deutschlandweite-zusammenstellung-von-projekten-zu-corona-an-hochschulen-universitaeten-und-kliniken/. Zugegriffen: 12. März 2021.

Edelman Trust Barometer. (2021). https://www.edelman.de/newsroom/trust-barometer-2021-vorschuss-in-der-krise. Zugegriffen: 6. März 2021.

Hübl, P. (2019). *Die aufgeregte Gesellschaft: Wie Emotionen unsere Moral prägen und die Polarisierung verstärken.* C. Bertelsmann Verlag.

Netz, D. (2017). *„Journalismus. Es gibt nicht mehr den einzig mächtigen Gate Keeper",* Bernhard Pörksen im Interview mit Deutschlandradio. https://www.deutschlandfunk. de/journalismus-es-gibt-nicht-mehr-den-einzig-maechtigen-gate.691.de.html?dram:art icle_id=376142. Zugegriffen: 12. März 2021.

Stollorz, V. (2021). *„Wissenschaftsjournalismus. Systemrelevant".* https://www.zeit.de/wis sen/gesundheit/2020-12/wissenschaftsjournalismus-corona-pandemie-informationen-for schung-recherche-expertise/komplettansicht. Zugegriffen: 12. März 2021.

Strohschneider, P. (2020). *Zumutungen. Wissenschaft in Zeiten von Populismus, Moralisierung und Szientokratie.* Kursbuch.edition.

Wissenschaft im Dialog. (2020). *Wissenschaftsbarometer Corona Spezial.* https://www. wissenschaft-im-dialog.de/projekte/wissenschaftsbarometer/wissenschaftsbarometer-cor ona-spezial/?fbclid=IwAR3uREkbjFYd4JeZOxZGf63NsnOGTbt53eKxYg0Y4YdZ6e oJ8opSz-VGavA. Zugegriffen: 6. März 2021.

Wonka, A., & Gantenberg, J. (2020). *„Reflexion und Orientierung – was kann Wissenschaftskommunikation leisten?"* https://www.wissenschaftskommunikation.de/reflexion-und-orientierung-was-kann-wissenschaftskommunikation-leisten-37299/?fbclid=IwAR1H RcqA5qSrzXvi9yxntHkVNP_1i-eZLpT6ySGz_cI0vmo13KtexGJqtbk. Zugegriffen: 6. März 2021.

Printed in the United States
by Baker & Taylor Publisher Services